国家古籍出版

专项经费资助项目

全国高等院校古籍整理研究

工作委员会资助项目

100种珍本古医籍校注集成

医　　说

宋·张杲　著

曹　瑛　杨　健　校注

续　医　说

明·俞弁　著

曹　瑛　校注

中医古籍出版社

图书在版编目（CIP）数据

医说/（宋）张杲著；曹瑛，杨健注．续医说/（明）俞弁著；曹瑛注．－北京：中医古籍出版社，2013.4
（100种珍本古医籍校注集成）
ISBN 978-7-5152-0122-1

Ⅰ.①医…②续… Ⅱ.①张…②俞…③曹…④杨… Ⅲ.①中国医药学－中国－宋代②中国医药学－中国－明代 Ⅳ.①R2

中国版本图书馆CIP数据核字（2011）第275285号

100种珍本古医籍校注集成
医说
宋·张杲 著
曹 瑛 杨 健 校注

续医说
明·俞弁 著
曹 瑛 校注

责任编辑 郑 蓉
封面设计 陈 娟
出版发行 中医古籍出版社
社 址 北京东直门内南小街16号（100700）
印 刷 北京金信诺印刷有限公司
开 本 850mm×1168mm 1/32
印 张 16.5
字 数 312千字
版 次 2013年4月第1版 2013年4月第1次印刷
印 数 0001~4000册
ISBN 978-7-5152-0122-1
定 价 29.00元

《100 种珍本古医籍校注集成》专家委员会

《100种珍本古医籍校注集成》编委会

序　一

中医药是中华民族的瑰宝，在我国各族人民长期的生产生活实践和与疾病作斗争中逐步形成并不断丰富发展，为中华民族的繁衍昌盛做出了重要贡献。作为中国特色医药卫生体系的重要组成部分，至今仍在维护人民健康中发挥着独特作用。中医药天地一体、天人合一、天地人和、和而不同的思想基础，整体观、系统论、辨证论治的指导原则，以人为本、大医精诚的核心价值，不仅贯穿于中医药对生命、健康和疾病的认知理论和防病治病、养生康复的临床实践，而且深刻地体现了中华民族的认知方式、价值取向和审美情趣，具有超前性和先进性。随着健康观念变化和医学模式转变，中医药越来越显示出其宝贵价值、独特优势和旺盛的生命力。

中医药古籍作为保存和传播中医药宝贵遗产的知识载体，记载了几千年来医药学家防病治病的临床经验、方药研究成果和医学理论体系，是不可再生的珍贵资源，是中医药学继承、发展、创新的源泉，具有重要的历史、文化和科学价值。但是由于种种原因，中医药古籍的保护、整理与利用状况令人担忧。这些珍贵的典籍有的流失海外，国内已不存；有的尘封闭锁，不为人所知所用；有的由于多年的自然侵蚀和保管条件缺乏而面临绝本的危险。抢救和保护好这些珍贵的历史文化遗产已刻不容缓。

国家十分重视中医药古籍的保护、整理和利用。《国务院关于扶持和促进中医药事业发展的若干意见》明确指出，要做好中医药继承工作，开展中医药古籍普查登记，建立综合信息数据库和珍贵古籍名录，加强整理、出版、研究和利用，为做好中医药古籍保护、整理和利用工作指明了方向。近年来，国家中医药管理局系统组织开展了中医药古籍文献整理研究。中国中医科学院在抢救珍贵的中医药孤本、善本古籍方面开展了大量工作，中医古籍出版社先后影印出版了大型系列古籍丛书、珍本医书、经典名著等，在中医古籍整理研究及出版方面积累了丰富的经验。此次，中医古籍出版社确立"100 种珍本古医籍整理出版"项目，组织全国权威的中医药文献专家，成立专门的选编工作委员会，多方面充分论证，重点筛选出学术价值、文献价值、版本价值较高的 100 种亟待抢救的濒危版本进行校勘整理和出版，对于保护中医药古籍，传承祖先医学财富，更好地为中医药临床、科研、教学服务，弘扬中医药文化都具有十分重要的意义。衷心希望中国中医科学院、中医古籍出版社以整理研究高水平、出版质量高标准的要求把这套中医药古籍整理出版好，使之发挥应有的作用。也衷心希望有更多的专家学者能参与到中医药古籍的保护、整理和利用工作中来，共同为推进中医药继承与创新而努力。

中华人民共和国卫生部副部长
国家中医药管理局局长　王国强
中 华 中 医 药 学 会 会 长

2010 年 1 月 6 日

序　二

　　中医药学以临床疗效为基础，在累代实践、认识的观察链条中凝结着珍贵的生命科学知识。这些知识记载在中医药古籍文献中，如震惊世界科技界并获 1992 年中国十大科技成就奖之一的青蒿素就是受距今 1600 多年前晋代医家葛洪《肘后备急方》中记载启示研制成功的。因此可以说，中医药学的创新离不开古医籍文献。换句话说，中医药古籍文献是中医药学发展的源头活水。要想很好地发掘利用中医古文献，其前提就是对其进行整理研究。然而，大量古医籍未得到应有的整理和出版，中医古籍中蕴藏的丰富知识财富未得到充分的研究与利用，极大地影响了中医学的继承发展以及特色优势的保持与发挥。为使珍贵中医典籍保存下来，并以广流传，服务于中医临床、科研及教学，中医古籍的整理、研究及出版具有非常意义。

　　《国务院关于扶持和促进中医药事业发展的若干意见》指出，中医药（民族医药）是我国各族人民在几千年生产生活实践和与疾病作斗争中逐步形成并不断丰富发展的医学科学，为中华民族繁衍昌盛做出了重要贡献，对世界文明进步产生了积极影响。新中国成立特别是改革开放以来，党中央、国务院高度重视中医药工作，中医药事业取得了显著成就。但也要清醒地看到，当前中医药事业发展还面临不少问题，不能适应人民群众日益增长的健康需求。意见明确提出："做好中医药继承工作。开展中医药古籍普查登记，建立综合信息数据库和珍贵古籍名录，加强整理、出版、研究和利用。"

中医古籍出版社承担的"100种珍本古医籍整理出版项目"，是集信息收集、文献调查、鉴别研究、编辑出版等多方面工作为一体的系统工程，是中医药继承工作的具体实施。其主要内容是经全国权威的中医文献研究专家充分论证，重点筛选出学术价值、文献价值、版本价值较高的100种亟待抢救的濒危版本、珍稀版本中医古籍以及中医古籍中未经近现代整理排印的有价值的，或者有过流传但未经整理或现在已难以买到的本子，进行研究整理，编成中医古籍丛书或集成，进而出版，使古籍既得到保护、保存，又使其发挥作用。该项目可实现3项功能，即抢救濒危中医古籍，实现文献价值；挖掘中医古籍中的沉寂信息，盘活中医药文献资料，并使其展现时代风貌，实现学术价值；最充分地发挥中医药古代文献中所蕴含的能量，为中医临床、科研及教学服务，实现实用价值。

当前，中医药事业正处在战略发展机遇期，愿"100种珍本古医籍整理出版项目"顺利进行，为推动中医药事业持续健康发展、弘扬中华文化作出应有的贡献。

中国中医科学院首席研究员　曹洪欣

2011年3月6日

总 目 录

医 说

续 医 说

医　说

宋·张杲　著

曹　瑛　杨　健　校注

校注说明

《医说》广泛收集了南宋以前的各种文史著作中有关医学的典故、传说等资料，为南宋张杲所撰。该书现存最早的版本为2种宋刻本，分别藏于北京大学图书馆和南京图书馆。现存明本较多，主要有张士立刻本、顾定芳刻本、张尧德刻本、吴勉学刻本、吴中珩刻本（实与吴勉学刻本同版）等。清代、民国间版本也有一些流传，日本万治年间也曾刊刻该书。清代编修《四库全书》时，将《医说》收入子部医家类。

本次《医说》校注以上海科技出版社1984年影印癸酉（1933）夏五月陶风楼盍山精舍影残宋刊本为底本（简称底本）。该本经过配补，卷前有丁丙《善本书室藏书志》题识，卷末有黄丕烈手题及柳诒徵跋。主校本为明·顾定芳刻本（简称顾本），参校本为文渊阁《四库全书》本（简称文渊阁本）、明吴中珩校刻本（简称吴中珩本）、日本万治元年刻本（简称日本本）等。

《医说》正文系作者择录历代书籍内容而成，并注明出处。凡原书现存者，择通行本作适当他校；原书已佚者，不作他校。

凡底本文字不误，而校本误者，一律不改动原文，亦不出注；凡底本文字有误，而校本无误者，改后出注说明；凡底本、校本不同，又不能判断是非者，底本不改，出注列出异文，以备参考。

底本之繁体字，一律按国家颁布之《简化字总表》、《现代汉语通用字表》等规范化简体字排印。

底本中的异体字，如椀（碗）、鰕（虾）等，今一律径改为通行的简化字。

由避讳、俗写等造成的通用现象，如元（丸）、辩（辨）等，也一律径改为通行的简化字，影响文义者出注说明。

底本中尚有很多古字，常见于古医籍中，已形成惯用写法，有时甚至与今字并用，如差（瘥）、藏（脏）等，今一如底本，不作改动。

底本中明显的文字笔画错误，如"巳"（已、己）等，不影响文义者，径改不注。

底本中使用不规范字的药名、方名、人名，一律径改为规范字，如"耆"改作"芪"、"川山甲"改为"穿山甲"。不再出注。

对于原文中的冷僻字词等，酌情予以注释，以助阅读理解。

底本目录经后人抄补，有与正文标题不尽符合之处，本次校勘参照对校本均一一核对整理，做到目录与正文统一。凡目录文字有误，而据正文改目录者，目录径改，不出注，如《医说》卷五"犯大麦毒"，目录原作"犯天麦

4

毒"，据正文改，未出注。凡据目录改正文者，正文改处出注，如卷六"鱼鮁遇蛊毒"原作"鱼枕遇蛊毒"，据目录改并出注。《医说》底本目录有个别处脱落篇名，今据正文补齐。

为便于阅读，对于过长的原文，作适当分段，如《医说》卷三"太素之妙"，进行了分段处理。

原文小字均改为统一字号，用圆括号标识。

为便于对原著的全面理解，今将所见诸本序跋一并收录，同时收录《四库全书总目提要》、《善本书室藏书志》中关于《医说》的内容。

限于校者水平，遗误之处，在所难免，祈请方家匡正。

校注者
2012 年 10 月

目　　录

医说

— 8 —

目

录

目

录

— 11 —

目

录

医说

目

录

— 17 —

目

录

医
说

目

录

— 23 —

医说

目
录

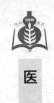

医
说

善本书室藏书志

《医说》十卷宋刊本，黄荛圃①阆源②藏书。

《经籍访古志》载《医说》第九、第十两卷，宋椠本，左右双边，九行，行十八字，版心下有刻手姓名，卷末载嘉定甲申彭方跋，嘉定甲申李以制跋，开禧丁卯江畴跋，宝庆丁亥徐杲跋。此本行款悉合，只存彭李二跋，及江畴跋七行，后皆脱，前存目录第十页起至三十页，前亦脱，末有黄荛圃手题云：余向观书华阳顾氏，见有残宋本，复借余校本传录一本，去冬顾氏原本归余，中多缺失，版心有莫辨处，又从香岩借传校本勘之，知余校本多讹，而香岩承之，谨就宋刻本存者一字一句细校，方可谢余前过，而益信书之不可不藏宋本也。此时覆本不多见，故用校宋者乃明刻本。明刻亦有二，向用为校宋者取明刻之差胜本，然中多谬误，校时不及检点，故承之也。此书抄补之处皆不可信，万一再

---

① 黄荛圃：黄丕烈（1763～1825），号荛圃，又号复翁，字绍武。清江苏吴县（今江苏苏州）人，清代著名藏书家。他平生嗜学好古，素喜藏书，尤重宋元椠本的收藏。

② 阆源：汪士钟，字阆源。清长州（今江苏苏州）人，清著名藏书家。曾为观察使，官至户部侍郎。黄丕烈的藏书后多归之。

有全宋刻出，始可补此残缺，不则，此残宋刻本不已为稀世宝物耶。余故乐得而收之，又乐得而装潢之，丙子仲春复翁有遗安堂书画印，长洲汪士锺阆源氏印，观察使者三十五峰园主人所藏诸印。

四库全书总目提要

《医说》十卷（浙江巡抚采进本）。

宋·张杲撰。杲字季明，新安人。其伯祖张扩，尝受业于庞安时，以医名京、洛间。罗愿《鄂州小集》有扩传，叙其治验甚详。此书前有淳熙已酉罗颀序，亦称扩授其弟子发，子发授其子彦仁。杲，彦仁子也，承其家学，亦喜谈医。尝欲集古来医案，勒为一书。初期满一千事，猝不易足，因先采掇诸书，据其见闻所及为是编，凡分四十七门。前七门总叙古来名医、医书及针灸、诊视之类，次分杂证二十八门，次杂论六门，次妇人小儿二门，次疮及五绝、痹、疝三门，而以医功报应终焉。其间杂采说部，颇涉神怪，又既载天灵盖不可用，乃复收陈藏器本草人肉一条，亦为驳杂。然取材既富，奇疾险证，颇足以资触发，而古之专门①禁方，亦往往在焉。盖三世之医，渊源有自，固与道听涂说者殊矣。

---

① 专门：某一门学问，此指中医药学。

罗　序①

　　医之伐病，犹将之伐敌也。夫决机战攻之地以取胜，用兵者固皆有是心，及一旦为背水阵，则观者愕然矣。非有淮阴②为之辨析，则孰知其出于兵法，是兵之不可以无其说也。兵不可以无说，医其可以无说乎？里中③张杲季明，自其伯祖子充以医显京洛间，受之于范忠宣，其祖子发，盖学于伯祖而有得者也。于是其父彦仁，继子发，而术更妙于充，深微所衍，固三世之医也。季明则欲博观远览，弘畅其道。凡书之有及于医者，必记之，名之曰《医说》。始见则曰：已得几事矣。再见则曰：近又得几事矣。其意欲满千事，则以传诸人。予念医家之书，本之以《素问》《灵枢》，广之以《难经》《脉诀》，而药之君臣佐使，咸萃于《本草》，世固不外是而为医也。今有出一奇，以起人之死，则众必相与惊异，以为昔人所未到。自明观之，其不有似于

---

　　① 罗序：《医说》罗颀序见于底本（后人补抄）、文渊阁本、日本本等，丹波元胤《医籍考》亦收录。今据底本录入。

　　② 淮阴：西汉开国功臣韩信封淮阴侯。

　　③ 里中：同里的人。里，古代一种居民组织，《论语·撰考文》载："古者七十二家为里。"

背水阵乎？故予知是书之为有益也。己酉岁冬，季明携以过我，且曰书虽未成，请姑先详之，以勉杲之意所勿及。会予有鄢郢①之役，殊倥偬②，然念季明请甚笃，又颙颙于其业，蒐选宜必精，故不暇之尽撰，而徒叹其当盛年著书，遽肯出与人共之，其存心有足大者，岂非逮事其祖，多异闻，故不以得之纸上者为己私分也欤，此予所以益重季明也，遂书以冠《医说》之首。

己酉岁十月六日朝奉大夫权发遣郢州罗颀序

① 鄢郢：均为古代地名，泛指今湖北江陵、襄阳一带。

② 倥偬（kǒngzǒng 孔总）：事情纷繁迫促；匆忙。

罗

序

顾　　序①

　　《医说》十卷，宋张季明杲采撷群书，类成之也。夫医之为道，自三皇以来著之矣。《周易》道天人之经以藏其变，而《素问》极天人之变以阐诸经，其理一也。周孔继作而《易》之理明，乃《素问》独罕言之者，以其变耳，此圣人立教之微意也。然慎疾审药，未尝不心存《素问》之理，是故《周礼·医师》其隶之天官，亦以明于医者，固即知天之学也。秦汉以来，淳于意辈鸿术奇技，皆本于《素问》《周易》。降自魏晋，诸名医咸能论病以及国，原诊以知政，不谓之达天人者乎。唐令医术责之末流，而医道浸②衰，宋儒程伊川曰《内经》《阴符》，非黄帝时书，岂亦以其理之玄远难之言邪？然康节、朱子皆曰《素问》医理至矣，轩岐之下无有此言，如《战国策》《左氏传》《国语》《吕氏春秋》、仲舒《繁露》，各述灾祥气数，多本《灵》《素》，不啻《素问》贯彻远近幽深，变态异证，靡不通知，非

_____

　　① 顾序：底本无此序。顾本、吴中珩本、日本本俱载此序。现据顾本录入，序文原无标题，今补。吴中珩本、日本本俱题此序为"医说序"。文渊阁本未收此序。

　　② 浸：逐渐。

神而能之乎？观朱子、康节之言，则《素问》传自上古无疑矣。故欲知养生之道，而《素问》不容付之不知。季明氏有见于此，作为《医说》，首序轩岐《素》《难》包括之妙，以发其宗，而次列历代医师，如伊尹、仲景、孙思邈、巢元方脉病证治之论，明堂、甲乙、九针、八法之用，玉册、玄珠、五行、气运之神，互相推衍《素》《难》之秘，以表医学之源。宋金南北间出子和、洁古、东垣，皆极一时，医学惟以《素》《难》为正，参酌诸家而会通之，其论备矣。至元朱丹溪继著《发挥》《格致》诸篇，多补前人未发，若《心法纂要》，门人日记治验耳，即今所谓药案也。宋学士濂溪，直以朱子集大成而归之医学，深知丹溪者乎。磋夫，病感三因，变态万状，治病执方，去医远矣。医之临病，必先明别常变常病，为治可考奇变异证，岁露流行，非仰观俯察，研精《素》《难》，条推脉理，讵能妙悟玄机，幸回生气于九死之余邪？近世医者，取用支节，偶获效验，则病者医者两德其功。如唐之《外台秘要》，宋之《圣济总录》《太平良方》①，元之《锡类钤方》②《医经纲目》，今之《奇效良方》《医方选要》《玉机微义》，皆所以羽翼《素》《难》者，乃以其浩繁，弗之究讨。其所习者，惟《袖珍集验》《活人指掌》《心法

---

① 《太平良方》：疑指《太平圣惠方》。

② 《锡类钤方》：元代李仲南著《永类钤方》，原名《锡类钤方》。

纂要》《陶氏全书》，以为医道尽在是矣，不亦苟且之甚哉。夫苟且之政，害人有限，苟且之医，其害何可言也。定芳少困火疾，长游太学，吾师甬川张文定公委校二十一史，因录诸史暨诸小说医方，自为一编，以便自治。嗣得宋刻《医说》，甚符愚意，遂图刻之，以与同志之士共焉，因原季明之意而僭序之如此。善乎，苏子瞻曰：药虽进于医手，方多传于古人。若已经效于世间，不必皆从己出。此定芳所以刻是书之意，而不敢以为家传之秘也。

　　皇明嘉靖甲辰春三月既望直圣济殿御医上海顾定芳识

冯　序[①]

桐冈子曰：医，艺术也，厥道大矣哉。盖理察阴阳，机超神圣，功回造化，然后可以言医。医岂易言哉，伯岐述经，长桑饮水，华佗察脉，邈哉邈矣。嗣是名世之士亦必综理经籍，探索玄微，然后见闻广，准绳具，临疾诊视之间，自得乎出奇胜应之妙。不然，识穷技浅，其技末矣。有宋张季明氏，医传三世，学彻百家，乃自载籍中采掇医事百数十条，汇而成帙，名曰《医说》。自其书观之，述源流，分类例，著效能，终之以阴德报应，泽物警世之心懋矣，譬诸聚千狐之腋以成裘服之者，无不知珍焉。第板镂宋世，近代罕传，上海东川[②]顾子偶得是书，以为医家法程，给力梓之。顾子，吴下宿儒，博古敦行，兼通医理，名重缙绅。昔时余尹上海，见其割田赡学，通财济族，心窃重之，及交往日久，探其胸臆经纶志业，井井有具。既而迟次[③]铨曹[④]余

---

① 冯序：冯彬序见于日本本、顾本。
② 东川：顾定芳，字世安，号东川。明嘉靖时太学生。精医，召为圣济殿御医。
③ 迟次：添至备忘录迟留；停留。
④ 铨曹：古代主管选拔官员的部门。

二十载，乃求就医职，或者疑之。余曰：范文正有言不为良相，当为良医，是即东川之志欤。盖医仁术，而安老保幼、防己济人之道备焉。况今东川策籍内班，供奉宸极，调元保鼎以跻天寿，揆诸宰衡赞化①之寄果二义哉。观其刊行是书，广惠斯世，用心之仁，靡直有功于季明而已。余质弱多病，常亲方药入京，承东川以是书相示，深喜其有备急起余之助，故僭书弁诸首云。

嘉靖甲辰季秋吉赐同进士出身云南道监察御史
奉敕清理直隶顺天等府军戎海康冯彬拜书

---

① 赞化：赞助教化。语本《礼记·中庸》："能尽物之性，则可以赞天地之化育；可以赞天地之化育，则可以与天地参矣。"明·方孝孺《待制华川王先生像序赞》："既而或以功业定乱，或以文章赞化，卒能合四海于分裂之余，不越十年，遂致乎治。"

卷 一

三皇历代名医

太昊伏羲氏

伏羲氏，以木德王，风姓也。一曰庖犠氏，亦曰太昊。蛇首人身，生有圣德。母号华胥。都于陈。作瑟，有三十六弦。其理天下也，仰则观象于天，俯则观法于地。鸟兽之文与地之宜，近取诸身，远取诸物，于是造书契以代结绳之政，画八卦以通神明之德，以类万物之情。所以六气、六腑、五脏、五行、阴阳、水火升降得以有象，百病之理得以类推。炎黄因斯，乃尝味百药而制九针，以拯夭枉矣。（出《帝王世纪》）

炎帝神农氏

炎帝神农氏，长于姜水，因而姓姜。人身牛首，生有圣德，始教天下耕种五谷而食之，以省杀生之弊，尝味草木，宣药疗疾，以救夭伤之命，百姓日用而不知。著《本草》四卷，至梁陶弘景以《名医别录》加之为七卷，逮于我唐统极，英国公李勣、许孝崇、苏敬宗等奉诏，更复采摭，去陶氏之乖违，辨俗用之纰紊，新修为二十卷，于今行焉。（出《帝王世纪》及《本草论序》）

黄帝

黄帝有熊氏，少典之子，姬姓也，长于姬水，龙颜，有圣德。生而能言，役使百灵，可谓天授自然之体也。犹不能坐而得道，故以地黄元年正月甲子，将游名山以求神仙，时方明、力牧从焉。东到青丘，见紫府先生，受三皇天文以效万神；至具茨而见大隗君，而受神芝图；至盖上，见中皇真人，受九茄散方；至罗霍，见黄盖童子，受金银方十九首；适崆峒而问广成子，受以《自然经》；造峨嵋山并会地黄君，受以《真一经》；入金谷问导养，而质玄、素二女；著体诊则问对雷公、岐伯、伯高、少俞之论，备论经脉，傍通问难以为经，教制九针，著内外术经十八卷。陟王屋山玉阙之下，清斋三日，乃登于玉阙之上；入琼琳台，于金杌之上，得玄女九鼎神丹、飞香炉火之道，乃于茅山采禹余粮，烹之得铜，遂还荆山之下①、鼎湖之上，参炉定药，虎豹万群为之视火。九鼎神丹成，有黄龙下，迎黄帝上升，群臣后宫从上者七十余人，其小臣不得上，乃悉持龙髯，拔堕帝弓，万姓仰望。帝既上升，乃抱其弓与髯而号，故后世因名其处为鼎湖，其弓名乌号。（出《帝王世纪》《太清皇帝九鼎丹经》）

---

① 下：原作"干"，据顾本、日本本、吴中珩本、文渊阁本改。

巫彭

巫彭初作医。《周官》曰：五谷、五药养其病，五气、五声、五色视其生。观之以九窍之变，参之以五脏之动。遂有五毒攻之，以五药疗之，以五气养之，以五味节之，以祛百病。（出《史记》及《周书》）

巫咸

巫咸，尧臣也，以鸿术为帝尧医。又出《世本》曰：巫咸初作筮。（出郭璞《巫咸山序》及《世本》）

岐伯

岐伯，黄帝臣也。帝使岐伯尝味草木，典主医疾经方，《本草》《素问》之书咸出焉。（出《帝王世纪》）

俞跗

俞跗者，黄帝臣也，善医术，所治病不以汤液醪醴、镵石、蹻引、汤熨①，拨②见病之应，因五脏之输，乃割皮解肌，决脉结筋，搦髓③，揲荒爪幕，湔④浣肠胃，漱涤五脏，炼精荡⑤形，以去百病焉。（《史记》）

---

① 汤熨：顾本、吴中珩本并作"案杌毒熨"。

② 拨：顾本、吴中珩本、文渊阁本"拨"上并有"一"字。

③ 髓：顾本、吴中珩本、日本本、文渊阁本"髓"下并有"脑"字。

④ 湔（jiān 尖）：洗。

⑤ 荡：顾本、吴中珩本、日本本、文渊阁本并作"易"。

桐君

桐君者，黄帝①时臣也，撰《药对》四卷及《采药录》，说其花叶形色，论其君臣佐使相须，至今传焉。（出《本草经序论》）

雷公

雷公者，黄帝时臣也，善医术。黄帝燕坐，召雷公而问之：汝受术诵书者，若能览观杂学，别异比类，通合道理，务明之，可以十全，若不能知，为世所怨。又曰：子知医之道乎？诵而颇能解，解而未能别，别而未能明，明而未能彰，足以治群僚，不足以治侯王。雷公避席再拜曰：臣年幼小，曚②愚以惑，不闻。臣受业传之以教，请诵《脉经》上下篇众多矣，至于别异比类，由未能以十全，又安足以明之云。（《素问》）

伯高、少俞

伯高、少俞，并黄帝时臣，未详其姓，辅佐黄帝，详论《脉经》，对扬问《难经》，究尽义理，以为经论，故人到于今赖之。（《素问》）

马师皇

马师皇者，黄帝时兽医也，善知马形气生死之诊，

---

① 黄帝：原作"皇帝"，据顾本、日本本、文渊阁本改。
② 曚：原作"矇"，据顾本、日本本、吴中珩本、文渊阁本改。

治之辄愈。后有龙下，向之垂耳张口。师皇曰：此龙有病，我能已之也。乃针其唇及口中，以甘草汤饮之而愈。又数数有龙出其陂，造而治之。一旦，龙负之而去，不知所之也。（《列仙传》）

秦长桑君

长桑君者，六国时人，不知何许人也，时人莫有识者。扁鹊少时为人舍长，舍客长桑君过，扁鹊心自奇异之，常谨以礼遇。长桑君亦知扁鹊非常人也，乃悉取其禁方书，尽与扁鹊。

医缓

医缓，春秋时秦人也，未详其姓。晋景公[1]病，求医于秦伯，伯使医缓治之。未至，公梦二竖子相谓曰：彼良医也，惧伤我，焉将逃之？其一曰：我居肓之上，汝居膏之下，若我何？缓至，谓公曰：疾不可为也，在肓之上、膏之下，攻之不可，达之不及（达，为针也），药不至焉，不可为也。公曰：良医也。厚礼而归之。（出《左传》[2]）

医和

医和者，春秋时秦国人，未详其姓。晋侯有病，求

---

① 晋景公：原作"晋悼公"，据吴中珩本、文渊阁本改。医缓为晋侯治病事见于《左传·成公十年》，时晋景公在位。

② 出《左传》：此三字原无，据顾本、吴中珩本、日本本、文渊阁本补。

医于秦伯，伯使医和视之。曰：疾不可为也，是谓近女室，疾蛊，非鬼非食，惑以丧志（丧志，为惑女色）。良臣将死，天命不祐。赵孟曰：良医也。厚其礼而归之。（并《春秋左氏传》）

文挚

文挚者，春秋时宋国良医也。洞明医道，亦兼异术。龙叔子谓之曰：子之术微矣，吾有疾，子能已之乎？文挚则命龙叔背明而立，文挚从后向明而熟视之，曰：嘻，吾见子之心矣，方寸之地虚矣，几圣人也，子心六孔流通，一孔不达，今圣智为疾惑由此乎！治之遂愈。

医竘

医竘者，秦之良医也，莫知其姓。张子背肿，命竘治之。张子谓之曰：非吾背也，任子制①焉。治之遂愈。夫身之与国而犹此也，必有所委，然后治之。（出《尹子》）

凤纲

凤纲者，汉阳人也。常采百草花，水渍之，瓮盛封泥，自正月始，迄九月末。又取瓮埋之百日，煎丸之。卒死者，以此药内口中，水下之，皆生。服纲药者，非但疾差，数百岁不死。没入地肺山，仙去也。（出《神

---

① 制：文渊阁本作"治"。

仙传》）

矫氏、俞氏、卢氏

矫氏、俞氏、卢氏，并周之良医也。（出《列子》及《初学记》）

扁鹊

扁鹊者，渤海郑人也。（徐广曰：郑当为鄚[1]。县名[2]，今属河间。）姓秦，名越人。至今天下言脉者，由扁鹊也。（出《史记》）

子豹

子豹者，秦越人弟子。虢太子死，扁鹊乃使弟子子阳厉针砥石，以取三阳五会。有间，太子苏，扁鹊乃使子豹为五分之熨，以八减之剂和煮之，以熨两胁下，太子遂能起坐焉。（出《史记》）

李醯

李醯为秦太医令，自知伎不如扁鹊，遂密使人刺杀之。（出《史记》）

崔文子

崔文子者，秦时太山人也。志好黄老事，居潜山

---

① 鄚（mào 貌）：原作"郑"，据文渊阁本、日本本改。《史记·扁鹊仓公列传》："扁鹊者，渤海郡郑人也。"集解："徐广曰：郑，当为鄚。"

② 县名："县"上原有"郑"字，今据顾本、日本本删。

下，后作黄散、赤丸药，卖之都市。自言年三百余岁。后有疫气，人死者万万许[1]。长史请文子救之，文子拥朱幡[2]系黄散以巡人间，饮散服丸即愈，所活者以万计。其后去之蜀卖药。故世人云：崔文子赤丸、黄散近于神也。（出《列仙传》）

安期先生

安期先生者，琅[3]琊乡人也。卖药海边，时人谓之千岁公。李少君太山采药，病困殆死，遇安期，安期与之神楼散，服一钱匕，遂愈。秦始皇闻之召见，与语三日三夜，赐金璧数千万，出于阜乡亭，皆置之而去。（出《列仙传》）

楼护

汉楼护，字君卿，齐人也。父为医。护少诵经方、本草、秘方十万言。长老咸敬重之，共谓之曰：以吾子之材，何不宦学[4]乎？由是辞其父，学经，为京兆令，甚有名誉。（出《汉书》）

公孙光

公孙光，齐淄川唐里人也，好医术，为当时所重。

---

① 许：文渊阁本、日本本作"计"。
② 幡：顾本、日本本作"旛"。
③ 琅：文渊阁本作"瑯"。
④ 宦学：原作"官学"，据顾本、日本本改。宦学，谓学习仕官之事及六艺之学。

初淳于意就光家求学，光悉以教之，曰①：所授妙方，子无以教人。意曰：得禁方实幸甚，死不敢妄传。光曰：尔后必为国工②，吾方尽矣。临淄阳庆，其方甚奇异，吾不如之，可谨事之，必得其方。意遂辞光而事庆焉。（出《史记》）

阳庆

阳庆，山东齐人也。传黄帝、扁鹊之脉书，诊病知人死生。

太仓公

太仓公者，齐太仓长，临淄人也。姓淳于氏，名意。少而喜医方术。高后八年，得见师临淄元里公乘阳庆。庆有古先道遗传黄帝、扁鹊之书，五色诊病，知人生死，决嫌疑，定可治，及药论书甚精，悉受其禁方。

秦信

秦信者，不知何许人也。少明敏，有度量，好经方、本草及黄帝、扁鹊之脉书，为当代良医。

王遂

王遂，不知何郡人。少习经方，工于理疗，以艺业精博，为齐王侍医。

---

① 曰：原脱，据文渊阁本补。
② 国工：原作"国公"，据文渊阁本、日本本改。

宋邑

宋邑者，临淄人也，率性爱人，志尚医术，就齐太仓公长淳于意学五诊脉论之术，为当世良医。（并《史记》）

冯信

冯信，齐临淄人也，为齐太仓长。性好医方，精于诊处，而临淄王犹以其识见未深，更令就淳于意学方。意教以按法逆顺、论药法、定五味及和剂汤法，信受之，擅名于汉。（出《史记》）

高期

高期，不知何许人也，入仕为济北王太医。王以期术艺未精，遣就仓公淳于意，学经脉高下，及奇络结俞穴所在①，及气当上下出入，邪正逆顺，以宜定镵石刺灸之法。岁余，亦颇通之，乃以此知名。

王禹

王禹，不知何郡人，以艺术为济北王太医。以识见未精，就仓公意学，数岁悉通之，以此知名汉代。

唐安

唐安，齐临淄人也。言貌谦恭，风仪温雅，性好医术，就仓公学，意教以五诊上下、经脉奇恒、四时应阴

---

① 俞穴所在：文渊阁本作"当论俞所居"。

阳之法，乃为齐医。

杜信

杜信，不知何郡人也。性度温恭，谦柔好学，知是身是病[①]，乃悉心学医，自欲扶危持颠，兼以安人济众。遂诣仓公求学，情理甚恳。意怜之，教以上下经脉、五诊之法二岁余，亦以知名汉代。（并《史记》）

玄俗

玄俗者，莫知其姓字也。自言河间人，恒食巴豆、云母，卖药于都市，为人治病。河间王买药服之，下蛇十余头，王问其病源，俗云：王病乃六世余殃，非王所知也。缘王常放乳鹿，仁感天心，故遭俗尔[②]。王欲以女妻之，俗夜亡去，不知所之。后有人见于常山之下焉。（《列仙传》）

张机

后汉张机，字仲景，南阳人也，受术于同郡张伯祖，善于治疗，尤精经方，举以孝廉，官至长沙太守，后在京师为名医，于当时为上手，时人以为扁鹊、仓公无以加之也。（出《何颙[③]别传》及《甲乙经》、《仲景方论序》）

---

① 是身是病：顾本、日本本文渊阁本并作"自身之病"。
② 尔：文渊阁本作"耳"。
③ 何颙（yóng 喁）：三国时南阳襄乡人，《后汉书》有传。

郭玉

郭玉，太医丞，广汉人也。和帝试玉之诊，使嬖臣①美手者与宫人杂处帷中，令玉诊之。玉曰：左阳右阴，非一女之脉也，帝甚奇之。（《后汉书》）

程高

程高，广汉人也，性好经方，问道无倦，有一艺长于己者，必千里伏膺②。闻涪翁善医术及针经诊脉法，寻求积年，竟乃得之，擅名当代，为太医丞。（《后汉书》）

涪翁

涪翁者，不知姓名，钓于涪水，因号涪翁。精于医术，所治病不限贵贱，皆磨踵③救之而不求其报，甚为当代所重。（《后汉书》）

沈建

沈建，丹阳人也。父为长吏，而建独学好道，不肯仕宦。学导引服食之术，延年却老之法，又能治病，病无轻重，建治辄愈。建断谷不食，轻举飞行，或去或来，如此三百余年乃绝迹，不知所之。（出《神仙传》）

---

① 嬖（bì必）臣：受宠幸的近臣。
② 伏膺：伏，通"服"。服膺，谓倾心，钦慕。
③ 磨踵：形容不辞劳苦。踵，脚后跟。

张伯祖

张伯祖，南阳人也，志性沉简，笃好方术，诊处精审，疗皆十全，为当时所重。同郡张仲景异而师之，因有大誉。（出《张仲景方序论》）

杜度

杜度，不知何许人也，仲景弟子，识见宏敏，器宇冲深，淡于骄矜，尚于救济，事仲景多获禁方，遂为名医。（出《仲景方》）

卫沉

卫沉，不知何郡人也，仲景弟子，知书疏，有小才，撰《四逆三部厥经》及《妇人胎脏经》、《小儿颅囟经方》三卷，皆其所制，知名当代。（出《仲景方》）

华佗

华佗，字元化，沛国谯人也，洞晓医方，兼善养性之术，年百余岁而貌有壮容，时人谓之仙。（《魏志》列传）

李当之

李当之者，不知何许人也，华佗弟子，少通医经，尤精药术。（出梁《七录》）

吴普

吴普，广陵人也，为华佗弟子，以艺术知名，性恬淡，善医方，年九十余而耳目聪明，牙齿完坚，知名当

代。（梁《七录》）

樊阿

樊阿，彭城人，受术于华佗，遂为名医。（出张湛《养生论》《华佗别论》）

封君达

青牛道士封君达，陇西人也，服黄连五十余年，又入鸟鼠山服汞百余岁，后还乡里，视之如年三十者。常骑青牛，闻有疾病殆死者，无论识与不识，以药治之，应手而愈。后入玄丘山仙去。（《神仙传》及《博物志》）

韩康

韩康，字伯休，京兆灞陵人。常采药于名山，卖于长安市，口不二价三十余年。时有女子从康买药，康①守价不移。女子曰：公是韩伯休那此②不二价？康叹曰：我本避名，女子皆知有我，何用药为？遁入灞陵山中，莫知所之。（出《高士传》）

董奉

董奉，字君异，候官③人也。为人治病，病愈，令种杏五株，轻者一株，数年之间，杏有十万。杏熟，以

---

① 康：文渊阁本无。
② 那此：顾本、吴中珩本、日本本、文渊阁本并作"即乃"。
③ 候官：文渊阁本作"侯官"。

谷一器易一器杏，以所得谷赈救贫乏。奉在人间近二百年，颜貌若三十许人①。一旦举手指天，竦身入云。（出葛洪《神仙传》）

负局先生

负局先生，吴人也，莫知其姓名。负石磨镜，人有疾苦，即出紫丸、赤丸与服，无不差。后大疫，家至户到与药，活数万余人，不取钱。去时语人曰：吾欲还蓬莱山，为汝曹下神水，崖头一旦有水色白，从石间流下，服多愈疾。（出《列仙传》）

李谠

李谠，字钦仲，梓潼②涪人也，通五经诸子，无不该览，博好医方。为庶子，迁仆射中散大夫，后在官卒。（《蜀志》）

李子豫

李子豫，晋时不知何郡人也，少善医方，当代称其通灵。许永为豫州刺史，其弟患心腹坚痛十余年，殆死。忽自夜闻屏风后有鬼谓腹中鬼曰：何不促杀之？不然，明日③李子豫当从此过，以赤丸打杀汝，汝其死矣。腹中鬼对曰：吾不畏之。于是许永使人候子豫，子豫果来。未入门，病者自闻腹中呻吟声，及子豫入视，曰：

---

① 人：文渊阁本无。
② 梓潼：文渊阁本作"梓童"。
③ 明日：文渊阁本无。

鬼病也。遂于其箱出八毒赤丸与服，须臾腹中雷鸣彭①转，大利数行，遂差。今八毒丸方是也。（出《续搜神记》）

张苗

张苗，不知何郡人，雅好医术，善消息诊处，为时所重。（出《晋书》）

王叔和

王叔和，高平人也，博好经方，尤精诊处，洞识摄养之道，深晓疗病之源。采摭群论，撰成《脉经》十卷；篇次张仲景方论为三十六卷，大行于世。（出张湛《养生方》）

赵泉

赵泉，不知何许人，性好医方，拯救无倦，善疗众疾，于疟尤工，为时叹服。（出《晋书》）

葛洪

葛洪，字稚川，丹阳句容人也。广览众书及诸史百家之言，下至短杂文章，近得万卷。自号抱朴子，善养性之术，明拯救之法，撰经效诸药方三卷，名曰《肘后》。（出《晋中兴书》）

---

① 彭：顾本、日本本、文渊阁本并作"膨"。

皇甫谧

皇甫谧，字士安，幼名静，安定朝那[1]人也。沉静寡欲，始有高尚之志，以著述为务。自得风痹疾，因而学医，习览经方，手不辍卷，遂尽其妙。

裴颁

裴颁，字逸之，河东人也。多学术，善医经，诊处通明，方药精富，于时名医硕学咸皆叹伏，官至尚书左仆射。（并《晋书》）

刘德

刘德，彭城人也，少以医方自达，长以才术知名。当朝缙绅[2]伏膺附响。工治众疾，于虚劳不足尤见精通，疗之随手而愈，犹[3]是承流向风千里而来者多矣。官至太医校尉。

史脱

史脱，不知何郡人，器[4]性沉毅，志行敦简，善诊候，明消息，多辩论。以医精专，拯疗工奇，拜太医校尉。治黄胆病[5]最为高手。

---

① 朝那：原作"朝郡"，据《晋书·皇甫谧传》改。
② 缙绅：原作"揩绅"，据顾本、日本本、文渊阁本改。
③ 犹：文渊阁本作"由"。
④ 器：人的度量、才干。
⑤ 病：文渊阁本无。

宫泰

宫泰，不知何郡人。幼而岐嶷，长而聪敏，静好《坟》《典》，雅尚方术，有一艺长于己者，必千里寻之。善诊诸疾，疗上气尤异，制三物散方，治喘嗽上气，甚有异效，世所贵焉。

靳邵

靳邵，不知何许人也。性明敏，有才术，本草、经方诵览无不通究，裁方治疗，意出众见。创置五石散、矾石散方，晋朝士大夫无不服饵，获异效焉。

阮侃

阮侃，字德如，陈留尉氏人也。幼而聪惠，长而好学，性沉静，有大度，以秀才为郎。游心方伎，无不通会，于本草、经方、疗治之法尤所耽尚。官至河内太守。（以上出《晋书》）

张华

张华，字茂先，范阳方城人也。学业优博，辞藻温丽。精于经方、本草，诊论工奇，理疗多效。（出《晋书》及徐广《晋纪》）

蔡谟

蔡谟，字道明，不知何许人也。素以儒道自达，治莅知名，性有道风。耽尚医术，常览本草、经方，手不

释卷。及授扬州刺史，将之任，渡江食蟹，误中彭蜞①毒，殆死。叹曰：读《尔雅》不熟，为《劝学》所误焉。（出《晋纪》）

程据

程据，不知何许人。志性沉毅，雅有度量，少以医术知名，为太医令。（《晋中兴书②》）

支法存

支法存者，岭表僧人也。幼慕空门，心希至道，而性敦方药，寻览③无厌，当代知其盛名。自永嘉南渡，晋朝士夫不袭水土，所患皆脚弱，唯法存能拯济之。（出《千金方序》）

仰道士

仰道士，岭表僧人也。少以聪惠入道，长以医术关怀。因晋朝南移，衣缨士类不袭水土，皆患软脚之疾，染者无不毙踣④，而此僧独能疗之，天下知名焉。（《千金方序论》）

范汪

范汪，字玄平，不知何郡人。少孤，年六岁过江，

---

① 彭蜞：一作"蟛蜞"，一种红色的甲壳类动物，外形像螃蟹，但较小，螯与足上无毛。
② 晋中兴书：顾本作"晋中兴记"。
③ 览：文渊阁本作"觅"。
④ 踣（bó伯）：倒毙，僵死。

依外家新野庚氏。宾于园中，布衣蔬食，燃薪写书毕，读诵亦遍，遂博通百家之言。性仁爱，善医术，尝以拯恤为事，凡有疾病，不以贵贱，皆治之，所活十愈八九。（《晋中兴书》）

殷仲堪

殷仲堪，陈郡人。父病积年，衣不解带，躬学医方，究其精妙。（出《晋书》）

王显

王显，字世隆，荥阳平人也。以医术自达而明敏。初文昭皇后之怀世宗，梦为日所逐，化为龙而绕后，后寤而惊悸，遂成心疾，敕召诸医及显为后诊脉。徐謇言是微风入脏，宜进汤药及加针灸。显诊云：按三部，非有心疾，将是怀孕生男之象。后①果如显言，乃补御史。（出《后汉书》）

徐謇

徐謇，字成伯，丹阳人也，与兄文伯皆善医。謇性秘，忌承奉，不得意。虽贵如王公，不为措疗。魏孝文迁洛，除中散大夫。文伯事南齐，位至太山兰陵守。（出《南齐史》及《后魏书》）

徐雄

徐雄，謇之子也，为员外散骑侍郎，医术为江左所

---

① 后：文渊阁本无。

称。至雄子之才贵盛，赠太常卿兖州刺史。(《南齐史①》)

王纂

王纂者，海陵人，少习经方，尤精针石。远近知其盛名。(出刘颖叔《异苑》)

徐熙

徐熙，字秋夫，不知何郡人。时为射阳令，善医，名闻海内。

道度

道度，熙之长子也。器宇宏深，节行清敏，少精医术，长有父风，位至兰陵太守。

叔向

叔向，熙之次子也。志性温恭，敏而好学，善于政理，尤工医术，官至太山太守。(并《宋书》)

薛伯宗

薛伯宗，不知何许人，善以禁气治人病。(出《宋书》及吴均《齐春秋》)

徐仲融

徐仲融，不知何郡人，为濮阳太守。性好黄老，隐

---

① 南齐史：顾本、吴中珩本、日本本、文渊阁本并作"齐史"。

秦望山。有道士过之求饮，因留一葫芦，遗之曰：君习之，子孙当以道术救世，位至二千石。仲融开视，乃《扁鹊镜经》一卷，因精心学之，名振海内，仕至濮阳太守。

胡洽

胡洽，道士，不知何许人。性尚虚静，心栖至道，以拯救为事，医术知名。

徐文伯

徐文伯，字德秀，东阳人也，为太山太守。素有学行，笃好①医术。

徐嗣伯

徐嗣伯，东阳人也，文伯之弟。志节慷慨，超然不群，少负其才，雅有异术，而性行仁爱，经方、诊诀、占候靡不详练，悉心拯救，不限贵贱，皆磨踵②救之，多获奇效，特为当代所称。（并《宋书》）

僧深

僧深，齐宋间道人也。少以医术知名，疗脚弱、脚气之疾，为当时所伏③。撰录法存等④诸家旧方三十余

---

① 好：顾本、日本本、文渊阁本并作"名"。
② 磨踵：顾本、日本本并作"摩踵"。
③ 伏：通"服"。佩服，信服。
④ 等：文渊阁本无。

卷，经用多效，时人号曰《深师方》。(《千金方序论》)

刘涓子

刘涓子，不知何许人。晋末，于丹阳郊外照[①]射，忽有一物，高二丈许，因射而中之，走如电激，声若风雨，夜不敢追。明日，率门人弟子、邻巷数十人，寻其踪迹至山下，见一小儿，问曰：何姓？小儿云：主人昨夜为刘涓子所射，取水以洗疮。因问小儿主人是谁，答曰：是黄父鬼。乃将小儿还。未至[②]，闻捣药声，遥见三人，一人卧，一人开书，一人捣药，即齐声叫，突而前。三人并走，遗一帙痈疽方，并一臼[③]药。时涓子得之，从宋武帝北征，有被疮者，以药涂之，随手而愈。论者谓圣人作事，天必助之，盖天以此授武帝也。涓子用方为治，千无一失，演为十卷，号曰《鬼遗方》。(出龚庆宣《鬼遗方序》)

羊昕

羊昕，字敬元，不知何许人。志好文儒，性敦方药，莅事详审，诊疗精能。以拯济功奇。累迁中散大夫、义兴太守。

---

① 照：文渊阁本、日本本并作"夜"。
② 未至：原作"来至"，据顾本、日本本、文渊阁本改。
③ 臼：原作"曰"，据顾本、日本本、吴中珩本、文渊阁本改。

秦承祖

秦承祖，不知何郡人也。性耿介，有决断，当时名人咸所归伏。而专好艺术，精于方药，不问贵贱，皆治疗之，当时称之为上手。（并《宋书》）

张子信

张子信，河内人也，清静好文学，少以医术知名。太宁中，征为尚药典御。（出《齐书》）

顾欢

顾欢，字玄平，吴郡人也，隐于会稽山阴白石村。欢率信①仁爱，素有道风，或以禳厌而多所全护。有病邪者以问欢，欢曰：君家有书乎？曰：唯有《孝经》。可取置病人枕边，恭敬之，当自差。如言果愈。问其故，曰：善禳恶，正胜邪。（吴均《齐春秋》）

李元忠

李元忠，骠骑大将军兼中书令、晋阳县伯，赵郡栢仁人也。初以母老多患，遂通集方术，志性仁恕，疾病疗之，无问贵贱。（《北齐书》）

李密

李密，殿中尚书，济州②刺史，容城县侯，食邑四百户，字希邕，平棘人也。密方直有至行，母病积年不

---

① 信：文渊阁本、日本本并作"性"。
② 州：顾本、日本本、吴中珩本、文渊阁本并作"川"。

愈，乃习经方，遂尽其妙，多所全护，由是知名。

崔季舒

崔季舒，字叔正，博陵安平人。少孤，明敏有识干，涉猎经史，爱好文章，长于尺牍，有经世才。精于医术，经方、本草尝所披览，不限贵贱，皆拯治之。（《北齐书》）

祖珽①

祖珽，字孝征，范阳酉人也。博学，善属文，尤长于医术。（《北齐书》）

褚澄

褚澄，齐尚书、吴郡太守，字彦通。雅有才量，博好经方，善医术，诊处上②候，究尽其疾病。疗之无贵贱，皆先审其苦乐荣悴、乡壤风俗、水土所宜、气血强弱，然后裁方用药。至于寡妇、僧尼，必有异乎妻妾之疗。

邓宣文

邓宣文，不知何许人。少以医术知名，志性方直，除太医尚药典御。（并《北齐书》）

---

① 祖珽：顾本、吴中珩本、日本本、文渊阁本并作"祖挺"。下同。

② 上：顾本、日本本、文渊阁本并作"工"。

徐之才

徐之才，金紫光禄大夫、开府仪同三司、尚书令、西阳郡王，字士茂，高平金乡人。幼而俊发，酬应如响，善医，有机辩。武明皇太后不豫①，之才奉药立愈。肃宗召与同坐，令皇太子拜之，赠帛千段、锦四百疋、车马衣服、上利田园千亩。（张太素《齐书》）

张远游

张远游，齐人也，以医药道术知名。寻有诏征，令与术士同合九转金丹。丹成，显祖置之玉匣，曰：贪人间乐，不能飞上天，待我临死方可服。（同上）

陶弘景

梁陶弘景，贞白先生，字通明，丹阳人。母郝氏，梦两天人手执香炉，来至其所，既而有孕，以孝建三年夏至日生。幼而警慧，博学通经，有志养生，性好医方，专于拯济，利益群品，故修撰《神农本草经》三卷。（出《梁书》及《艺文杂类》）

徐之范

徐之范，仪同大将军、太常卿、恒山太守、嗣西阳王，即北齐之才之弟也。亦以医术知名，官至太常卿，袭兄爵为西阳王。齐灭入周，拜仪同大将军。（《后周书》）

---

① 不豫：有疾病的讳称。

徐敏齐

徐敏齐，太常卿之范之子也。工医，博览，多艺。开皇中，赠朝散大夫。（出《隋书》）

甄权

甄权，许州扶沟人。常以母病与弟立言专习医方，遂究其妙。

甄立言

甄立言，权之弟也。俱以母病，专心习医，遂尽其妙。武德中，累迁太常丞、御史大夫。杜淹患风毒发肿，太宗令立言治之。既而奏曰：更二十一日午时死。果如其言。

宋侠

宋侠者，不知何郡人也。性明敏，有学术，于经方、本草尤所敦尚，竟以医术知名。

许胤宗

许胤宗，常州义兴人。初仕陈，为新蔡王外兵参军。时柳太后感风，不能言，脉益沉而噤。胤宗曰：口不下药，宜以汤气蒸之，令药入腠理，周时可差。遂造黄芪防风汤数十斛，置于床下，气如烟雾。如其言，便得语。由是超拜义兴太守。（并《唐史》）

孙思邈

孙思邈，雍州华原人。七岁就学，日诵千言，善谈庄老百家之说。性好医术，但是经方无不该览①。撰《千金》等方行于世。

张文仲

张文仲，洛州洛阳人，以医术著名。文仲则天时为侍御医，尤善疗风疾，则天令撰疗诸方。奏曰：风有一百二十种，气有八十种，大抵虽同，人性各异，唯气头风则随发动，临时消息之。但有风气之人，春末、夏初、秋暮得通泄，即不至困剧。

孟诜

孟诜者，汝州梁人也。以进士擢第，垂拱初，累迁凤阁舍人。少好方术，以药饵为事，撰《补养方》《必效方》行于世。

王方庆

王方庆，太原人也。雅有材②度，博学多文，笃好经方，精于药性。

秦鸣鹤

秦鸣鹤，不知何许人也，为高宗侍医。（并《唐史》）

许智藏

许智藏，高阳人。幼尝以母疾，博览医方，世号名医。仕陈，为散骑侍郎。会秦孝王俊有疾，上驰召之。

---

① 该览：广泛阅览。
② 材：文渊阁本作"才"。

夜梦其亡妃崔氏泣曰：本来相迎，闻许智藏将至，其人若到，当必相苦，为之奈何？明夜，俊又梦崔氏曰：妾得计矣，当入灵府中避之。智藏至，为俊诊脉，曰：疾已入心，即当发痫，不可救也。果如其言。（出《隋书》）

巢元方

巢元方，不知何许人也。大业中，为太医博士，奉诏撰《诸病源候论》五十卷，罔不该集。（宋宣献撰《巢氏病源序》）

元珠先生

元珠先生，不知何许人。隐显莫测，惟太濮令王冰识其为异人，乃师事之。元珠洞明《素问》，究极微奥，密授妙旨，教冰五脏六气修炼养生之法，草石性理，祛邪去疾神方，由是冰乃注大经《素问》，至一为医家宗范。（出《仙传》）

王冰自号启玄子

王冰，宝应中为太濮令，笃好医方，得先师所藏《太素》及全元起者，大为次注《素问》，合八十一篇，二十四卷，且序曰：将升岱岳，非迳奚为；欲诣扶桑，无舟莫过。乃精勤博访，而并有[1]其人。历十二年，方臻理要，询谋得失，深遂夙心。（出林光禄《素问序》）

---

[1] 有：顾本、吴中珩本、日本本、文渊阁本并作"友"。

卷 二

医 书

医书

　　皇甫谧《帝王世纪》曰：黄帝命雷公、岐伯教制九针，著内外经，《素问》之书咸出焉。《黄帝内传》曰：帝升为天子，《针经》《脉诀》无不备也。故《金匮》《甲乙》之类皆祖黄帝。

黄帝与岐伯问难

　　黄帝御极，坐明堂之上，临观八极，考建五常，以谓人生负阴而抱阳，食味而被色，寒暑相荡，喜怒交侵，乃与岐伯上穷天纪，下极地理，远取诸物，近取诸身，更相问难。雷公之伦，授业传之，而《内经》作矣。苍周之兴，秦和述六气之论，具明于左史。厥后越人得其一二，演述《难经》。西汉仓公传其旧学，东汉仲景撰其遗论，晋皇甫谧次①为《甲乙》，隋杨②上善纂

---

　　① 次：原作"刺"，据顾本、吴中珩本、日本本、文渊阁本改。

　　② 杨：原作"扬"，据顾本、日本本、文渊阁本改。

为《太素》，唐王冰笃好之，大为次注。（林亿《素问序》）

《素问》惟八卷

班固曰：《内经》十八卷，《素问》即其经之九卷，兼《灵枢》九篇，乃其数焉。虽年代移革，而授学犹存，惧非其人，时有所隐，故第七一卷，师氏藏之，今之奉行，惟八卷尔。周有和缓，汉有淳于，魏有张公、华公，皆得斯道妙者也。（王冰《素问序》）

医之起

《帝王世纪》曰：黄帝使岐伯主典医藉①，以疗众疾。《说文》曰：巫彭初作医。《吕氏春秋》亦曰：巫彭作医。

方书所出

世诸方书药法，虽损益随时，大抵祖述黄帝。如《脉诀》② 之出于晋王叔和，《病源》之出于隋巢元方，《汤液经》之出于商伊尹，《伤寒论》于③汉张机，《千金备急》出于唐孙思邈，《外台秘要》出于唐王珪。皇朝太平，集天下名方，为《太平圣惠》。其余纷纷，无

---

① 藉：原作"疾"，据顾本、吴中珩本、日本本、文渊阁本改。藉，通"籍"。

② 脉诀：顾本、吴中珩本、日本本、文渊阁本并作"脉经"。

③ 于：顾本、日本本、文渊阁本"于"上并有"出"字。

代无之。高氏《小史》曰：炎帝作药方以救时疾[①]。（《事物纪原》）

《难经》

《帝王世纪》曰：黄帝命雷公、岐伯论经脉，旁通问难八十一，为《难经》。杨元操《难经序》曰：《黄帝八十一难经》者，秦越人所作。按《黄帝内经》一秩，秩九卷，其义难究，越人乃采精要八十一章，为《难经》。（同上）

陆宣公裒[②]方书

陆宣公在忠州，裒方书以度日，非特假此以避祸，盖君子之存心无所不用其至也。前辈名士往往能医，非惟卫生，亦可及物，而今人反耻言之。近时士大夫家藏方或集验方流布甚广，皆仁人之用心。本草、单方近已刻于四明及本朝诸公文集杂说中。名方尚多，未见有类而传之者。予屡欲为之，恨藏书不广，倘有能用予言，集以传诸人，亦济物之一端也。

本　草

百药自神农始

《淮南子》曰：神农始尝百草之滋味，当此之时，

---

① 疾：顾本、吴中珩本、日本本、文渊阁本并作"疫"。
② 裒（póu 抔）：聚集。

一日而遇①七十毒。《世本》曰：神农和药济人，则百药自神农始也。《世纪》或云"伏羲尝味百草"，非也。梁陶弘景《本草序》曰：神农氏王天下，宣药疗疾，以拯夭伤。高氏《小史》曰：炎帝尝百药以治病。尝药之时，百死百生。《帝王世纪》曰：炎帝尝味草木，宣药疗疾，著《本草》四卷。至梁陶弘景、唐李世勣等注叙为二十卷。皇朝开宝中重校定，仁宗嘉祐中，命掌禹锡等集类诸家叙药之说，为《补注本草》。《唐书·于志宁传》：志宁云：班固惟记《黄帝内外经》，不载《本草》。梁②《七录》乃称之：世谓神农尝药，黄帝以前文本不传，以识相付，至桐、雷乃载篇册，然所载郡县多汉时张仲景、华佗审记其语。梁陶弘景此书应与《素问》同类，其余多与志宁之说同也。（《事物纪原》）

药有君臣佐使

药有君臣佐使。大抵养命之药则多君，养性之药则多臣，疗病之药则多佐使，犹依本性所主，而兼复斟酌，详用此者，益当为善。

用药增减

《千金方》云：夫众疾积聚，皆起于虚，虚生百病。积者，五脏之所积；聚者，六腑之所聚。如斯等疾，多

---

① 遇：原脱，据顾本、日本本、文渊阁本补。
② 梁：原作"齐"，据顾本、日本本、文渊阁本改。

从旧方，不假增损①。虚而劳者，其弊万端，宜应随病增减，聊复审其冷热，记其增损之主耳。虚劳而头痛复热，加枸杞、萎蕤；虚而欲吐，加人参；虚而不安，亦加人参；虚而多梦纷纭，加龙骨；虚而多热，加地黄、牡蛎、地肤子、甘草；虚而冷，加当归、芎䓖、干姜；虚而损，加钟乳、棘刺、苁蓉、巴戟天；虚而大热，加黄芩、天门冬；虚而多忘，加茯神、远志；虚而惊悸不安，加龙齿、沙参、紫石英、小草。若冷，则用紫石英、小草；若客热，则用沙参、龙齿；不冷不热，皆用之。虚而口干，加麦门冬、知母；虚而吸吸，加胡麻、覆盆子、柏子仁；虚而多气兼微咳，加五味子、大枣；虚而身强，腰中不利，加磁石、杜仲；虚而多冷，加桂心、吴茱萸、附子、乌头；虚而劳，小便赤，加黄芩；虚而客热，加地骨皮、白水黄芪（白水，地名）；虚而冷，用陇西黄芪；虚而痰，复有气，用生姜、半夏、枳实；虚而小肠利，加桑螵蛸、龙骨、鸡肶胵；虚而小肠不利，加茯苓、泽泻；虚而损，溺白，加厚朴。诸药无有一一历而用之，但据体性冷热的相主对，聊叙增损之一隅。夫处方者，宜准此。

药有宣通补泄

药有宣、通、补、泄、轻、重、涩、滑、燥、湿，此十种者，是药之大体，而《本经》都不言之，后人亦

---

① 增损：文渊阁本作"增减"。

未述，遂令调合汤丸，有昧于此者。至如宣可去壅，即姜、橘之属是也；通可去滞，即通草、防己之属是也；补可去弱，即人参、羊肉之属是也；泄可去秘，即葶苈、大黄之属是也；轻可去实，即麻黄、葛根之属是也；重可去怯，即磁石、铁粉之属是也；涩可去脱，即牡砺、龙骨之属是也；滑可去著，即冬葵、榆皮之属是也；燥可去湿，即桑白皮、赤小豆之属是也；湿可去枯，即紫石英、白石英之属是也。只如此体，皆有所属，凡用药者，审而详之，则靡所遗失矣。

本草黑白字

滕元发云：一善医惟取本草白字药用之，多验。苏子容云：黑字者是①后汉人益之。

药有阴阳配合

《本草》云：凡天地万物，皆有阴阳；大小各有色类，寻究其理，并有法象。故毛羽之类，皆生于阳而属于阴；鳞介之类，皆生于阴而属于阳。所以空青法木，故色青而主肝；丹砂法火，故色赤而主心；云母法金，故色白而主肺；雌黄法土，故色黄而主脾；磁石法水，故色黑而主肾。余皆以此推之，例可知也。

误注本草

张文潜好食蟹，晚苦风痹，然嗜蟹如故。至剔其

---

① 是：顾本、吴中珩本、日本本、文渊阁本并作"多"。

肉，满贮巨杯而食之。尝作诗云：世言蟹毒甚，过食风乃乘。风淫为末疾，能败股与肱。我读本草书，美恶未有凭。筋绝不可理，蟹续牢如缄。骨萎用蟹补，可使无崩骞。凡风待火出，热甚风乃腾。中言若遇蟹，其快如霜冰。俗传未必妄，但恐殊爱憎。本草起东汉，要之出贤能。虽失谅不远，尧跖终殊称。书生自信书，俚说徒营营。文潜为此诗，殆嗜蟹之僻而为之辩耶，抑真信本草也。如河豚之目并其子，凡血皆有毒，食者每剔去之，其肉则洗涤数十过，俟色如雪方敢烹。故梅圣俞诗云：烹炰①苟失所，入喉为镆铘②。而《大观本草》乃云：河豚性温无毒。所谓注本草误而能杀人者，殆此类耶③。

药名之异

本草一物而有数名者，详载《本经》。至有日常用之药，乃有异名，一时难以寻讨。今直指其名，表而出之，庶有益于后学。牡蒙，乃紫参；卫矛，即鬼箭；紫葳，今凌霄花；蘹香子，即茴香也；莎草根，今香附子是；北亭砂，乃硇砂；茗苦荼者，茶也；无食子，没石子是；南烛枝，今乌饭叶；菰根，茭笋也；恶实，即牛蒡子；蠡实，即马蔺；淫羊藿，即仙灵脾；假苏是荆

---

① 炰：古同"炮"，把带毛的肉用泥包好放在火上烧烤。
② 镆铘（mò yé 莫爷）：又作"镆铘"、"莫邪"，古宝剑名。
③ 此类耶：文渊阁本作"类此也"。

芥；葫是大蒜；牙子，乃野狼牙；马勃，乃马屁菌也；商陆，即当陆根；败天公，人戴竹笠之败者；薰陆，香乳香也；诃梨勒，初未成实，风吹之坠地，谓之随风子。《太平广记》载：南威，橄榄也；石蜜，樱桃也；卢橘，枇杷也；木蜜，枣也；塺①，尘也；葱白，凉，青，热，通九窍；韭白，暖地之羊肉，青，凉，闭九窍。莱菔，乃萝卜；小草，即远志叶；半天河，竹篱头水也；署蓣，今之山药；神屋，即龟甲；五灵脂，寒号虫粪也；芡实，菱也；乌芋，即慈菇；蚤休，即紫荷车；浮石，载石蟹条下；慎火草，即景天也。

针 灸

针灸之始

《帝王世纪》曰：太昊画八卦，以类万物之情，六气、六腑、五脏、五行、阴阳、四时、水火、升降得以有象，百病之理得以有类，乃制九针。又曰：黄帝命雷公、岐伯教制九针，盖针灸之始也。

明堂

今医家记针灸之穴，为偶人，点志其处，名明堂。按《铜人俞穴图序》曰：昔黄帝问岐伯以人之经络，穷

---

① 塺（méi 没）：尘土。

73

卷

二

妙于血脉，参变乎阴阳，尽书其言，藏于金兰之室。泊①雷公请问，乃坐明堂以授之。后世言明堂者以此。（并《事物纪原》）

妙针獭走

宋人王纂，海陵人，少习经方，尤精针石，远近知其盛名。宋元嘉中，县人张方女，日暮宿广陵庙门下，夜有物假作其婿来，女因被魅惑而病。纂为治之，始下一针，有獭从女被内走出，病因而愈。（刘颖叔《异苑》）

针刍愈鬼

徐熙，字秋夫，不知何郡人，时为射阳令。少②善医方，名闻海内。常夜闻有③鬼呻吟声，甚凄苦。秋夫曰：汝是鬼，何所须④？答曰：我姓斛，名斯，家在东阳，患腰痛死，虽为鬼，而疼痛不可忍，闻君善术，愿相救济。秋夫曰：汝是鬼而无形，云何厝治？鬼曰：君但缚刍为人，索孔穴针之。秋夫如其言，为针腰四处，又针肩井三处，设祭而埋之。明日，一人来，谢曰：蒙君医疗，复为设祭，病除饥解，感惠实深。忽然不见，

---

① 泊（jì记）：等到。
② 令少：顾本、吴中珩本、日本本、文渊阁本并作"少令"。从上读。
③ 有：文渊阁本无。
④ 须：文渊阁本作"需"。

当代称其通灵。长子道度，次子叔向，皆精其术焉。（《唐史》）

针愈风手

唐甄权，许州扶沟人。常以母病与弟立言专习医方，遂究其妙。隋开皇初，为秘书省正字，后称疾除。鲁州刺史库狄钦苦[①]患风手，不得引，诸医莫能疗。权谓曰：但将[②]弓箭向垛，一针可以射矣。针其肩隅一穴，应时愈。贞观中，年一百三岁，太宗幸其家，视其饮食，访以药性，因授朝散大夫，赐几杖衣服。其修撰《脉经》《针法》《明堂人形图》各一卷，至今行用焉。（同上）

许希善针

天圣中，仁宗不豫，国医进药，久未效。或荐许希善用针者，召使治之，三针而疾愈，所谓兴龙穴是也。仁宗大喜，遽命官之，赐予甚厚。希既谢上，复西北再拜。仁宗怪问之，希曰：臣师扁鹊庙所在也。仁宗嘉之。是时孔子之后久失封爵，故颜太初作许希诗以讽之，于是诏访孔子四十七代孙，袭封文宣王。（《皇朝类苑》）

---

① 苦：原作"若"，据顾本、日本本改。《旧唐书·甄权传》亦作"苦"。

② 将：文渊阁本作"得"。

针法

善用针者，从阴引阳，从阳引阴，以右治左，以左治右，以我知彼，以表知里。

针愈风眩

秦鸣鹤为侍医。高宗苦风眩，头重，目不能视；武后亦幸灾异，逞其志，至是疾甚。召鸣鹤、张文仲诊之。鸣鹤曰：风毒上攻，若刺头出少血即愈矣。天后自帘中怒曰：此可斩也，天子头上岂是试出血处耶！上曰：医之议病，理不加罪，且吾头重闷，殆不能忍，出血未必不佳。命刺之。鸣鹤刺百会及脑户出血。上曰：吾眼明矣。言未毕，后自帘中顶礼拜谢之，曰：此天赐我师也。躬负缯宝，以遗鸣鹤。

针鼻生赘

狄梁公性好医药，尤妙针术。显庆中，应制入关，路傍大榜云：能疗此儿，酬绢千匹。有富室儿鼻端生赘如拳石，缀鼻，根蒂如筋，痛楚危亟。公为脑后下针，疣赘应手而落。其父母辇千缣奉焉，公不顾而去。（《集异记》）

笔针破痈

李王公主患喉痈数日，痛肿，饮食不下。才召到医官，言须针刀开，方得溃破。公主闻用针刀，哭不肯治。痛逼，水谷不入。忽有一草泽医曰：某不使针刀，只用笔头蘸药痈上，霎时便溃。公主喜，遂令召之。方两次上药，遂溃出脓血一盏余，便宽。两日，疮无事。令供①其方，医云：乃以针系笔心中，轻轻划破，其溃散尔，别无方。言医者，意也，以意取效尔。（《名医录》）

针瘤巨虱

临川有人瘤生颊间，痒不可忍，每以火烘炙则差止，已而复然，极以患苦。医者告之曰：此真虱瘤也，当剖而出之。取油纸围顶上，然后施砭，瘤才破，小虱涌出无数，最后一白一黑两大虱，皆如豆，壳中空空，无血，与颊了不相干，略无瘢痕，但瘤所障处正白尔。（《丁志》）

善针

无为军张济，善用针，得诀于异人，能观解人而视其经络，则无不精。因岁饥疫，人相食，凡视一百七十人以行针，无不立验。如孕妇因仆地而腹偏左，针右手指而正。久患脱肛，针顶心而愈。伤寒反胃，呕逆，累日食不下，针眼眦立能食。皆古今方书不著。陈莹中为作传云：药王药王②，为世良医，尝草木金石名数凡十万八千，悉知酢咸淡甘辛等味，故从味因悟入，益知今医家别药口味者古矣。（《邵氏闻见录》）

---

① 供：顾本、日本本、文渊阁本并作"传"。
② 王：原作"上"，据顾本、吴中珩本、日本本、文渊阁本改。

扪腹针儿

朱新仲，祖居桐城，时亲戚间有一妇人，妊孕将产，七日而子不下，药饵、符水无不用，待死而已。名医李几道偶在朱公舍，朱引至妇人家视之。李曰：此百药无所施，惟有针法。吾艺未至此，不敢措手尔。遂还。而几道之师庞安常适过门，遂同谒朱，朱告之故，曰：其家不敢屈公，然人命至重，公能不惜一行救之否？安常许诺，相与同往，才见孕者，即连呼曰：不死。令其家人以汤温其腰腹间，安常以手上下扪①摩之。孕者觉肠胃微痛，呻吟间生一男子，母子皆无恙。其家惊喜拜谢，敬之如神，而不知其所以然。安常曰：儿已出胞，而一手误执母肠胃，不复能脱，故虽投药而无益。适吾隔肠扪儿手所在，针其虎口，儿既痛，即缩手，所以遽生，无他术也。试令取儿视之，右手虎口有针痕，其妙如此。（《泊宅编》）

针急喉闭

于大指外边，指甲下根齐针之，不问男女左右，只用人家常使针针之，令血出，即效。如大段危急，两手大指都针之，其功甚妙。（《庚志》）

砭石

砭石谓以石为针也。《山海经》曰：高氏之山有石

---

① 扪：文渊阁本无。

如玉，可以为针，则砭石也。

刺误中肝

督邮徐毅得病，华佗往省之。毅谓佗曰：昨使医曹吏刘祖针胃脘[①]，讫便苦咳嗽，欲卧不安。佗曰：刺不得胃脘，误中肝也。食当日减，五日不救。如佗言。（《三国志[②]》）

九针

九针，上应天地阴阳。一天、二地、三人、四时、五音、六律、七星、八风、九野。一针皮、二针肉、三针脉、四针筋、五针骨、六针调阴阳、七针益精、八针除风、九针通九窍，除三百六十五节气。一镵针、二员针、三鍉针、四锋针、五铍针、六员利针、七毫针、八长针、九大针。

工针

僧海渊，闽人也，工针砭。天禧中，入吴楚，游京师，寓相国寺。中书令张士逊疾，国医拱手，渊一针而愈，由是知名。既老归蜀，范景仁赋诗饯之，云：旧乡山水绕禅扃[③]，日日山光与水声。归去定贪山水乐，不教魂梦到神京。治平二年化去。张唐英贻以偈曰：言生本不生，言灭本不灭，觉路自分明，勿与迷者说。刘季

---

① 脘：原作"管"，据顾本、日本本、文渊阁本改。下同。

② 三国志：文渊阁本无。

③ 扃（jiōng 坰）：门户。

孙铭其塔曰：资身以医，有闻于时，余币散之，拯人于危，此士①君子所难。嗟乎，师！

针舌底治舌出不收

王况，字子亨，本土人，为南京宋毅叔婿。毅叔既以医名擅南北，况初传其学未精，薄游京师，甚凄然。会盐法忽变，有大贾睹揭示，失惊吐舌，遂不能复入。经旬，食不下咽，尪羸日甚，国医不能疗。其家忧惧，榜于市曰：有治之者，当以千万为谢。况利其所售之厚，姑往应其求。既见贾之状，忽发笑不能制，心以谓未易措手也。其家人怪而诘之，况谬为大言，答之曰：所笑者，辇毂之大如此，乃无人治此小疾耳。语主人家曰：试取针经来。况谩检之，偶有穴与其疾似是者。况曰：尔家当勒状与我，万一不能治，则勿尤我，当为针之，可立效。主病者不得已，亦从之。急针舌之底，抽针之际，其人若委顿状，顷刻，舌遂伸缩如平时矣。其家大喜，谢之如约，又为之延誉，自是翕然名动京师。既小康，始得尽心肘后之书，卒有闻于世。事之偶然，有如此者。况后以医得幸，宣和中，为朝请大夫，著《全生指迷论》一书，医者多用之。（王明清《余话》）

艾谓之一壮

医用艾一灼，谓之一壮，以壮人为法也。其言若

---

① 此士：文渊阁本无。

干①壮，壮人当依此数，老幼羸弱量力减之。(《类苑》)

灸背疮

京师万胜门剩员王超，忽觉背上如有疮隐起，倩人②看之，已如盏大，其头无数。或教往梁门里外科金龟儿张家买药。张视，颦眉曰：此疮甚恶，非药所能治，只有灼艾一法，庶可冀望万分。然恐费力。乃撮艾与之，曰：且归家，试灸疮上，只怕不疼，直待灸疼，方可疗尔。灼火③十余，殊不知痛，妻守之而哭④。至第十三壮，始大痛，四傍恶肉卷烂，随手堕地，即似稍愈。再诣张，谢，张付药。敷贴数日，安。则知痈疽发于背胁，其捷法莫如灸也。(《类编》)

蒜灸痈疽

凡人初觉发背，欲结未结，赤热肿痛，先以湿纸覆其上，立视候之，其纸先干处则是结痈头也。取大蒜切成片，如当三钱厚薄，安其头上，用大艾炷灸之三壮，即换一蒜片⑤，痛者灸至不痛，不痛者灸至痛时方住。最要早觉早灸为上，一日二日十灸十活；三日四日六七活；五六日三四活；过七日不可灸矣。若有十数头作一

---

① 干：原作"千"，据日本本、文渊阁本改。
② 倩人：请托别人。
③ 火：文渊阁本作"艾"。
④ 守之而哭：文渊阁本作"守而哭之"。
⑤ 一蒜片：顾本、日本本、文渊阁本作"一片蒜"。

81

处生者，即用大蒜研成膏，作薄饼铺头上，聚艾于蒜饼上烧之，亦能活也。若背上初发赤肿一片，中间有一粟米大头子，便用独头蒜切去两头，取中间半寸厚薄，正安于疮上，却用艾于蒜上灸二七壮，多至四十九壮。（江宁府紫极观因掘得石碑载之）

灸瘵疾

女童庄妙真，顷缘二姊①坐瘵疾不起，余孽亦骎骎②见及③。偶一④赵道人过门，见而言曰：汝有瘵疾，不治何耶？答曰：吃了多少药，弗⑤效。赵笑⑥曰：吾得一法，治此甚易，当以癸亥夜二更，六神皆聚之时，解去下体衣服，于腰上两傍微陷处，针灸家谓之腰眼，直身平立，用笔点定，然后上床合面而卧，每灼小艾炷七壮，劳蛊⑦或吐出或泻下，即时平安，断根不发，更不传染。敬如其教，因此获全⑧生。（《类编》）

---

① 顷缘二姊：文渊阁本作“缘姊”。

② 骎骎（qīn 亲）：马跑得很快的样子，喻进展迅速。

③ 及：文渊阁本无。

④ 一：文渊阁本无。

⑤ 弗：文渊阁本作“勿”。

⑥ 笑：文渊阁本无。

⑦ 蛊：顾本、吴中珩本、日本本、文渊阁本并作“虫”。

⑧ 全：文渊阁本无。

灸咳逆法

予族中有病霍乱，吐痢①垂困，忽发咳逆，半日之间遂至危殆。有一客云：有灸咳逆法，凡伤寒及久疾得咳逆，皆为恶候，投药皆不效者，灸之必愈。予遂令灸之。火至肌，咳逆已定。元丰中，予为鄜延经略使，有幕官张平序病伤寒，已困。一日，官属会饮，通判延州陈平裕忽言张平序已属纩②，求往见之，予问：何遽至此？云：咳逆甚，气已不属。予忽记灸法，试令灸之。未食顷，平裕复来，喜笑曰：一灸遂差。其法乳下一指许，正与乳相直骨间陷中，妇人即屈乳头度之，乳头齐处是穴。艾炷如小豆许，灸三壮。男灸左，女灸右，只一处，火到肌即差。若不差，则多不救矣。（《良方》）

灸鼻衄

徐德占教衄者，急灸项后发际两筋间宛宛中，三壮立止，盖血自此入脑，注鼻中。常人以线勒颈后，尚可止衄。此灸决效无疑。（同上）

灸牙疼法

随左右所患肩尖微近后骨缝中，小举臂取之，当骨解陷中，灸五壮。予目睹灸数人皆愈矣。灸毕项大痛，良久乃定，永不发。予亲病齿痛，百方治之，皆不验，

① 痢：顾本、吴中珩本、日本本、文渊阁本并作"利"。

② 属纩：指临终。

卷

二

— 83 —

用此法遂差。（同上）

脚气灸风市

蔡元长知开封，正据案治事，忽觉如有虫自足心行至腰间，即坠笔晕绝，久之方苏。掾属[1]云：此病非俞山人不能疗。趣使呼之。俞曰：是真脚气也，法当灸风市。为灸一壮，蔡晏然复常。明日疾如初，再呼。俞曰：欲除病根，非千艾不可。从其言，灸五百壮，自此遂愈。仲兄文安公守姑苏，以銮舆巡幸，虚府舍，暂徙吴县。县治卑湿，旋感足痹，痛掣不堪忍，服药弗[2]效。乃用所闻，灼风市、肩隅、曲池三穴，终身不复作。僧普清苦此二十年，每发率两月，用此灸二十一壮，即时痛止。其他蒙此力者，不一而足。（《夷坚志》）

灸脚转筋

岐伯灸法，疗脚转筋时发不可忍者，灸脚踝上一壮，内筋急灸内，外筋急灸外。

三里频灸

若要安，三里莫要干。患风疾人宜灸三里者，五脏六腑之沟渠也，常欲宣通，即无风疾。

灸头臂脚不宜多

如灸头上穴，灸多令人失精神。臂脚穴灸多，令人

---

① 掾（yuàn 苑）属：官署属员的通称。
② 弗：文渊阁本作"勿"。

血脉枯竭，四肢细而无力。既复失精神，又加于细，即令人短寿。

灸痔疾

唐峡州王及郎中充西路安抚司判官，乘骡入骆谷。及宿，有痔疾因此大作，其状如胡爪，贯于肠头，热如溏灰火[①]，至驿僵仆。主驿吏言：此病某曾患来，须灸即差。用柳枝浓煎汤，先洗痔，便以艾灸其上，连灸三五壮，忽觉一道热气入肠中，因大转泻，先血后秽，一时至痛楚，泻后遂失胡爪，登骡而驰。(《本事方》)

灸蛇毒

《朝野佥载》记[②]：毒蛇所伤用艾灸，当啮处灸之，引去毒气即差。其余恶虫所螫、马汗入疮，用之亦效。

灸难产

张文仲灸妇人横产、先手出，诸般符药不捷。灸妇人右脚小指头尖头三壮，炷如小麦大，下火立产。

灸脐风

枢密孙公抃，生数日患脐风，已不救，家人乃盛以

---

① 溏灰火：顾本、吴中珩本、日本本、文渊阁本并作“煻煨火”。

② 载记：原作“记载”，据顾本、日本本、文渊阁本并作“载记”。《朝野佥载》，唐·张鷟撰，主要记述唐朝前期朝野逸闻轶事。

盘合，将送诸江。道遇老媪，曰：儿可活。即与俱归，以艾炷脐下，遂活。(《青箱集》)

不宜灸

凡妇人怀孕，不论月数，及生产后未满百日，不宜灸之。若绝子，灸脐下二寸三分间动脉中三壮，女子石门不灸。(出《千金方》)

因灸满面黑气

有人因灸三里而满面黑气，医皆以谓肾气浮面，危候也。有人云：肾经有湿气上蒸于心，心火得湿成烟气，形于面。面属心，故心肾之气常相通，如坎之外体即离，离之外体即坎，心肾未常相离也。耳属水，其中虚，则有离之象；目属火，其中满，则有坎之象，抑可见矣。以去湿药治之，如五苓散、防己、黄芪之类皆可用。(《医余》)

神　医

太医集业

国家以文武医入官，盖为养民设，未有不自学古而得之者。学古之道，虽别而同。为儒必读五经、三史、诸子百家，方称学者。医者之经，《素问》《灵枢》是也。史书，即诸家本草是也。诸子，《难经》《甲乙》《中藏》《太素》是也。百家，《鬼遗》《龙树》《金镞刺要》《铜人》《明堂》《幼幼新书》《产科保庆》等是也。儒者不读五经，何以明道德性命、仁义礼乐？医不读《灵》《素》，何以知阴阳运变、德化政令？儒不读诸史，何以知人材贤否、得失兴亡？医不读本草，何以知名德性味、养生延年？儒不读诸子，何以知崇政卫教，学识醇疵？医不读《难》《素》，何以知神圣工巧、妙理奥义？儒不读百家，何以知律历制度、休咎吉凶？医不读杂科，何以知脉穴骨空、奇病异证？然虽如是，犹未为博，况经史之外，又有文海类集，如汉之班马、唐之韩柳，及我大宋文物最盛，难以概举。医文，汉有张仲景、华佗，唐有孙思邈、王冰等，动辄千百卷，其如本朝《太平圣惠》《乘闲集效》《神巧万全》，备见《崇文》《名医别录》。（《三因方》）

赵简子

《扁鹊传》：赵简子病，五日不知人，大夫皆惧，于是召扁鹊。入视之，曰：血脉滞也，而何怪？昔秦穆公常七日如此而寤，寤而告公孙、子舆曰：我梦之帝所，甚乐。帝告我晋国将乱，五世不安，其后将霸，未老而死。霸者之子，且令而国男女无别。后献公之乱，文公之霸，而襄公败秦师于殽而归纵淫。今主君之病与之同，不出三日，疾必间，间必有言矣。居二日半，简子寤。（《史记》）

神医

陈昭遇者，岭南人，善医，随刘铱归朝，后为翰林

卷

二

医官，所治疾多愈，世以为神医。绝不读书，诘其所习，不能答。尝语①所亲曰：我初来都下，持药囊抵军垒中，日阅数百人，其风劳冷气之候，皆默②识之，然后视其长幼虚实，按古方用汤剂，鲜不愈者，实未尝寻《脉诀》也，庄周所谓悬解，董遇以为读书百遍义自见，岂是之谓欤。（《皇朝类苑》）

尸蹷

虢太子死。扁鹊曰：太子病，所谓尸蹷者也。夫以阳入阴中，动胃繵缘，中经维络，别下于三焦、膀胱，是以阳脉下遂，阴脉上争，会气闭而不通，阴上而阳内行，下内鼓而不起，上外绝而不为使，上有绝阳之络，下有破阴之纽③，破阴绝阳之色已废，脉乱而④形静如死状，太子未死也。夫以阳入阴支兰脏者生，以阴入阳支兰脏者死，凡此数事，皆五脏蹷中之时暴作也。良工取之，拙者疑殆。扁鹊乃使弟子子阳厉针砥石，以取外三阳五会。有间，太子苏，乃使子豹为五分之熨，以八减之剂和煮之，以更熨两胁下，太子起坐。更适阴阳，但服汤二旬而复故。故天下尽以扁鹊为能生死人，扁鹊曰：越人非能生死人也，此自当生者，越人能使之起

---

① 语：文渊阁本作"与"。
② 默：文渊阁本"默"下有"然"字。
③ 纽：原作"细"，据顾本、吴中珩本、日本本、文渊阁本及《史记·扁鹊仓公列传》改。
④ 而：顾本、日本本、文渊阁本并作"故"。

尔。(《史记》)

死胎

李将军妻病甚，呼华佗视脉。曰：伤娠而胎不去。将军言：闻实伤娠，胎已去矣。佗曰：按脉，胎未去也。将军以为不然。佗舍去。妇稍小差，百余日复动，更呼佗。佗曰：此脉故事有胎，前当生两儿，一儿先出，血出甚多，后儿不及生，母不自觉，旁人亦不寤，不复迎，遂不得生。胎死，血脉不复归，必燥著母脊，故多使①脊痛。今当与汤，并针一处，此死胎必出。汤针既加，妇痛急如欲生者。佗曰：此死胎久枯，不能自出，宜使人探之。果得一死男，手足完具，黑，长可尺所。佗之绝技，凡此类也。(《三国·魏志》)

郝翁精于医

郝翁者，名允，博陵人。少代其兄长征河朔，不堪其役，遁去。月夜，行山间，惫甚，憩一树下，忽有大羽禽飞止其上，熟视之，一黄衣道士也。允拜手乞怜，道士曰：汝郝允乎？因授以医术。晚迁郑圃，世以神医名之。远近之人赖以活者四十余年，非病者能尽活之也，盖其术精良可信。不幸而不可治，必先语之，虽死亦无恨。于脉非独知已病，能前知未病与死，近者顷刻，远者累年，至其日②时，皆无失。岁常候测天地六

---

① 多使：顾本、日本本、文渊阁本并作"使多"。
② 日：文渊阁本无。

元五运，考四方之病，前以告人，亦无失。皇祐中，翁死。张峋子坚志其墓云：夏英公病泄，太医皆为中虚。翁曰：风客于胃则泄，殆藁本汤证也。英公骇曰：吾服金石等药无数，泄不止，其敢饮藁本乎？翁强进之，泄止。（《邵氏闻见录》）

褚澄善医

《南史》曰：褚澄善医术。建元中，为吴郡太守，百姓李道念以公事到郡。澄见谓：汝有重病。答曰：旧有冷病，至今五年，众医不差。澄为诊，谓曰：汝病非冷非热，当是食白瀹鸡子过多所致。令取蒜一升，煮服，仍吐一物，如升①，涎裹之动，开看是鸡雏，羽翅爪距具足，能行走。澄曰：此未尽。更服所余药，又吐得如向者鸡十三头，而病都差。当时称妙。

唐与正治疾

唐与正，少年得脉法于临安医者黄泽继，又得药法于太学生夏德懋所。召紫霞仙，遇人有奇疾，多以意治。其侄女年数岁，得风瘝疾，先发于臆，迤逦延上，赤肿痛痒，医以上膈风热治之，不效。唐诊之曰：是肝肺风热盛极耳。以升麻、羌活、荆芥、鼠粘子、赤芍药、淡竹叶、桔梗、干葛八物治之，自下渐退，而肿聚于顶，其高数寸，虽饮食寝处无妨，而疾未去也。唐母吴夫人曰：此女乳母好饮热酒，至并歠其糟，疾殆因是

---

① 如升：文渊阁本无"升"，"如"字属下读。

欤？唐方悟所以至顶不消之由，思之，唯干葛消酒且能疗火毒，乃于先方加葛三倍使服之，二日肿尽失去。从舅吴巡检病不得前溲，卧则微通，立则不能涓滴，医遍用通小肠药，穷技巧，弗验。唐因其侄孙大用来，问吴常日服何药。曰：叔祖常服黑锡丹。问：何人结砂？曰：自为之。唐洒然悟，曰：是必结砂时，铅不死，硫黄飞去，铅砂入膀胱，卧则偏重，犹可溲，立则正塞水道，以故不能通。令取金液丹三百粒，分为十服，煎瞿麦①汤下之。膀胱得硫黄，积铅成灰，从水道下，犹累累如细砂，病遂愈。葛之消酒、硫黄之化铅，皆载经方，苟不知病源，而以古方从事，未见其可也。（《夷坚志》）

以医知名

成州团练使张锐，字子刚②，以医知名，居于郑州。政和中，蔡鲁公之孙妇有娠，及期而病，国医皆以为阳证伤寒，惧胎之堕，不敢投凉剂。鲁公密邀锐视之。锐曰：儿处胎十月，将生矣，何药之能败？即以常法与药，且使倍服之。半日而儿生，病亦失去。明日，妇大泄而喉闭③，不入食。众医复指言其疵，且曰：二疾如冰炭，又产蓐甫近，虽扁鹊复生，无活理也。锐曰：无

---

① 瞿麦：原作"蘡麦"，据顾本、日本本、文渊阁本改。
② 刚：文渊阁本作"纲"。
③ 闭：原作"闲"，据文渊阁本改。

庸忧，将使即日愈。乃入室取药数十粒，使吞之，咽喉即通，下泄亦止。逮满月，鲁公开宴，自诸子诸孙，及女妇①甥婿合六十人，请锐为客。公亲酌酒为寿，曰：君之术通神，吾不敢知，敢问一药而治二疾何也？锐曰：此于经无所载，特以意处之。向者所用，乃附子理中丸裹以紫雪尔。方喉闭不通，非至寒药不为用，既已下咽，则消释无余，其得至腹中者，附子力也，故一服而两疾愈。公大加叹异，尽敛席上金匕箸遗之。刑部尚书慕容彦逢为起居舍人，母夫人病，亦召锐于郑，至则死矣，时方六月暑，将就木。锐欲入视，彦逢不忍，意其欲求钱，乃曰：道路之费当悉②奉偿，实不烦人。锐曰：伤寒法有死一昼夜复生者，何惜一视之？彦逢不得已，自延入，悲哭不止。锐揭面帛注视，呼仵匠，语之曰：若尝见夏月死者面色赤乎？曰：无。然则汗不出而蹶尔，不死也，幸无亟敛。趋出取药，命以水二升，煮其半，灌病者。戒曰：善守之，至夜半大泻则活矣。锐舍于外馆，至夜半时，守病者觉有声勃勃然，遗屎已满席，出秽恶物斗余。一家尽喜，遽敲门呼锐。锐应曰：吾今日体困，不能起，然亦不必起，明日方可进药也。天且明，出门若将便旋然，径命驾归郑。彦逢诣其室，但留平胃散一帖而已。其母服之，数日良愈。盖锐以彦逢有求钱之疑，故不告而去。绍兴中，流落入蜀，王秬

---

① 女妇：文渊阁本作"妇女"。
② 当悉：文渊阁本作"悉当"。

叔坚问之曰：公之术古，所谓十全者，几是欤？曰：未也，仅能七八耳。吾长子病，诊脉察色皆为热极，命煮承气汤欲饮之，将饮复疑，至于再三，将遂饮，如有掣吾肘者，姑持杯以待，儿忽发颤悸，覆绵衾至四五，始稍定，汗下如洗，明日而脱然。使吾药①入口，则死矣，安得为造妙？世之庸医学方书，未知万一，自以为足。吁，可惧哉！（《夷坚志》）

耳闻风雨声

孙兆殿丞，治平中，间有显官权府尹，忘其名氏，一日坐堂决事，人吏环立，尹耳或②闻风雨鼓角声，顾左右曰：此何州郡也？吏对以天府，尹曰：若然吾乃病耳。遽召孙公往焉。公诊之，乃留药治之。翌日，尹如故。尹召孙问曰：吾所服药切类四物饮。孙曰：是也。尹曰：始虑为大患，服此药立愈，其故何也？孙曰：心脉太盛，肾脉不能归耳。以药凉心经，则肾脉复归，乃无恙。孙之医出于众人，皆如是。众人难之，孙则易之；众人易之，孙则难之。真世之良医也。（《青箱集》）

非孕

潘璟，字温叟，名医也。虞部员外郎张咸之妻孕五岁，南陵尉富昌龄妻孕二岁，团练使刘彝孙妾孕十有四

---

① 药：原作"叶"，据顾本、吴中珩本、日本本、文渊阁本改。

② 或：文渊阁本作"忽"。

月，皆未育。温叟视之，曰：疾也，凡医妄以为有妊尔。于是作大剂饮之，虞部妻堕肉块百余，有眉目状；昌龄妻梦二童子，色漆黑，仓卒怖悸，疾走而去；彝孙妾堕大蛇，犹蜿蜒不死。三妇人皆无恙。屯田郎中张谭妻，年四十余而天癸不至。温叟察其脉，曰：明年血溃乃死。既而果然。又贵江令王霁，夜梦与妇人讴歌饮酒，昼不能食，如是三岁。温叟治之，疾益平则妇人色益沮，饮酒易怠，而讴歌不乐，久之遂无所见。温叟曰：疾虽衰，然未愈也。如梦男子青巾而白衣者，则愈矣。后果梦则能食。（《夷坚志》）

徙痈

《南史》曰：薛伯宗善徙痈。公孙泰患发背，伯宗为气封之，徙置斋前柳树上，明日而痈消。树边便起一瘤，如拳大，稍稍长二十余日，瘤大脓烂，出黄赤汁升余，树为之瘘损。（《太平御览》）

刘从周妙医

韶州曲江人刘从周，妙于医术，有自得之见，著书十篇，大抵与世俗异。其论痢疾云：常人以白痢为冷证，赤痢为热证，故所用药如冰炭，其实不然。但手足和暖则为热，当煎粟米汤调五苓散，继服感应丸二十粒，即愈。手足厥冷则为寒，当服已寒丸之类。凡治痢当以此别之，初不问赤白也。如盛夏发热，有伤寒、冒暑二证，若热有进退，则为冒暑，一向热不止，则为伤寒，当以此别之。

拔麦中蛊

有人家女病肿，以榜召医，皆不能①识。马嗣明问病由，云：曾②以手拔麦穗，即有一赤③物，长二尺许，似蛇，入其手指中，因惊倒，即觉手臂疼肿，月余渐及半身，肢节俱肿，痛不可忍。嗣明处方治之，皆愈。（刘颖叔《异苑》）

华佗医疾

华佗，沛国谯人，通养性之术，年且百岁而犹有壮容，时人以为仙。精于方药，处剂不过数种，心识分铢，不假称量。针灸不过数处。若疾发结于内，针药所不能及者，乃令先以酒服麻沸散，既醉，无所觉，因割破腹背，抽割积聚。若在肠胃，则断截湔洗，去疾秽而缝合，付以神膏，四五日疮愈，一月之间皆平复。

破腹取病

《华佗传》：一士大夫不快。佗曰：君病深，当破腹取，然君寿亦不过十年，病不能杀君，忍病十岁，寿俱当尽，不足故自刳裂。士大夫不耐④痛痒，必欲除之。佗遂下手，所患寻瘥，十年竟死。（并《魏志》）

---

① 能：文渊阁本无。

② 曾：原作"鲁"，据文渊阁本、日本本、吴中珩本改。

③ 赤：文渊阁本"赤"上有"小"字。

④ 耐：文渊阁本作"忍"。

扁鹊见齐桓侯

扁鹊过齐，初见齐桓侯，曰：君有疾。公不应。后又见之，曰：君有病，乃可治之。公曰：卿欲治无病之人以求其功。后又见公，越人便走。数日病发，召越人。越人曰：初见君，病在皮肤，针灸所及；再见君，病在血脉，汤药所及；今见君，病入骨髓，司命亦无奈何。后数日，桓侯乃薨。

文挚

文挚，齐人也。齐威王病发，使召文挚。挚至，谓太子曰：王病，怒即愈。王若即杀臣，奈何？太子曰：无虑，吾当救之。文挚于是不时来见王，及来，不脱履而登床。王大怒，使左右持下，将烹之。后及太子扣头请救，王怒遂解，赦挚，因此病愈。六国时人。（并《史记》）

董奉

董奉，候官人也。时交州刺史杜燮中毒药而死，奉以太一散和水沃燮口中，须臾乃苏。燮自说：初死时有一车门直入一处，内燮于土窟中，以土塞之，俄顷闻太一使至，追杜燮，遂开土窟，燮得出。

华佗

华佗，字元化，善养生之术。广陵太守陈登患胸烦满，面赤不食，使人请佗。佗曰：府君胸中有虫欲成，盖腥物之所为。乃作汤令登服之，遂吐三升许虫，虫头皆赤，半身犹是生肤。佗曰：此病必更再发，若值良医，乃可救之①。后果发，佗时不在，病发遂卒。

脏气已绝

县吏尹世苦四肢烦，口中干，不欲闻人声，小便不利。佗曰：试作热食，得汗则愈，不汗后三日死。即作热食，而不汗出②。佗曰：脏气已绝于内，当啼哭而绝。果如佗言。（并《魏志》）

病有六不治

骄恣不论于理，一不治；轻身重财，二不治；衣食不能适，三不治；阴阳并脏气不定，四不治；形羸不能服药，五不治；信巫不信医，六不治。有一于此，则重治难也。（《千金方》引《史记》）

随俗为医

扁鹊名闻天下。过邯郸，闻贵妇人，则为带下医；过雒③阳，闻周人爱老人，即为耳目痹医；来入咸阳，闻秦人爱小儿，即为小儿医。随俗为变。

扁鹊兄弟三人

《鹖冠子》云：扁鹊兄弟三人并医，魏文侯问：孰最？扁鹊曰：长兄神视，故名不出家；仲兄神毫毛，故

---

① 救之：文渊阁本作"治"。

② 不汗出：文渊阁本作"汗不出"。

③ 雒："洛"之古字。

名不出闾；臣针人血脉、投人毒药，故名闻诸侯。

竖伤脾

济北王召淳于意诊脉诸女子侍者，至女子竖，竖无病。意告永巷长曰：竖伤脾，不可劳，法当春呕血死。王曰：得毋有病乎？意对曰：竖病重，在死法中。王召视之，其颜色不变，以为不然。春，竖奉①剑从王之厕，王去，竖后，令人召之，即仆于厕，呕血死。病得之流汗。流汗者，同法病内重，毛发而色泽，脉不衰。此亦关内之病也。（并《史记》）

病狂

蕲水县高医庞安时，治病无不愈，其处方用意几于古人，自言心解，初不从人授也。蕲有富家子，窃出游，值邻人有斗者，排动屋壁，富人子大惊惧，疾走，惶惑突入市，市方陈刑尸，富人子走仆尸上，因大惊，到家发狂，性理遂错。医巫百方不能已。庞为剂药，求得绞囚绳，烧为灰以调药，一剂而愈。庞得他人药，尝之入口，即知其何物，及其多少，不差也。（张右史《明道杂志》）

---

① 奉：文渊阁本作"捧"。

肝气暂舒

四明僧奉真，良医也。天章阁待制[①]许元为江淮发运使，奏课于京师。方欲入对，而其子病亟，瞑而不食，惙惙欲逾宿矣。使奉真视之，曰：脾已绝，不可治，死在明日。元曰：观其疾势，固知其不可救，今方有事须陛对，能延数日之期否？奉真曰：如此自可，诸脏皆已衰，唯肝脏独过，脾为肝所胜，其气先绝，一脏绝则死。若急泻肝气，令肝气衰则脾少缓，可延三日，过此无术也。乃投药，至晚乃能张目，精稍复，啜粥，明日渐苏而能食，元甚喜。奉真笑曰：此不足喜，肝气暂舒尔，无能为也。后三日果卒。（《笔谈》）

---

① 待制：官名，唐置。宋因其制，于殿、阁均设待制之官，如"保和殿待制"、"龙图阁待制"之类，典守文物，位在学士、直学士之下。

卷 三

神 方

梦获神方

虞雍公并甫，绍兴二十八年自渠州守召至行在，憩北郭外接待院，因道中冒暑，得泄痢疾连月。重九日梦至一处，类神仙居，一人被服如仙官，延之坐，视壁间有韵语药方一纸，读之数遍。其词曰：暑毒在脾，湿气连脚，不泻则痢，不痢则疟。独炼雄黄，蒸饼和药，甘草作汤，服之安乐。别作治疗，医家大错。梦回，尚能记，即录之，盖治暑泄方也。如方服，遂愈。(《夷坚志》)

梦药愈眼疾

饶州民郭端友，精意事佛。绍兴乙亥之冬，募众纸笔缘，自出力，以清旦静念书《华严经》，期满六部乃止。癸未之夏，五部将终，忽两目失光，翳膜障蔽，巫医针刮皆无功，自念唯佛力可救。次年四月晦①，誓心一日三时礼佛观音，愿于梦中赐药或方书。至五月六

---

① 晦：农历每月的最后一天。

日，梦皂衣人告曰：汝要眼明，用獭掌散、熊胆丸则可。明日遣[①]诣市药，但得獭掌散，点之不效。后于道藏获观音治眼熊胆丸方，举室惊喜，即依方市药，旬日乃成，服之二十余日，药尽眼明。至是年十月，平复如初。即日接书前帙，感灵应特异，增为十部乃止。今眸子了然，外人病目疾者，服其药多愈。药用十七品：南熊胆一分，为主；黄连、蜜蒙花、羌活各一两半；防己二两半；草龙胆、蛇蜕、地骨皮、大木贼、仙灵脾皆一两；瞿麦、旋复花、甘菊花皆半两；蕤仁二钱半；麒麟竭一钱；蔓菁子一合。同为细末，以羖羊肝一具，煮其半，焙干，杂于药中，取其半生者，去膜，烂研，入上件药，杵而丸之，桐子大，饭后米饮下三十丸。诸药修治无别法，唯木贼去节，蕤仁用肉，蔓菁水淘，蛇蜕炙云。（《夷坚志》）

观音治痢

李景纯传：有一妇人久患痢，将死，梦中观音菩萨授此方，服之遂愈。用木香一味，细末，米饮调服。（《本草》）

人参胡桃汤

洪辑，居溧阳县西寺，事观音甚敬，幼子佛护病痰喘，医不能治，凡五昼夜不乳食，证危甚。又呼医杜生

---

① 遣：文渊阁本作"遂"。

卷

三

101

诊视之①，曰：三岁儿抱病如此，虽扁鹊复生，无如之何尔。辑但忧泣，办凶具，而其母以尝失孙，愁悴尤切。辑益窘惧，投哀请祷于观音。至中夜，妻梦一妇人自后门入，告曰：何不服人参胡桃汤？觉而语辑，辑洒然悟，曰：是儿必活，此盖大士垂教尔。急取新罗人参寸许，胡桃肉一枚，不暇剥治，煎为汤，灌儿一蚬壳许，喘即定。再进，遂得睡。明日以汤剥去胡桃皮，取净肉入药与服，喘复作。乃只如昨夕法治之，信宿有瘳。此药不载于方书，盖人参定喘，而带皮胡桃则敛肺也。予以淳熙丁未四月有痰疾之挠，因晚对，上宣谕，使以胡桃肉三颗，生姜三片，临卧时服之毕，即饮汤三两呷，又再嚼桃、姜如前数，且饮汤，勿行动，即就枕。既还玉堂，如恩指敬服，旦而嗽止，痰不复作。辑之事亦类此云。（《己志》）

悬痈

谷道、外肾之间，所生痈毒名为悬痈，医书所不载，世亦罕有知者。初发唯觉甚痒，状如松子大，渐如莲实，四十余日后，始赤肿如胡桃，遂破。若破则大小便皆自此去，不可治矣。其药用横纹大甘草一两，截长三寸许，取山涧东流水一大碗，井水、河水不可用，以甘草蘸水，文武火慢煮，不可性急，须用三时久，水尽为度。擘视草中润然后为透，却以无灰酒两碗煮，俟至

---

① 之：文渊阁本无。

一半，作一服，温服之。初未便效验，二十日始消。未破者不破，可保安平。虽再进，无害。兴化守姚康朝正苦此痈，众医拱手，两服而愈。

神授乳香饮

吴大昔以泥补葺善神，后因结屋坠梯，折伤腰，势殊亟。梦神来云：汝昔尝救我，我不敢忘，授以乳香饮。其方用酒浸虎骨、败龟、黄芪、牛膝、萆薢、续断、乳香七品。觉而能记，即唤子买药，敬服之，一旬愈。（《己志》）

梦张王药愈痈

时康祖为广德宰，事张王甚敬，举家不食猪①。后授温倅，下体抱疾，小愈，左乳复生痈，继又胸臆间结核，其大如拳，坚如石。荏苒半岁，百药皆不能施。已而牵掣臂腋，彻于肩，痛楚特甚，亟祷王祠下。梦间语曰：若要安，但用姜自然汁制香附，服之可也。梦觉，呼其子检本草视之，二物治证相符。访医者张棣，亦云有理。遂用香附去毛，姜汁浸一宿，为末，二钱，米饮调，才数服，疮脓流出，肿硬渐消，自是获愈。（《庚志》）

救疫神方

靖康二年春，京师疫气大作，有异人书一方于斋

---

① 猪：文渊阁本"猪"下有"肉"字。

舍，凡因疫发肿者，服之无不效。其方黑豆二合，炒令香熟，甘草二寸，炙黄，以水二盏，煎其半，时时呷之。（同上）

治吐血

秀州进士陆迎忽得疾，吐血不止，气蹶惊颤，狂躁跳跃，双目直视，至深夜欲拔户而出，如是两夕。诸医遍用古方及草泽单方，拯疗不瘳，举家哀诉所事观音，梦授一方，但服一料，当永除根本。用益智一两，生珠二钱，青皮半两，麝一钱，碾细末，灯心汤调。陆觉，取笔记之，明日治药，病随手而愈。（同上）

吕真人治目疾

江陵傅氏家贫，鬻纸为业，性喜云水①，见必邀迎。小阁塑吕仙翁像，朝暮焚香，敬事甚谨，虽妻子不许辄至②。一日，有客方巾布袍入，共语曰，适有百金，邀傅饮。傅目昏多泪，客教用生、熟地黄切焙，椒去目及闭口者微炒，三物等为末，蜜丸桐子大，五十丸，盐米饮空心下。傅如方治药，不一月目明，夜能视物，享年八九十，耳目聪明，精力如少年。（《辛志》）

惊风妙药

赵周氏之子三岁，忽惊风瘈疭，体如反张弓，不纳

---

① 云水：指僧道。

② 辄至：文渊阁本作"入"。

乳食，四肢尽冷，众医莫能措手。族弟善信来云：邑主簿李赓藏一方，疗此证如神。急求，并力治药，才合就，便以擦儿齿，少顷，作啰咳声，手稍转动。自夜至旦，灌两饼，从此平复。赵焚香设誓，将终其身以施人，名蝎梢饼子。用赤足全蜈蚣一条，蝎梢、乳香、白花蛇肉、朱砂、天南星、白僵蚕各半两，麝香三钱，凡八味。砂、乳、麝别研；蛇酒浸，去皮骨取净，南星煨熟，蚕生用，与蜈、蝎五者为末，别研三者和均，酒糊丸，捏作饼，径四分，煎人参或薄荷或金银花汤，磨化一粒，周岁以下者半之，全活小儿不可计。（《庚志》）

治内障羊肝丸

治目方用黄连者多矣，而羊肝丸尤奇特异。用黄连末一两，白羊子肝一具，去膜，同于砂盆内研令极细，众手为丸，梧桐子大，每服以温水下三十丸，连作五剂，但是诸目疾及翳障青盲皆治，忌猪肉、冷水。唐崔承元者，因官治一死囚，出活之，囚后数年以病目致死。一旦，崔为内障所苦，丧明逾年，后半夜叹息独坐，忽闻阶除悉窣①之声，崔问为谁，徐曰：是昔蒙活囚，今故报恩至此。遂以此方告，言讫而没。崔依此合服，不数月眼复明。（《本事方》）

神精丹

许叔微家一妇人，梦二苍头，一在前一在后，手中

---

① 悉窣（sū 苏）：象声词，形容细小的摩擦声。

持一物。前者云：到也未？后者应云：到也。击一下，爆然有声。遂魇觉，后心一点痛不可忍，昏闷移时。叔微所合神精丹有此证，即取三粒，令饵之，过数刻，痛止神①醒。其方出《千金》中，殆晋景公梦二竖之比也。（同上）

寒嗽

晋之侄事观音甚谨，适苦嗽逾月，夜梦老僧呼谓之曰：汝嗽只是感寒，吾有方授汝，但用生姜一物，切作薄片，焙干为末，糯米糊丸芥子大，空心米饮下三十丸。觉，如其言，数服而愈。（《癸志》）

丁公藤愈风

《南史》：解叔谦，雁门人。母有疾，夜于庭中稽颡②祈告，闻空中云：得丁公藤治即差。访医及本草，皆无。至宜都山中，见一翁伐木，云是丁公藤，疗风。乃拜泣求得之及渍酒法，受毕，失翁所在。母疾遂愈。（《本草》）

豨莶丸

江陵府节度使进豨莶丸方：臣有弟讲，年三十一中风，床枕五年，百医不差。有道人钟针者，因睹此患，

---

① 神：文渊阁本作"遂"。

② 稽颡（sǎng 嗓）：磕头。

可饵豨莶丸必愈。其药多生沃壤，五月间收，洗去土，摘其叶及枝头，九蒸九曝，不必太燥，但取蒸为度，杵为末，炼蜜丸梧子大，空心温酒米饮下二三十丸。所患忽加，不得忧，至四十服，必复如故，五十服，当丁壮。奉宣付医院详录。又知益州张詠进表云：臣因换龙兴观，掘得一碑，内说修养气术并药二件，依方差人访问，采觅其草，颇有异，金棱，紫线，素根，紫荄，对节而生，蜀号火杴，茎叶颇同苍耳。谁知至贱之中，乃有殊常之效。臣自吃至百服，眼目轻①明，即至千服，须发乌黑，筋力轻健，效验多端。臣本州有都押衙罗守一，曾因中风坠马，失音不语，臣与十服，其病立痊。又和尚智严，年七十患偏风，口眼㖞斜，时时吐涎，臣与七②服，亦便瘥。今合一百剂，差职员史元奏进。（同上）

一服饮

福唐梁绲心脾疼痛，数年之间不能得愈，服药无效。或教供事秽迹神，且持诵咒语。久之，梦中告曰：与汝良药名，为一服饮。可取高良姜、香附子等分，如本条修制，细末二钱匕，温③陈米饮下，空心服为佳，不烦再服，已而果验。后尝以济人，皆效。（《类编》）

---

① 轻：顾本、吴中珩本、日本本、文渊阁本并作"精"。
② 七：顾本、吴中珩本、日本本、文渊阁本并作"十"。
③ 温：文渊阁本"温"下有"以"。

（《百一选方》云：二味须各炒，然后合和①，同炒即不效。）

诊　法

诊法

诊法常以平旦，阴气未动，阳气未散，饮食未进，经脉未盛，络脉调均，气血未乱，故乃可诊有过之脉。切脉动静而视精明，察五色，观五脏有余不足，六腑强弱，形之盛衰，以此参决死生之分。（《千金方》）

动脉

十二经皆有动脉，独取寸口，以决五脏六腑死生吉凶之法。寸口者，脉之大会，手太阴之动脉也。人一呼，脉行三寸，一吸，脉行三寸，呼吸定息，脉行六寸。人一日一夜，凡一万三千五百息。脉行五十度，周于身，漏水下百刻，荣卫行阴阳各二十五度为一周也，故五十度复会于手太阴。太阴者，寸口也，即五脏六腑之终始。（《千金方》）

脉形气逆顺

孙尚药曰：凡诊脉，先视人之长短肥瘦。形气相得

---

① 和：顾本、吴中珩本、日本本、文渊阁本并作"若"，属下读。

者不病，形气不相得者病，形气损者危，形气反者死。形气既反，脉又加之悬绝者，形气俱病，见者立死。故人长脉亦长，人短脉亦短，人肥脉亦厚，人瘦脉亦急，此形气之相得也。然人赖五行以生，而常为八邪所攻，若非次①有误中他邪，得病亦易为治疗，谓形气相得也。形气不相得而反者，谓人长脉短之类，若得病，必难拯治。此是人之气候无病者，不久当病，病者危，危者死矣。切须畏忌搏节②，和气养神，勿更恣意不慎，转耗天真。深思！深思！（《鸡峰方》）

四时之脉

凡脉顺四时者，谓春弦、夏洪、秋毛、冬石，中有和气，软滑而长，乃是不病之人。得病即易为治疗，盖从和气而生也，用法万全。如气反脉逆，形气相失，名曰不可治，是形盛气虚，形虚气盛，故不可治也。凡人形气俱虚，安谷者，过期而死，不安谷者，不过期而死。安谷谓饮食且③进，期是八节之气候也。（《鸡峰方》）

肥瘦虚实

诊脉治病，必先度人之肥瘦，以调气之虚实。虚则补之，实则泄之。若形瘦脉大，胸中多气者，必死，是

① 次：文渊阁本作"果"。
② 搏节：调节；料理。
③ 且：顾本、日本本、文渊阁本并作"尚"。

形气俱不足而脉反有余，故死也。故人形盛脉细，少气不足者，危。危者，近于死也，犹有可治之理，以气不足而形盛故也。其形气相得者，生，是人形气肥瘦长短气候相得，故生也。参五不调者，病，谓脉气交乱而不调，故病也。上下寸关尺三部，脉如参椿①者，病甚也。三部脉，左右手十至不可数者，死，是一呼一吸，脉来往十至已上，无生气也，故死矣。（《鸡峰方》）

形气相得相反

大凡诊脉，先定四时之脉，便取太过、不及，虚实、冷热、寒温，至数损益，阴阳衰盛，五行生克，脏腑所属，看之以为大法。然后取其人形神、长短、肥瘦，气候虚实盛衰，性气高下，布衣血食，老幼强弱，但顺形神，四时五气，气候无过者，生之本。其形气与五行反②者，危。病若过盛而形气反逆，脉有悬绝者，死不治矣。（《鸡峰普济方》）

善别脉

郭玉，广汉人也，后汉章帝时为侍郎。为人善别脉，知人生死。帝令童男衣女子之衣，诈云其③病，使玉诊脉。玉④曰：此女谁言病？据脉状阳盛阴弱，臣谓

---

① 椿：顾本、吴中珩本、日本本、文渊阁本并作"春"。
② 反：原脱，据顾本、吴中珩本、日本本、文渊阁本补。
③ 其：文渊阁本作"有"。
④ 玉：原作"王"，据顾本、日本本、文渊阁本改。

非女。帝善之，迁五官中郎将。

庞安常脉法

察脉之要，莫急于人迎、寸口。是二脉相应，如两引绳。阴阳均，则绳之大小等。凡平人之脉，人迎大于春夏，寸口大于秋冬。何谓人迎？喉旁取之，《内经》所谓别于阳者也。越人不尽取诸穴之脉，但取手太阴之行度鱼际后一寸九分，以配阴阳之数，而得关格之脉。然不先求喉手引绳之义，则昧尺寸阴阳关格之所起。寸四倍于尺，则上鱼而为溢。故言溢者，寸倍尺极矣。溢之脉，一名关①，一名内格，一名阴乘之脉。曰外关者，自关以上外脉也。阴拒阳而出，故曰外格②。阴生于寸，动于尺，今自关以上溢于鱼际，而关以后脉伏行，是为阴壮乘阳而阳竭。阳竭则死，脉有是者死矣。此所谓寸口四倍于人迎，为关阴之脉者也。关以后，脉当一寸而沈。过者，谓尺中倍于寸口，至三倍则入尺，而为覆。故言覆者，尺倍寸极矣。覆之脉，一名曰内关，一名曰外格，一名曰乘阳之脉。内关者，关以下内脉也。外格者，阳拒阴而内入也。阳生于尺，动于寸，今自关以下覆入尺泽，而关以前脉伏行，则为阳亢乘阴而阴竭，亦死，脉有是者，死矣。此所谓人迎四倍于寸口，为格阳之脉也。经曰：人迎与寸口皆盛，过四倍则为关格。关

---

① 关：据下文，"关"上似脱一"外"字。

② 外格：据上文，似当作"内格"。

卷

三

格之脉赢，不能极天地之精气而死。所谓关格者，覆溢是也。虽然，独覆独溢，则补泻以生之。尺部一盛，泻足少阳，补足厥阴；二盛泻足太阴，补足少阴；三盛泻足阳明，补足太阴。皆一①泻而一补之。四盛则三阳极，导之以针，当尽取少阳、太阴、阳明之穴。脉静者，取三阳于足；脉数者，取于手。泻阳二，当补于阴一，至寸而反之。脉有九候者，寓浮中沉于寸关尺也。且越人不取十二经穴者，直以二经配合于手太阴行度自尺至寸，一寸九分②之位，复分三部，部中有浮中沉，以配天地人也。又曰：中风，木伤寒，金温，水热，火温，病起于湿，湿则土病。土病而诸脏受害，其本生于金木水火四脏之变也。阳浮阴濡为风温；阳数阴实为温毒；阳濡阴急为湿温；阴阳俱盛为温疟。其治之也，风湿③取足厥阴木、手少阴火；温毒专取少阳火；伤寒取手太阴金④、手少阴火；湿温取足少阴水。乡人皆为我能与伤寒语，我察伤寒与四温变，辩其疑似而不可乱也。故定阴阳于喉手，配覆溢于尺寸，寓九候于浮沉，分四温于伤寒。此皆扁鹊略开其端，而余参以《内经》诸书，

---

① 一：原作"二"，据文渊阁本改。

② 一寸九分：顾本、吴中珩本、日本本、文渊阁本并作"九分"。

③ 风湿：似有误。《张耒集·庞安常墓志铭》作"风温"。

④ 金：原作"经"据顾本、吴中珩本、日本本、文渊阁本改。

考究而得其说，审而用之，顺而治之，病不得逃焉。
（《张右史集》）

太素之妙

予伯祖张讳（宁宗庙讳[1]），字子充，歙人也。家旧以财雄乡里，族人有以医名者，因留意焉。长闻蕲水道人庞君安常，以医闻淮甸，径从之游。一日丐者扣门，自言为风寒所苦，庞君令以药济之。丐者问：当用何汤使？庞君见其手执败扇，指以此煎汤调所服之药。公初不省其意，乃曰：岂非本草所谓败扇能出汗者乎？庞曰：然。公辞归，叹曰：庞君用药则善矣。闻川有王朴先生者，其察脉，非特知人之病，而太素之妙，能测人之死生祸福，见于未著之前。服膺几年，尽得其妙，乃辞而归。

先是宣之南陵有富者，唯一子，而家累万计。适中寒疾，以为不可救，则气息仅存，以为可疗，则邈不知人。召公治之，公笑曰：正有此药，然此病[2]后三日当苏，苏必欲饮水，则以此药与之，服毕当醋寝，切勿惊动，醒则汗解而安矣。富者如其言，其子之疾果愈。南陵宰其妻亦苦寒疾，医者环视，无所措手。公探囊中得药，服之，疾起矣，如其言而亦安。

祈门宰陈君孺闻公之名，召之。是时县学士子余三

---

① 宁宗庙讳：宋宁宗名赵扩。
② 病：文渊阁本"病"下有"证"字。

十人，闻公太素之妙，丞相汪公廷俊预学职，陈请遍拯①生员，公拯至丞相，则曰：南人得北脉，后官当②相国，然登第后必自北方起。时丞相欲往京师，家贫，公力赞其行。至京师，邈未有遇，因言于公曰：恐误所许之术。公曰：安之，当达矣。未逾年，果登第，授北京大名簿，徊环北京，而梁公子美辟之，迁至太中大夫。后至宣政末，力赞太上皇入继大宝而正位槐鼎，皆自北方起也。

丞相范公尧夫当徽庙即位之初，朝廷以其旧德元勋，将虚左召之。而丞相婴疾，召公诊视。问曰：某此去寿几何？公曰：丞相脉，不出半年。丞相曰：使某得至京师，皆先生力也。公曰：如此则可。丞相遂同公朝京师，朝廷方欲大用范公，力辞，授以醴泉观使，奏公以假承务郎。丞相后果以不起闻矣。

公出京至宋，尚书蹇公序辰知应天府，召公察脉，公曰③：尚书无官脉，旦夕必有失。俄被旨放归田里，未逾半年，复召公察脉，问曰：某复如何？公曰：今日之脉与前不同，当得郡矣。不逾时而知杭州。

蔡元度枢密吴国夫人，王荆公女也，有疾，召公而愈。叹曰：天下医工未有妙如张承务者。

---

① 拯：顾本、吴中珩本、日本本、文渊阁本并作"诊"。下同。

② 当：文渊阁本"当"下有"为"字。

③ 曰：顾本、文渊阁本作"白"。

黄君谟诰，授淮西提刑，过当涂遇之，公察脉而言曰：大夫食禄不在淮西，相次还朝矣，然非今日宰相。所谓宰相者，犹未起，起则有召命，不满岁，当三迁。又曰：大夫不病而细君病，良可忧九月矣。后朝廷召蔡公京用之，而黄君阶此而进，一岁之内，皆如公言。作序送公曰：余自崇宁年中授淮西提刑，待次南归，过当涂，遇故人张子充为予切脉，而言曰：大夫食禄不在淮西，相次还朝矣。然非今日宰相，所谓宰相者，犹未起，起则有召命，不满岁，当三迁。又曰：大夫不病而细君病，良可忧九月。今丞相蔡公当国，被旨除户部郎中。八月，迁吏部。九月，长寿县君刘氏[①]卒，十二月，迁左司。此数者，与子充之言若合符节。夫察人之脉，知其病不病，可治不可治，故有之矣。察夫之脉而知妇死生者，间或有之。至于察庶官之脉，而知当朝宰相之出入，未之见也。自非术数穷天地，智识窥造化，其孰能与于此哉。

三年六月，为之赋诗，因序其略。黄山楼挂斗牛星，三十六峰森翠屏。温泉一派渭[②]东溟，下有丹砂连赤城。轩辕黄帝招广成，采山饮水学长生。夜半常谈内外经，飘风骤雨迅雷霆。独骑龙去游天庭，至今山水默通灵。张君尽得其精英，温润如玉清如冰。放指测人无遁形，三尸九虫潜震惊。富贵贫贱及死生，自量多少提

---

① 刘氏：文渊阁本无。
② 渭：顾本、吴中珩本、日本本、文渊阁本并作"泻"。

重轻。无嫌黑白太分明，片言只字皆至诚。当时将相①及公卿，邀至在门倒屣迎。其言柬②嫚色骄矜，马须欲往人不行。惠然访我来岩扁，且谓连珠脉已形。口不可传心可铭，一饮三斗如建瓴。老夫先醉君独醒，短歌不足为先声，尚有史官书姓名。及姑熟李公（端叔之仪）、青山郭公功甫（祥正）、尚书黄公道夫、太尉薛公（肇明），皆与之游。

先是功甫有子得异疾，四肢如削，人视其气息仅存，以命在须臾。召公诊之，公曰：无足忧。翌日，功甫饭公。公曰：所召何人？功甫即言，所召者惟吾子充一人而已。公曰：可增一客。及期问公：何人可预此席？公以郭之病子对。功甫曰：儿如此，岂能陪燕豆？公未应，间力请其子同席，遽授一药酒，未再进，疾大作，涎沫皆出，公令视之，必有物在其间，果得一鱼骨随出，旧疾因顿愈。有诗送公云：君不见左真人、韩伯休，闻名不可见，今乃逢张侯。张侯生新安，声名满皇州。探赜阴阳关，寿命推短修。何代无异人，志妙安可求。灵丹辄起死，固匪医之流。衣冠乃儒者，眉宇仙气浮。愿言分一粒，洗我千岁忧。高飞出尘寰，相追汗漫游。而黄公道夫序之则曰：张君，字子充，得脉于异人，来游京师，能以疾证占休咎，告于省府之官，累累皆中。或怪其异，疑用它术，寓言在脉。予曰：不然。

---

① 将相：文渊阁本作"宰相"。

② 柬：文渊阁本作"简"。

万物堕五行数中，五行之在五脏，死生祸福之变，动于脉，见于面，闻于声，乃其深切著明者也，又何疑之哉？其术方行于京师，偶以忧还江上，略书其事，以告东南好事者，与之共信焉。

元符己卯正月二十二日，澰①山黄裳②书及绍兴间待制曾公开守徽日，视事之始，因召先祖挥字子发医，乃问曾出外方否？对以畚岁从先兄子充往建康。公再三叹曰：子充之术，非常术也。不知其为此邦人。询待制公，乃薛公子婿尔。当公在都下时，乡邦前辈在国学者无不扣之。而殿院胡公汝明求诊，公曰：公当登第，然心脉未圆，俟圆则成矣。后往见之，许其不出此举，遂中壬辰年之第。

先是士夫闻公名者，皆踵至沓来，惟恐其后。有授全齐贰车者，方其未有所授，公诊脉，谓之曰：公脉止有七日，及五日，有全齐贰车之除③。乃曰：张某，妄人耳。言我脉止有七日，今五日，乃有此除，深怒之。及七日晨起盥漱，遽仆于地。子弟视之，已不可救，亟召公而告其疾。公曰：虾游脉见前，已言之，不可疗矣。其子后作文，拟扁鹊过齐见齐桓之事，推美公之先见如此。

公归乡时，承议董正封为徽守，召诊其脉，公曰：

---

① 澰：顾本、吴中珩本、日本本、文渊阁作"金"。
② 裳：文渊阁本作"尚"。
③ 除：任命官职。

承议今岁必当荫子。董以为官既未该奏补，亦非郊祀之年，族人中亦未有可以奏官及之者，疑之。适宛陵幕僚沿檄至徽，亦云子充之言，不独许承议，亦许宛陵守矣，恐不足信。未逾年，而徽庙登极，凡守土之臣，并得捧表，恩泽先祖，随侍至建康。

一日，有一妇人扣门求药，伯祖偶不在舍，先祖为诊之，既归，则禀伯祖以妇人六脉所受之患，并所与之药。伯祖云：如吾弟所与药，病当退矣。此妇人据其脉气，当嫠居①三年，左乳下必有黑痣②，或再来，当问之。适及三日，而妇人果再扣门，先祖问其所以，果如伯祖之言。

及绍兴丙寅，资政何公铸谪居新安，先祖累蒙资政招医。后何公有序送之，云：余自弱冠游学金陵，已闻张子充以医名江东。士大夫多神其术，以谓其察脉非特知人之疾，至于贵贱祸福，期以岁月旬日，若神。余尝异之，而恨未识其人也。后三十年，余谪居新安，识其弟挥，方知子充为此邦人，且闻其事甚详。挥尝亲授指教于子充，故其议论有据，切脉精审，今为此邦医师之冠。余居徽三年，多赖其诊治，故特书之，因以见子充之术果不凡，其传于后者，犹如此也。惜乎，公名盛于崇宁、大观时，而享年止四十有九，卒于南昌。是日也，晨起见郡将，云：某之大事在今日午时，后事必当

---

① 嫠（lí离）居：寡居。
② 痣：原作"誌"，据顾本、日本本、文渊阁本改。

累公。郡将曰：不至此否？公曰：吾诊脉，血已入心矣。使人俟之，果如期而卒。（张季明自记其伯祖子充事）

鱼游虾戏

太常博士杨日宣病寒。郝允诊曰：君脉首震而尾息，尾震而首息，在法为鱼游虾戏，不可治。不数日死。（《邵氏见闻录》）

伤　寒

百疴之本

《真诰》有言曰：常不能慎事上者，自致百疴之本，而怨咎于神灵乎？当风卧湿，反责它人于失覆，皆痴人也。夫慎事上者，谓举动之事必当慎思。若饮食恣情，阴阳不节，最为百疴之本。致使虚损内起，风湿外侵，所以共成其害。如此者，岂得关于神明乎？惟当动于药术疗理尔。

察病先识其源

欲疗病，先察其源，先候其病机。五脏未虚，六腑未竭，血脉未乱，精神未散，服药必活。若病已成，可得半愈；病势已过，命将难全。

病之所由

夫病之所由来虽多端，而皆关于邪。邪者，不正之因，谓非人身之常理，风寒暑湿、饥饱劳逸皆各是邪，非独鬼气疫疠者矣。人生气中，如鱼在水，水浊则鱼瘦，气昏则人病。邪气之伤人，最为深重，经络既受此气，传入脏腑，脏腑随其虚实冷热，结以成病，病又相生，故流遍遂广。精神者，本宅身以为用。身既受邪，精神亦乱。神既乱矣，则鬼灵①斯入，鬼力渐强，神守稍弱，岂得不致于死乎？古人譬之植杨，斯理当矣。但病亦别有先从鬼神来者，则宜以祈祷祛之。虽曰可祛，犹因药疗致益，昔②李子豫有赤丸之例是也。其药疗无益者，是则不可祛，晋景公膏肓之例是也。大都鬼神之害则多端，疾病之源唯一种，盖有轻重者尔。（三说《本草》）

六经伤寒用药格法

夫伤寒始自太阳，逆传阳明，至于厥阴而止。六经既别，治法不同。太阳属膀胱，非发汗则不愈，必用麻黄者，以麻黄生于中牟，雪积五尺，有麻黄处雪则不聚，盖此药能通内阳气，却外寒也。阳明属胃，非通泄则不愈，必用大黄、芒硝以利之。少阳属胆，无出入道，柴胡与半夏能利能汗，佐以子、芩，非此不解。太阴属脾，中州土也，性恶寒湿，非干姜、白术不能温

---

① 灵：顾本、吴中珩本、日本本、文渊阁本并作"神"。

② 昔：顾本、吴中珩本、日本本、文渊阁本并作"者"，属上读。

燥。少阴属肾，性畏寒燥，非附子必不能温。厥阴属肝，藏血养筋，非温平之药不能润养。此经常之道也，后学不知伦类，妄意进饵，遂致错乱，诸证蜂起，夭伤人命，可不究辩？且三阳病，汗下和解，人必知之。至太阴脾经，温燥不行，亦当温利，自阳明出，如温脾丸用大黄者是也。少阴肾经，虽用附子，复使麻黄，则知少阴亦自太阳出。厥阴用桂，自少阳出明矣。及其二阳郁闭，皆当自阳明出。故三阴皆有下证，如少阴口燥咽干、下利清水，太阴腹满时痛，厥阴舌卷肾缩，皆当下之。学者宜审详，不可率易投也。

伤寒有五

伤寒有五，有中风，有伤寒，有湿温，有热病，有温病。自霜降至春分，伤风冷即病者，谓之伤寒；冬受寒气，春又中风而病者，谓之温病；至夏发①者，名热病；病而多汗者，谓之湿温；其伤八节虚邪者，谓之中风。

阳证伤寒

程元章，婺源游汀人，与妻皆嗜食鳖。婢梅香主烹饪，每滋味不适口，必挞之。尝得一大者，长尺，方操刀欲屠，睹其伸缩颤悸，为之不忍，指而与言：我②寻常烹制少失，必遭杖责罚，今放汝不杀，亦不过痛打一

---

① 发：顾本、日本本、文渊阁本"发"上有"病"字。
② 我：文渊阁本无。

顿。遂解缚置于舍后污池中。池广二丈，水亦未尝竭。程夫妇以鳖肥大，且满意饫餐，既失之，怒甚，杖婢数十。经二年，婢患热疾，发狂奔躁，不纳粥饮，体热昏愦，盖阳证也。家人知不可疗，舁①入池上茅亭，以待绝命。明日，天未晓，闻有扣宅后门扉者，谓为鬼物，叱去之。乃言：我是梅香，病已无事，乞令归家。启关信然。问其故，对曰：半夜后仿佛见一黑物，将湿泥草遍罨我身上②，环绕三四十匝，便觉心下开豁，四肢清凉，全无所苦，始知独在亭子内。程氏未以为然，迨暮，复使往，效昨夕偃卧，而密伺察之，见巨鳖自池出，衔水藻浮萍遮覆其体。程不省所以，婢详道本末。云：鳖比昔日其大加倍，视尾后穿窍尚存。于是涸池取得之，送诸深溪。程追悼前过，不复食此。乡人闻者，相传以为戒。邑医虞和仲时到彼，亲见其事，为洪作③霖梦弼言，热证之极，猝④未可解者，汲新井水，浸衣裳互熨之为妙。不谓水族细微，亦能如此，盖阴德所招云。（《类编》）

竹叶石膏汤

袁州天庆观主首王自正，病伤寒旬余，四肢乍冷乍热，头重气塞，唇寒面青，累日不能食，势已甚殆。袁

---

① 舁（yú余）：抬。

② 上：顾本、日本本、文渊阁本无。

③ 洪作：顾本、吴中珩本、日本本、文渊阁本并作"予引"。

④ 猝：顾本、吴中珩本、日本本、文渊阁本并作"悴"。

唯一医徐生，能调治此疾，诊之曰：脉极虚，是为阴证，必服桂枝汤，乃可。观宇去城三里，徐居在城内，留药而归。未及煮，若有语之曰：何故不服竹叶石膏汤？王回顾不见，寮中但有一老道士适入市，只小童子在，呼问之曰：恰何人到此？曰：无人。自正①惑焉，急遣邀徐医还，正告之②：教我服此，如何？徐曰：寒燠如冰炭，君之疾状已危，果饵前药，立见委顿，它日杀人之谤，非吾所能任也。自为煮桂枝汤一碗，曰：姑饮之，正使不对病，犹未至伤生，万一发躁狂眩，旋用师所言，未为晚。方酬答，次复闻耳傍人云：何故不肯服竹叶石膏汤？自正益悚③。俟徐去，即买见成药两帖，付童使煎。又闻所告如初，于是断然曰：神明三告我，殆是赐以更生，安得不敬听？即尽其半。先时头不能举，若戴物千斤，倏尔轻清，唇亦渐暖，咽膈通畅，无所碍，悉服之。少顷，汗出如洗，径就睡，及平旦，脱然如常时。自正为人谨饬，常茹素，与人斋醮尽诚，故为神所佑④如此。（《庚志》）

圣散子之功

圣散子主疾，功效非一。去年春，杭州民病，得此

---

① 正：顾本、日本本、文渊阁本无。
② 之：顾本、日本本、文渊阁本并作"曰或"。"或"属下读。
③ 悚：文渊阁本"悚"下有"矣"字。
④ 佑：顾本、吴中珩本、日本本、文渊阁本并作"祐"。

药全活者，不可胜数。所用中下品药，略计每千钱即得千服，所济已及千人。昔薄拘罗尊者，以一诃梨勒施一病比丘①，故获报身，身常无众疾。

柴胡哎咀

朱肱，吴兴人，尤深于伤寒。在南阳，太守盛次仲疾作，召肱视之，曰：小柴胡汤证也。请并进三服，至晚乃觉满。又视之，问：所服药安在？取视，乃小柴胡散也。肱曰：古人制哎咀，锉如麻豆大，煮清汁饮之，名曰汤，所以入经络，攻病取快。今乃为散，滞在膈上，所以胸满而病自如也。因旋制自煮，以进两服，遂安。（《夷坚志》）

寒厥

刘锡镇襄阳，日宠妾病伤寒，暴亡。众医云：脉绝不可治。或言市上卖药许道人有奇术，可用。召之，曰：是寒厥尔，不死也。乃请健卒三十人，速掘地作坑，炽炭数百斤，杂薪烧之。俟极热，施荐覆坑，舁病人卧其上，盖以毡蓐，少顷，气腾上如蒸炊，遍体流汗，衣被透湿，已而顿苏，始取药数种调治，即日愈。（同上）

风湿不可汗下

论风湿不可汗下。春夏之交，人病如伤寒，其人汗

---

① 比丘：指和尚。

自出，肢体重痛，转仄难，小便不利，此名风湿，非伤寒也。阴雨之后，卑湿或引饮过多，多有此证。但多服五苓散，小便通利，湿去则愈。切忌转泻发汗，小误必不可救。初虞世云：医者不识，作伤风治之，发汗死，下之死[1]。己未年，京师大疫，死[2]正为此。予自得其说，救人甚多。壬辰年，予守官洪州，一同官妻有此证，因劝其速服五苓散，不信。医投发汗药，一夕而毙，不可不谨也。大抵五苓散能导[3]水去湿耳，胸中有停饮及小儿吐哯[4]，欲作痫，服五苓散最效。初君之说详矣，予因广此说，以信诸人。（《信效方》）

取汗不可先期

《南史》记：范云初为陈武帝属官，武帝有九锡之命在旦夕矣。云忽感伤寒之疾，恐不得预庆事，召徐文伯诊视，以实恳之，曰：可便得愈乎？文伯曰：便差甚易，政恐二年后不复起耳。云曰：朝闻道，夕死犹可，况二年乎。文伯以火烧地，布桃叶，设席置云于上。顷刻汗解，裹以温粉，翌日愈。云甚喜，文伯曰：不足喜也。后二年果卒。夫取汗先期尚促寿限，况不顾表里，不待时日，便欲速效乎？每见病者不耐，未三四日，昼

---

① 发汗死，下之死：顾本、吴中珩本、日本本、文渊阁本并作"发汗下之必死"。

② 死：原脱，据顾本、吴中珩本、日本本、文渊阁本补。

③ 导：原作"饮"，据文渊阁本改。

④ 哯（xiàn 现）：不作呕而吐，亦泛指呕吐。

夜促汗，医者随情顺意，鲜不败事。故予书此，为医者之戒。（《本事方》）

伤寒舌出

临安民有因病伤寒而舌出过寸，无能治者，但以笔管通粥饮入口，每日坐于门。一道人见之，咨嗟曰：吾能疗此顷刻间尔，奈药不可得何？家人闻而请曰：苟有钱可得，当竭力访之。不肯告而去。明日又言之。至于旬时，会中贵人罢直归，下马观病者，道人适至，其言如初。中贵问所须，乃梅花片脑也。笑曰：此不难置。即遣仆驰取以付之。道人屑为末，掺舌上，随手而缩，凡用五钱，病立愈。（《丁志》）

四时疠疾

《周礼·天官下》曰：疾医长养万民之疾病。四时皆有疠疾：春时有痟首疾（头痛），夏时有痒疥疾，秋时有疟寒疾，冬时有嗽上气疾。

辨沙病

沙病，江南旧无，今东西皆有之。原其证，医家不载，大凡才觉，寒栗似伤寒，而状似疟，但觉头痛，浑身壮热，手足厥冷。乡落多用艾灸，以得砂为良。有因灸脓血迸流，移时而死者，诚可怜也。有雍承节印行此方，云：初得病，以饮艾汤试，吐即是其证。急以五月蚕退纸一片，碎剪安碗中，以碟盖密，以汤泡半碗许，仍以纸封碟缝，勿令透气，良久乘热饮之，就卧，以厚

衣被盖之，令汗透便愈。如此岂不胜如火艾，枉残害人命，敬之，信之。（《叶氏录验方》）

暑气所中

今岁热甚，闻道路城市昏仆而死者，此皆虚人、劳人，或饥饱失节，或素有疾，一为暑气所中，不得泄，即关窍皆窒，非暑气使然，气闭塞而死也。古方治暑无它，但用辛甘发散，疏导心气与水流行，则无害矣。崇宁乙酉岁，余为书局，时一养马仆驰马出局，下忽仆地绝，急以五苓大顺散灌之，皆不验。已逾时，同舍王相使取大蒜一握，道上热土杂研烂，以新水和之，滤去滓，决其齿灌之，少顷即苏，至暮，此仆为余复御而归，乃知药病相对有如此者。此方本徐州沛市县门①忽有板书钉其上，或传神仙欲②以救人者。沈存中、王圣美皆著其说，而余亲验之，乃使书百本散远近，庶几有救其急者也。（石林老人《避暑录》）

伤寒后睡不着

人病伤寒阳证，或患热疾，服凉药而得愈，饮食未充，夜间辄睡不着，是胆冷也。若脉细身凉，随其虚实下金液丹一服。大冷者，下百粒及五六十粒；不甚冷者，三二十粒即睡着。当以脉证为准也。脉细微，大便

---

① 沛市县门：顾本、吴中珩本、日本本、文渊阁本并作"沛县市门"。

② 欲：文渊阁本无。

不甚实，小便清，面色青白，舌下不红，面带青色，皆冷证也。（《医余》）

伤寒差后之戒

伤寒病初差，不可过饱及劳动，或食羊肉、行房事，与食诸骨汁，并饮酒。病方愈，脾胃尚弱，食过饱不能消化，病即再来，谓之食复。病方愈，气血尚虚，劳太早，病即再来，谓之劳复。又伤寒食羊肉、行房事，并死；食诸骨汁、饮酒者，再病。庞安常云：饮酒者亦死。

用药不同

夫伤寒、中风、湿温、热病、痉暍、时疫，虽同阴阳之法，须别作治疗。若与伤寒同治，必至①危损。经言脉有阴阳之法，何也？凡脉浮大、洪数、动滑，此名阳脉也，沉细、涩弱、弦微，此名阴脉也。阴病见阳脉者生，阳病见阴脉者死，审而察之。

诸　风

风者百病之始

风者，百病之始也。清静则肉腠闭拒，虽有苛毒，弗能害。故病久则传化，上下不并，良医弗为。

———————————

① 　至：顾本、日本本、文渊阁本并作"致"。

中风用药

凡中风，用续命、排风、风引、竹沥诸汤，及神精丹、茵芋酒之类，更加以艾，无不愈者。然此疾积习之久，非一日所能致，皆大剂，久而取效。《唐书》载，王太后中风，暗默不语，医者蒸黄芪数斛以熏之，得差，盖此类也。今人服三五盏便求效，责医也亦速矣。孟子曰：七年之病，三年之艾，久而后知尔。（《本事方》）

中风

凡人中风，脉无不大者，非热也，是风脉也。中风有冷热，阳病则热，阴病则冷。冷则用温风药，热则用凉风药，不可一概用也。凡中风，皆不可吐出涎。人骨节中皆有涎，所以转动滑利，中风则涎上潮，咽喉中衮①响，以药压下，涎再归骨节可也。不可吐出，若吐出涎，时间快意非②久，枯了人手足，不可不戒也。小儿惊风，亦不可吐出涎，其患与大人同，方其发搐搦时，不可捉住手足，则涎不归手足，当不随③，但宽松抱之可也。（《医余》）

---

① 衮：顾本、吴中珩本、日本本、文渊阁本并作"滚"。

② 非：顾本、吴中珩本、日本本、文渊阁本并作"积"。

③ 当不随：顾本、吴中珩本、日本本并作"而固疾成"，文渊阁本作"而固病成"。

辨诸风证

头风，多饶白屑；毒风，面上生疮；刺风，状如针刺，腰痛如锥；痫风，急倒作声发搐；急慢顽风，不认痛痒，疬风，颈生斑剥；暗风，头旋眼黑，不辨东西；瘨风，面生赤点；肝风，鼻闷眼瞤，两睑赤烂；偏风，口眼㖞邪；节风，肢节断续，指甲断落；脾风，心多呕逆；酒风，行步不前；肺风，鼻塞项疼；胆风，令人不睡；气风，肉内①虫行；肾风，耳内蝉声，阴间湿痒，寒湿脚气；瘫风，半身不遂；瘇风，手足拳挛；胃风，不伏水土；虚风，风寒湿痹；肠风，脱肛泻血；脑风，头旋偏痛；贼风，发声不响；产风，四肢疼痛；骨风，膝肿如槌；膝风，腿寒骨痛；心风，健忘多惊；盛风，语言謇涩；髓风，臂膊酸疼；脏风，夜多盗汗；血风，阴囊湿痒；乌风，头面肿块；皮风，紫白癜癣；肌风，遍身燥痒；体风，身生肿毒；闭风，大便燥涩；软风，四肢不举；绿风，瞳人开大；青风，吐极青盲；虎风，发吼羊叫；大风，成片烂疮。

诸风

刘子仪曰：经有急风候，又有卒中风候，又有风癔候。夫急风与卒中，理固无二，指风而言，则谓之急风，指病而言，则谓之卒中。其风癔，盖出于急风之候

---

① 内：原作"自"，据顾本、吴中珩本、日本本、文渊阁本改。

也，何者？经云：奄然忽不知人，咽中塞窒然，舌强不能言，如此则是中急风而生[1]其候也。发汗，身软者，生；汗不出，身直者，死。若痰涎壅盛者，当吐之，视其鼻、人中左右上白者可治；一黑一赤，吐沫者死。

风痹

风痹者，身无痛也。病在脏，四肢不收，智不乱，一旦臂不随者，风痹也。能言微有知，则可治；不能言者，不可治。足如履霜，肘如入汤，股胫淫铄，眩闷头痛，时呕，短气汗出，久则悲喜不常，三年死。凡欲治此病，依先后次第，不得妄投汤药，以失机宜，非但杀人，因兹遂为痼疾，当先服竹沥饮子。（《鸡峰普济方》）

风痉

经有风痉候，又有风角弓反张候。痉者，身体强直，口噤，如发痫状；角弓反张者，腰背反折，不能俯仰。二者皆曰风邪伤于阳之经而然也，治法一同。（同上）

腲腿

经称腲腿风者，为四肢不收，身体疼痛，肌肉虚满是也。以风邪侵于肌肉之间，流于血脉之内，既云肌肉虚满，即风邪入肾之经络而然也。《水气论》曰诸肿俱属于肾是也。治法当兼理肾为得。一云：不治变为水

卷

三

---

① 而生：顾本、吴中珩本、文渊阁本无此二字。

气。（同上）

风眩

夫风眩之病，起于心气不足，胸中蓄热实，故有头①风面热之所为也。痰热相感而动风，风心相乱则闷瞀，故谓之风眩闷瞀。大人曰癫，小儿则为痫。一说头风目眩者，由血气虚，风邪入脑而牵引目系故也。五脏六腑之精气，皆上注于目，血气与脉并上为目系，属于脑后，出于项中。血脉若虚，则为风邪所伤，入脑则转而目系急，故成眩也。诊其脉，洪大而长者，风眩也。凡人病发，宜急与续命汤，困急时，但度灸穴，便宜针之，无不差者。初得，针了便灸最良。（同上）

风痹

夫痹者，为风寒湿三气共合而成痹也。其状肌肉顽厚，或则疼痛，此由人体虚，腠理开，则受于风邪也。其邪先中经络，后入于五脏，其以春遇痹者为筋痹。筋痹不已，又遇邪者，则移入于肝也。肝痹之状，夜卧则惊，饮食多，小便数。夏遇痹者，为脉痹，血脉不流，令人萎黄。脉痹不已，又遇邪者，则移入于心。心痹之状，心下鼓气，卒然逆喘不通，咽干喜噫。仲夏遇痹，为肌痹。肌痹不已，后遇邪者，则入于脾。脾痹之状，四肢懈惰，发咳呕吐。秋遇痹者，为皮痹，则皮肤都无

---

① 头：原作"高"，据顾本、吴中珩本、日本本、文渊阁本改。

所觉。皮痹不已，则入于肺。肺痹之状，气奔喘痛。冬遇痹者，为骨痹，骨重不可举，不遂而痛。骨痹不已，又遇邪者，则移入于肾。肾痹之状，喜胀。诊其脉大涩者为痹，脉来急者为痹脉，涩而紧者为痹。（同上）

偏枯

经有偏风候，又有半身不遂候，又有风偏枯候，此三者大要同，而古人别为之篇目，盖指风则谓之偏风，指疾则谓之半身不遂，其肌肉偏小者，呼为偏枯，皆由脾胃虚弱所致也。夫脾胃为水谷之海，水谷之精化为血气，润养身体，今脾胃虚弱，则水谷之精养有所不周，血气偏虚，为邪所中，故半身不遂或至肌肉枯小尔。治法兼治脾胃。（皆《鸡峰方》）

小中不须深治

风淫末疾，谓四肢，凡人中风，悉归手足故也。而疾势有轻重，故病轻者，俗名小中。一老医常论：小中不须深治，但服温平汤剂，正气逐湿痹，使毒流一边，余苦不作，随性将养，虽未能为全人，然尚可苟延岁月。若力攻之，纵有平复者，往往恬不知戒，病一再来，则难以支吾矣。譬如捕寇拘于一室，则不使之逸越，自亡它虑，或逐之，再至则其祸当剧于前矣。此语甚有理，而予见世之病者，大体皆如是。但常人之情，以幻质为己有，岂有得疾为废人而不力治者？此未易以笔舌喻也。（《泊宅编》）

卷

三

邪风

邪风之至，疾如风雨。善治者治皮毛，次治肌肤，次治筋脉，次治六腑，次治五脏。治五脏者，半死半生也。

风厥

汗出而身热者，风也。汗出而烦满不解者，厥也。

睡防风吹

睡中风吹手足，或酸，或疼，或肿，用盐炒热，帕裹熨之，微有汗出，即愈。仍用术附汤加羌活煎服。（《琐碎录》）

白癞病

昔有一僧得病，状如白癞，卒不成疮，但每旦取白皮一升许，如蛇蜕。医者谓多啖炙煿所致，与局方解毒雄黄丸，三四服而愈。

长松治大风

释普明，齐州人，久止灵岩，晚进五台。得风疾，眉发俱堕，百骸腐溃，哀号苦楚，人不忍闻。忽有异人教服长松，明不知识，复告之云：长松生古松下，取根饵之，皮色如荠苨，长三五寸，味微苦，类人参，清香可爱，无毒，服之益人，兼解诸虫毒。明采服，不旬日，毛发俱生，颜貌如故。今并代①间士人，多以长松杂甘草、干山药为汤煎服，甚佳。然本草及诸方书皆不载，独释慧祥作《清凉传》始序之。（《渑水燕谈》）

瘵风癫②绝不同

瘵病，骨先绝；风病，筋先绝；癫病，肉先绝。（《琐碎录》）

食穿山甲动旧风疾

余尝行衡州道中，遇醴陵尉自卫阳方回，以病归。问其得疾之由，曰：某食猪肉，入山既深，无肉可以食，偶从者食穿山甲肉，因尝数脔，旧有风疾，至是复作，今左手足废矣。因以箧中风药遗之，后半月，闻其人痼疾顿愈。及至永州，观《图经》曰：穿山甲，不可杀于堤岸，血一入土，则堤岸不可复塞，盖能透地脉也。如此尉因误食致病，而旬日痼疾尽愈，亦可怪也。今人用以通妇人脉，甚验。

菻草治风

杜甫诗有《除菻草》诗一篇，今蜀中谓之毛菻。毛芒可畏，触人如蜂虿。然治风疹，择最先者，以此草点之，一身皆失。叶背紫者入药。

---

① 并代：指并州、代州。
② 癫：顾本、吴中珩本、日本本、文渊阁本"癫"下并有"病"字。

蚺蛇治风

泉州有客卢元钦，染大风，唯鼻根未倒。属五月五日，官取蚺蛇胆欲进，或言肉可治风，遂取一截蛇肉食之，三五日顿渐，可百日平复。

蛇坠酒罂①治风

商州有人患大风，家人恶之，山中为起茅舍。有乌蛇坠酒罂中，病患不知，饮酒渐差。罂底见蛇骨，方知其由也。（《朝野佥记》同上）

桑枝愈臂痛

桑枝一小升，细切炒香，以水三大升，煎取二升，一日服尽，无时。《图经》云：桑枝，平，不冷不热，可以常服，疗体中风痒干燥，脚气风气，四肢拘挛，上气眼晕，肺气嗽，消食，利小便，久服轻身，聪明耳目，令人光泽，兼疗口干。《仙经》云：一切仙药，不得桑枝煎，不服。出《抱朴子》。政和间，予尝病两臂痛，服诸药不效，依此作数剂，臂痛寻愈。（《本事方》）

透冰丹愈耳痒

族人友夔，壮岁时苦两耳痒，日一作，遇其甚时，殆不可耐，撤②刮挑剔，无所不至，而所患自若也。常以坚竹三寸许截之，折为五六片，细削如洗帚状，极力

---

① 罂：古代大腹小口的酒器。
② 撤：顾本、吴中珩本、日本本、文渊阁本并作"击"。

撞入耳中，皮破血出，或多至一蚬壳而后止。明日复然，失血既多，为之困悴。适有河北医士周敏道到乡里，因往谒之。周曰：此肾脏风虚，致浮毒上攻，未易以常法治也。宜买透冰丹服之，勿饮酒，啖湿面、菜蔬、鸡、猪之属，能尽一月为佳。夔用其戒，数日痒止，而食忌不能久，既而复作，乃著意痛断，迨于累旬，耳不复痒。(《类编》)

臂细无力不任重

此乃肝肾气虚[①]，风邪客滞于荣卫之间，使气血不能周养四肢，故有此证。肝主项背与臂膊，肾主腰胯与脚膝，其二脏若偏虚，则随其所主而生病焉。今此证乃肝气偏虚，宜专补肝、补肾。(《鸡峰方》)

风眩

贾黄中为礼部侍郎兼起居监察，中风眩，卒。太宗悼惜之切，责诸医大搜在城医工，凡通《神农本草》《黄帝难经》《素问》及善针灸药饵者，校其能否，以补翰林医学及医官院祗候。

风瘅

齐王太后病，召臣意入，诊脉，曰：风瘅客脬，难于大小溲，溺赤。臣意饮以火齐汤。一饮即前后溲，再

---

① 虚：原脱，据顾本、吴中珩本、日本本、文渊阁本补。

饮病已，溺如故。病得之流汗①漐漐者，去衣而汗晞也。所以知齐王太后病者，臣意诊其脉，切其太阴之口，湿然风气也，脉法曰：沈之而大坚，浮之而大紧者，病主在肾。肾切之而相反也，脉大而躁。大者，膀胱气也；躁者，中有热而溺赤。（《史记》淳于意传）

风蹶

济北王病，召臣意诊其脉，曰：风蹶胸满。即为药酒，尽三石，病已。得之汗出伏地。所以知济北王病者，臣意切其脉，时风气也，心脉浊。病法②过入其阳，阳气尽而阴气入。阴气入张③，则寒气上而热气下，故胸满。汗出伏地者，切其脉，气阴。阴气者，病必入中，出及澻水也。（澻，士咸切）

痹

齐王故为阳虚候，时病甚，众医皆以为蹶。臣意诊脉，以为痹，根在右胁下，大如覆杯，令人喘，逆气，不能食。臣意即以火齐粥且饮，六日气下，即令更服丸药，出入六日，病已。病得之内。诊之时不能识其经解，大识其病所在。（同上）

苦沓风

臣意尝诊安阳武都里成开方，开方自言以为不病，

---

① 汗：文渊阁本下有"出"字。
② 法：顾本、吴中珩本并作"去"。
③ 张：顾本、吴中珩本、文渊阁本无。

臣意谓之病苦沓风，三岁四肢不能自用，使人瘖，瘖即死。今闻其四肢不能用，瘖而未死也。病得之数饮酒，以见大风气。所以知成开方病者，诊之，其脉法奇咳言曰脏气相反者死。切之，得肾反肺，法曰三岁死也。（《史记》同上）

瘫痪

世传左为瘫、右为痪，此说尤非，何者？经既有偏中、半身不遂之候，即瘫痪之候，当以左右俱中者名之。又说以春夏得之难治，秋冬得之易疗。春夏者，阳气上腾，火力方盛，风火相得而王，故难治也。秋冬者，阳气降下，渐微，即易疗也。此说亦未可，必惟其中之浅深，为难易尔。治法兼理肝肾为得，盖肝主筋，肾主骨，风中肝肾，则筋骨瘫痪也。（《鸡峰方》）

迵风

阳虚侯相赵章病，召臣意。众医皆以为寒中，臣意诊其脉，曰：迵（音洞，言彻入四肢）风。迵风者，饮食下嗌（音益，谓喉下也）而辄出不留，法曰五日死，而后十日乃死。病得之酒。所以知赵章之病者，臣意切其脉，脉来滑，是内风气也。饮食下嗌而辄出不留者，法五日死，皆为前分界法。后十日乃死，所以过期者，其人嗜粥，故中脏实，中脏实故过期。师言曰：安谷者过期，不安谷者不过①期。（出《史记》）

① 过：顾本、吴中珩本、日本本、文渊阁本并作"及"。

又

齐淳于司马病，臣意切其脉，告曰：当病迥风。迥之状，饮食下嗌辄后之（后曰如厕），病得之饱食而疾走。淳于司马曰：我之王家，食马肝，饱甚，见酒来，即走去，驱疾至舍，即泄数十出。臣意告曰：为火齐米汁饮之，七八日而当愈。时医秦信在旁，臣意去，信谓左右阁都尉曰：意以淳于司马病为何？曰：以为迥风，可治。信即笑曰：是不知也。淳于司马病，法当后九日死。即后九日不死，其家复召臣意。臣意往问之，尽如意诊。臣即为一火齐米汁，使服之，七八日病已。所以知之者，诊其脉时，切之尽如法，其病顺，故不死。（《史记》同上）

足沉重状若风者

此证其源起于脾胃虚，荣卫不足。胃为水谷之海，脾气磨而消之，水谷之精化为荣卫，以养四肢。若起居失节，饮食不时，则致脾胃之气不足，既荣卫之气润养不周，风邪乘虚而干之。盖脾胃主四肢，其脉连舌本而络于唇口，故四肢与唇口俱痹，语言謇涩也。治法宜多用脾胃药，少服去风药，则可安矣。若久久不治，则变为痿疾。经所谓治痿独取阳明是也。阳明者，胃之经也。（《鸡峰方》）

上气常须服药

张文仲言：风有一百二十四种，气有八十一种，唯脚气、头风、上气常须服药不绝，自余即随其发动，临期消息之。但有风气之人，春末夏初及秋暮，要得通泄，即不困剧。所谓通泄者，如麻黄、牵牛、郁李仁之类是也，不必苦駃①利药。（《太平御览》）

热蹶

故济北王阿母自言足热而懑，臣意告曰：热蹶也。则刺其足心各三所，按②之无出血，病旋已。病得之饮酒大醉。（《史记》）

眉发自落

崔言曰：职隶左亲骑军一旦得疾，双眼昏，咫尺不辨人物，眉发自落，鼻梁崩倒，肌肤有疮如癣，皆为恶疾，势不可救。因为洋州骆谷子归寨使，遇一道流自谷中出，不言名姓，授其方。曰：皂角刺一二斤，为灰，蒸，久晒，碾为末，食上，浓煎大黄汤，调一钱匕服。一旬，鬓发再生，肌肤悦润，眼目倍明。得此方后入山，不知所之。（《感应神仙传》）

---

① 駃："快"的通假字。

② 按：原作"桵"，据顾本、吴中珩本、日本本、文渊阁本改。

卷
三

卷　四

劳　察

五劳

夫人作劳，伤于五脏，五脏之气因伤成病，故谓之五劳。肺劳之状，短气而面肿，不闻香臭。肝劳之状，面目干黑，口苦，精神不守，恐畏，不能独卧，目视不明。心劳之状，忽忽喜忘，大便难或时溏利，口内生疮。脾劳之状，舌根苦直，不得咽唾。肾劳之状，背难俯仰，小便不利，赤黄而有余沥，囊湿生疮，小腹里急。治法：肝劳补心气，心劳补脾气，脾劳补肺气，肺劳补肾气，肾劳补肝气，此疗子以益母也。经曰：圣人春夏养阳，秋冬养阴，以补其根本。肝心为阳，脾肺肾为阴。夫五脏实亦成劳，虚则补之，实则泻之。

六极

六极者，筋极主肝，脉极主心，肉极主脾，气极主肺，骨极主肾，精极主脏腑。筋极之状，令人数转筋，十指手甲皆痛，苦倦，不能久立。脉极之状，忽忽喜忘，少颜色，眉发堕落。肉极之状，饮食无味，不生肌肉，皮肤枯槁。气极之状，正气少，邪气多，气不足，多喘少言。骨极之状，腰脊①酸削，齿痛，手足烦痛，不欲行动。精极之状，肉虚，少气，喜忘，鬓衰落。然谓之极者，病重于劳也，治法与治劳同。

七伤

七伤者，一曰大怒逆气伤肝，二曰忧愁思虑伤心，三曰饮食大饱伤脾，四曰形寒饮冷伤肺，五曰久坐湿地伤肾，六曰风雨寒湿伤形，七曰大怒恐惧伤志。肝伤则少血目暗，心伤则苦惊喜忘，脾伤则面黄善卧，肺伤则短气咳嗽，肾伤则短气腰痛，厥逆下冷，形伤则皮肤枯槁，志伤则恍惚不乐。治法与五劳六极同。

虚劳

男子平人脉大为劳极，虚亦为劳。男子劳之为病，其脉浮大，手足烦，春夏极②，秋冬差。阴寒精自出，痠削不能行，寸口脉浮迟。浮则为虚，迟则为劳。虚则卫气不足，浮则荣气竭。脉直者，迟逆虚也。脉涩无阳，是肾少。寸关涩，无血气，逆冷，是大虚。脉浮微缓而大者③劳也。脉微濡相搏，为五劳。微弱相搏，虚损，为七伤。

冷劳

冷劳之人，气血枯竭，表里俱虚，阴阳不和，精气

卷

四

---

① 脊：文渊阁本作"肾"。

② 极：顾本、日本本、文渊阁本并作"剧"。

③ 者：下原有一"也"字，据顾本、日本本、吴中珩本删。

散失，则内生寒冷也，皆由脏腑久虚，积冷之气遂令宿食不消，心腹积聚[①]，脐腹疼痛，面色痿黄，口舌生疮，大肠泄痢，手足无力，骨节酸疼，久而不痊，转加羸瘦，故曰冷劳。（以上《鸡峰方》）

劳瘵

劳，动作也。郭逢原曰：凡人暂尔疲倦，通谓之劳。而今人以劳为恶疾，而恶闻之。亲戚朋友共为隐讳，见其疾状，莫敢呼之。殊不知劳之为病，初起于动作不能节谨，至于疲倦，且伤不已，渐成大疾。凡言虚劳者，五劳是也。六极七伤为类，盖蒙庄所谓精太用则竭，神太劳则弊者。治法不过补养五脏，滋益气血，使之强盛则其疾自去。又有传尸劳者，则非此类。盖缘尸瘵及挟邪精、鬼气而成者也。经曰：人有三虚，逢年之衰，遇月之空，失时之和，乍感生死之气，忽犯鬼物之精，大概寒热淋露，沉沉默默，不的知其所苦，而无处不恶。积月累年，渐就委顿，既死之后，又复传瘵他人者是也。兹又须用通神明、去恶气诸药以治之。经曰：草木咸得其性，鬼神无所遁情，剡射劘犀，驱曳邪恶，飞丹炼石，引纳清和。疑其为此疾而设。（同上）

传劳

葛洪云：鬼瘵者，是五尸之一。瘵又挟诸鬼邪为害，其病变动，乃有三十六种至九十九种。大略使人寒

---

① 心腹积聚：文渊阁本作"心膈饱满"。

热淋沥，沉沉默默，不的知所苦，无处不恶，累年积月，渐就沉滞，以至于死，传与傍人，乃至灭门。觉如是候者，急治獭肝一具，阴干杵末，服方寸匕，日三，未知①再作。《肘后》云此方神良。宣和间，天庆观一法师行考召极精严，时一妇人投状，述患人有祟所附。须臾召至，附语云：非我为祸，别是一鬼，亦因病人命衰为祟尔。渠今已成形，在患人肺中为虫，食其肺系，故令吐血声嘶。师掠之，此虫还有畏忌否？久而无语，再掠之，良久，云：容某说，惟畏獭爪屑为末，以酒服之，则去矣。患家如其言而得愈。此予目所见也，究其患亦相似。獭爪者，殆獭肝之类欤。（《本事方》）

遇道人治传劳方

袁州寄居武节郎李应，本相州法司，尝以吏役事韩似夫枢密。兵火后，忽于宜春见之，云从岳侯军得官，今闲居于此。从容问其家事，潸然泪下，曰：某先有男女三人，长子因议买宅，入空②无人所居之室，忽觉心动，背寒凛凛，遂成劳瘵之疾。垂殆，传于次。次，室女也。长子既死，女病寻亟，继又传于第三子，证候一同。应大恐，即祷于城隍神，每日设面饭，以斋云水，冀遇异人，且许谢钱三十万。数日，因往市中，开元寺前有一人，衣俗士服，自称贫道，踽足而呼曰：团练闻

---

① 知：顾本、日本本、吴中珩本、文渊阁本并作"愈"。
② 空：顾本、日本本、文渊阁本"空"上有"久"字。

宅上苦传尸劳，贫道有一药方奉传。同入寺中，问其姓名，不答，口授云云，应即取笔书之。道人言欲过湖南，应留之饭，云已吃饭了，欲赠之钱，云自有盘缠。临行又言，此药以天灵盖、虎粪内骨为主，切须仔①细寻觅青蛇脑，如无，亦可。服药前一日，须盛享城隍神，求为阴助。应曰：既求之于神，何必用药？道人曰：不然。即揖别西去。应以其事颇异，敬如其言，治药既成，设五神位，具饮馔十品，如待贵②客，以享城隍。又别列酒食，以犒饮阴兵。仍于其家设使者一位，于病榻之前③服药。食顷，脏腑大下，得虫七枚，色如红燠肉而腹白，长约一寸，阔七八分，前锐后方，腹下近前有口，身之四周有足，若鱼骨，细如针尖而曲，已死。试取火焚之，以铁火箸札刺，不能入。病势顿减。后又服一剂，得小虫四枚，自此遂安。今已十年，肌体悦泽，不复有疾。道人后竟不来。其药用天灵盖三钱，酥炙黄色，为末，秤。虎粪内骨一钱，人骨为上，兽骨次之，杀虎大肠内取者亦可用，同青蛇脑、小豆许或绿豆许，同酥涂炙，色转为度，无蛇脑，只酥炙亦得。鳖甲极大者，醋炙黄色，为末，秤一两，九肋者尤④妙。安息香半两。桃仁一分，去皮尖，研。以上为末，绢筛

---

① 仔：原作"子"，据文渊阁本改。
② 贵：文渊阁本作"宾"。
③ 前：文渊阁本作"间"。
④ 尤：文渊阁本无。

过。槟榔一分，别为细末。麝香一钱，别研。青蒿取近梢三四寸，细锉，六两。豉三百粒。葱根二十一个，拍破。东引桃柳李桑枝各七，茎粗如箸头大，各长七寸，细锉。枫叶二十一片，如无亦得。童子小便半升。上先将青蒿、桃柳李桑枝、枫叶、葱、豉，以官省升量水三升，煎至半升许，去滓；入安息香、天灵盖、虎粪内骨、鳖甲、桃仁，与童子小便同煎，取汁去滓，有四五合。将槟榔、麝香同研均，调作一服，早晨温服，以被盖覆，出汗。恐汗内有细虫，以帛子拭之，即焚此帛。相次须泻，必有虫下，如未死，以大火焚之，并弃长流水内。所用药，切不得令病人知，日后亦然。十来日后，气体复圆，再进一服，依前焚弃，至无虫而止此药。如病者未亟，可以取安；如已亟，俟其垂死，则令下次已传染者服之；先病者，虽不可救，后来[1]断不传染。（出《百一选方》，韩枢密孙庐师[2]亚卿传）

劳伤瘵疾

男子劳伤而得疾瘵，渐见瘦瘠，用童子小便二盏，无灰酒一盏，以新瓷瓶贮之，入[3]全猪腰一对在内，密封泥，日晚以慢火养熟，至中夜止。五更初，更以火温之，发瓶饮酒，食腰子。病笃者，只一月效。平日瘦怯

---

① 来：文渊阁本"来"下有"者"。

② 师：原作"帅"，据顾本、日本本、吴中珩本、文渊阁本改。

③ 入：原脱，据顾本、日本本、吴中珩本、文渊阁本补。

者，亦可服此药。盖以血养血，全胜金石草木之药也。(《琐碎录》)

劳复

故督邮顿子献得病已差，诣华佗视脉，曰：尚虚未复，复勿为劳事，御内即死，临死当吐舌数寸。其妻闻其病除，从百里外省之，止宿交接，中间三日发病①，一如佗言。(《三国志》)

鬼疰

韶州南七十里曰古田，有富家妇人陈氏抱异疾，常日无他苦，每遇微风吹拂，则股间一点奇痒，爬搔不停手，已而举体皆然。逮于发厥，凡三日醒，及坐有声如咳，其身乍前乍后，若摇兀之状，率以百数甫少定。又经日始困卧，不知人，累夕愈。至不敢出户，更十医弗效。医刘大用视之，曰：吾得其证矣。先与药一服，取数珠②一串来。病家莫知何用也。当妇人摇兀时，记其疏数之节，已觉微减，然后云：是名鬼疰。因入神庙看，为邪所凭，致精采荡越，法当用死人枕煎汤饮之。既饮，大泻数行，宿疴脱然。大用云：枕用毕，当送还元处，如迟留，使人颠狂，盖但借其气尔。(《类编》)

瘵疾

越州镜湖邵长者女，十八染瘵疾，累年刺灸，无不

---

① 发病：文渊阁本作“病发”。

② 数珠：顾本、吴中珩本、日本本、文渊阁本并作“念珠”。

求治，医亦不效。有渔人赵十，煮鳗羹与食，食觉内热之病皆无矣。今医家所用鳗煎，乃此意。

尸疰

飞尸者，游走皮肤，穿脏腑，每发刺痛，变作无常。遁尸者，附骨入肉，攻凿血脉，每发不可得近；见尸丧闻[①]哀哭便发。风尸者，淫濯四肢，不知痛之所在，每发昏沉，得风雪便作。沉尸者，缠骨结脏，冲心胁，每发绞切，遇寒冷便作。注尸者，举身沉重，精神错杂，常觉昏废，每节气致变，辄成大恶。皆宜用忍冬叶数斛，煮取浓汁，稠煎之，服如鸡子大一枚，日三。太一[②]神精丹、苏合香丸治此病第一。（《本事方》）

虚劳用药

凡虚劳之疾，皆缘情欲过度，荣卫劳伤，致百脉空虚，五脏衰损，邪气乘袭，致生百疾。圣人必假药石以资气血，密腠理以御诸邪。肌肉之虚，犹如体之轻虚，如马勃、通草、蒲梢、灯心之属是也。非滋润粘腻之物以养之，不能实也。故前古方中，鹿角胶、阿胶、牛乳、鹿髓、羊肉、饴糖、酥酪、杏仁煎、酒、蜜、人参、当归、地黄、门冬之类者，盖出此意。《本草》云：

---

① 丧闻：顾本、吴中珩本、日本本、文渊阁本并作"闻丧"。

② 一：顾本、吴中珩本、日本本、文渊阁本并作"乙"。

补虚①去弱，羊肉、人参之属是也。所谓虚劳者，因劳役过甚而致虚损，故谓之虚劳。今人才见虚弱疾证，悉用燥热之药，如伏火金石、附子、姜桂之类，致五脏焦枯，血气干涸而致危困，皆因此也。如虚而兼冷者，止可于诸虚劳方中，加诸温热药为助可也。如此，即不失古人之意。（《医余》）

鳗治劳疾

有人多得劳疾，相因染，死者数人。取病者于棺中，钉之，弃于水，永绝传染之患。流之金山，有人异之，引岸开视，见一女子犹活，因取置渔舍，多得鳗鲡鱼，食之病愈，遂为渔人之妻②。（《稽神录》）

虚劳服药

《养生必用方》论虚劳不得用凉药，如柴胡、鳖甲、青蒿、麦门冬之类，皆不用服，唯服黄芪建中汤。有十余岁女子，因发热、咳嗽、喘急、小便少，后来成肿疾，用利水药得愈。然虚羸之甚，遂用黄芪建中汤，日一服，三十余日遂愈。盖人禀受不同，虚劳，小便白浊，阴脏人服橘皮煎黄芪建中汤，获愈者甚众。至于阳脏人，不可用暖药，虽建中汤不甚热，然有肉桂，服之稍多亦反为害。要之，用药亦量其所禀，审其冷热，而

---

① 虚：原作"可"，据顾本、吴中珩本、日本本、文渊阁本改。

② 妻：文渊阁本作"女"。

不可一概以建中汤治虚劳也。谨之。(《医余》)

骨蒸内热

睦州杨寺丞有女，事郑迪功。女[1]有骨蒸内热之病，时发外寒，寒过，内热附骨。蒸盛之时，四肢微瘦，足跗肿者，其病在五脏六腑之中，众医不差。因遇处州吴医，看曰：请为治之。只单用石膏散，服后体微凉如故。其方出《外台秘要》，只用石膏，乳细十分似面，以新汲水和，服方寸匕，取身无热为度。(《名医录》)

气血虚发厥热

气虚则发厥，血虚则发热。厥者，手足冷也。气属阳，阳虚则阴凑之，故发厥[2]；血者，阴也，血虚则阳凑之，故发热也。气虚发厥者，当用温药；血虚发热者，不宜用凉药，当用温养气血之药以补之，宜养阴，黄芪建中汤之类是也。又有一种病实热者，极而手足厥冷，所谓热深厥亦深，此当用凉药，须以脉别之也。此最难辨，差之毫厘，则害人性命，戒之。(《医余》)

人肉治羸疾

开元间，明州人陈藏器撰《本草拾遗》，云人肉治羸疾。自此闾阎[3]相效割股。

---

① 女：顾本、吴中珩本、日本本、文渊阁本并作"苦"。

② 故发厥：原作"则故厥"，据顾本、日本本、文渊阁本改。

③ 闾阎：原指里巷内外的门，此泛指民间。

卷

四

— 151 —

治羸瘵①

仁和县一吏早衰病瘵，齿落不已。从货药道人得一单方，只碾生硫黄为细末，实于猪脏中，水煮脏烂，碾细，宿蒸饼圆如桐子大，随意服之。两月后，饮啖倍常，步履轻捷，年过九十，略无老态，执役如初。因从邑宰入村，醉食牛血，遂洞下数十行，所泄如金水，自是尪悴，少日而死。李巨源得其事于临安入内医官管范，尝与王枢使言之。王云：但闻猪肪脂能制硫黄，兹用脏，尤为有理，亦合服之，久当见效。（《类编》）

治劳瘵吐血

翦草，状如茜草，又如细辛，婺、台二州皆有之，惟婺可用。其法每取一斤，净洗，碎为末，入生蜜一斤，和成膏，以陶器盛之，不得犯铁，日一蒸一曝，至九日乃止。治劳瘵吐血，损肺，及血妄行，名曰神传膏。令病人五更起，面东坐，不得语言，用匙抄药，如食粥然，每服四匙，良久呷稀粟米粥压之，药只冷服，粟饮亦不可太热，或吐或下，皆无害。如久病肺损，咯血，一服立愈。（《本事方》）

天灵盖

谨按：天灵盖，《神农本经》人部惟发髲一物外，余皆出后世医家，或禁术之流，奇怪之论，殊非仁人之

---

① 瘵：顾本、吴中珩本、日本本并作"疾"。

用心。世称孙思邈有大功于世，以杀命治命，尚有阴责，况于是也。近数见医家用以治传尸劳，未有一效者，信《本经》不用，未①为害也。残忍伤神，又不急于取效，苟有可易，仁者宜尽心焉。苟不以是说为然，决为庸人之所惑乱。设云非此不可，是不得已，则宜以年深尘泥所渍朽者为良，以其绝尸气也。(《本草》)

鼻衄吐血

鼻衄

饶州市②民李七常③苦鼻衄，垂至危困。医授以方，取萝卜自然汁和无灰酒，饮之则止。医云：血随气运转，气有滞逆，所以妄行。萝卜最下气而酒导之，是以一服效。经五日，复如前，仅存喘息。而张思顺以明州刊王氏单方，刮人中白，置新瓦上，火逼干，以温汤调服，即时血止，至今十年不作。张监润④之江口镇，适延陵镇官曾棠入府，府委至务，同视海舶。曾着白茸毛背子盛服济洁，正对谈之次，血忽出如倾，变所服为红色。骇曰：素有此疾，特不过点滴耳。今猛烈可畏，觉头空空然，殆有性命之虑。张曰：君勿忧，我当渐治一

---

① 用未：文渊阁本无。

② 市：文渊阁本作"士"。

③ 李七常：文渊阁本作"李士哲"。

④ 润：顾本、吴中珩本并作"闰"。

药。移时而就，持与之，血亦止，不复作。人中白者，旋盆内积溓垢是也。盖秋石之类，特不多用火力。治药时，勿使其人知，恐其以秽浊不肯服。此方可谓神矣。

又

予在汝州时，因出验尸，有保正赵温者，不诣尸所。问之，即云：衄血已数斗，昏困欲绝。予使人扶掖以来，鼻血如檐溜。平日所记治衄数方，旋合药治之，血势猛，皆冲出。予谓治血者，莫如地黄。试遣人四散，寻生地黄，得十余斤，不暇取汁，因使生吃，渐及三四斤，又以其滓塞鼻，须臾血定。又癸未岁，予姊病吐血，有医者教取生地黄自然汁煮服之，日服数升，三日而愈。有一婢，病经血半年不通，见釜中余汁，以为弃去可惜，辄饮数杯，寻即通利。地黄治血，其功如此。地黄，但用新布拭净，捣汁，勿用水洗。（《信效方》）

呕血咯血

台州狱吏悯一大囚将死，颇照顾之。囚感语之：吾七次犯死罪，尽力抗讳，苦遭讯考，坐是，肺皆挎损，至于呕血。适得一药，每用其效如神，荷君庇䕶之恩，持①此以报。只白及一味，米饮调尔。其后凌迟②，侩者

---

① 持：文渊阁本作"特"。
② 凌迟：原作"陵迟"，据顾本、吴中珩本、日本本、文渊阁本改。

剖其胸，见肺间窍穴数十处，皆白及补填之色，犹不变也。洪贯之闻其说，为郢州长寿宰规之赴洋川①任，一卒忽苦咯血，势绝危，贯之用此救之，一日即止。（《癸志》）

山栀子茅花愈衄血

蔡子渥传云：同官无锡监酒赵无疵，其②兄衄血甚，已死，入殓，血尚未止。一道人过门，闻其家哭，询问其由。道人云：是曾服丹或烧炼药，予有药，用之即活。囊间出药半钱匕，吹入鼻中，立止，良久得活。乃山栀子烧存性，末之。（《本事方》）

又，治鼻衄不止欲绝者，取茅花一大把，锉碎，用水两碗，煮一碗，分二服饮，立止。（《良方》）

头　风

偏头疼

裕陵传：王荆公偏头疼方，云是禁中秘方，用生莱菔汁一蚬壳，仰卧注鼻中，左痛注右，右痛注左，或两鼻皆注亦可，数十年患，皆二③注而愈。荆公与仆言，已愈数人矣。（《良方》）

---

① 洋川：文渊阁本作"洋州"。
② 其：文渊阁本、日本本无。
③ 二：顾本、吴中珩本、日本本、文渊阁本并作"一"。

头眩

有人苦头眩，头不得举，目不得视，积年。华佗使悉解衣，倒悬，令头去地三寸，濡布拭身体，令周匝，视诸脉，尽出五色。佗令弟子以𫓩刀决脉，五色血尽，视赤血出，乃下，以膏摩，被覆，汗出周匝，饮以葶苈散而愈。（《三国志》）

蹶头热

菑川王病，召臣意诊脉，曰：蹶，上为头重痛，身热，使人烦懑。臣意即以寒水拊其头，刺足阳明左右各三所，病旋已。病得之沐发未干而卧。诊如前，所以蹶，头热至肩。（《史记》）

妇人偏头痛

有一妇人，患偏头痛，一边鼻塞，不闻香臭，常流清涕，或作臭气一阵，服遍治头痛药，如芎蝎，皆不效。人无识此病者，或曰脑痈。偶有善医云：但服局方芎犀丸。不十数服，忽作嚏涕，突出一铤稠脓，其疾遂愈。

沐头洗浴

沐头不可用冷水，必成头风之疾。浴罢不可和衫裙寝，恐成外肾肿疼，腰背拳曲。

妇人月水来不可沐头

妇人女子月事之[1]来不可洗头，或因感疾，终身为痼疾，不可治。（《泊宅编》）

川芎不可久服

一族子旧服芎䓖，医郑叔熊见之，云：芎䓖不可久服，多令人暴死。后族子果无疾而卒。予姻家朝士张子通妻，因病脑风，服芎䓖甚久，亦一旦暴亡。皆予目见者。（《笔谈》）

眼　疾

目疾

凡人食五辛诸[2]热，食饮刺头，出血过多，极目远视，灯前看字，月下攻书，不避烟火，博弈[3]经时，饮酒不已，热餐面食，抄写多年，雕镂绣画，泣泪过多，房欲无节，远观星火，视日极目[4]，瞻望山川，皆是丧明之本，可不谨哉。（《琐碎录》）

---

① 　之：顾本、吴中珩本、日本本、文渊阁本并无。
② 　诸：原作"接"，据顾本、日本本、文渊阁本改。
③ 　弈：原作"奕"，据文义改。
④ 　极目：顾本、日本本、文渊阁本作"目极"。

读书损目

读书之苦，伤肝损目诚然。晋范宁尝苦目痛[①]，就张湛求方。湛戏之曰：古方宋阳子少得其术，以授鲁东门伯，次授左丘明，遂世世相传，以及汉杜子夏，晋左太冲，凡此诸贤，并有目疾。得此方云：用[②]损读书一，减思虑二，专内视三，简外观四，旦起晚五，早夜眠六。凡六物熬以神火，下以气筛，蕴于胸中七日，然后纳诸方寸，修之一时，近能数其目睫，远视尺棰之余。长服不已，洞见墙壁之外，非但明目，乃亦延年。审如是而行之，非可谓之嘲戏，亦奇方也。（《本事方》）

观音洗眼偈

台州僧处瑫，中年病目，常持诵大悲咒，梦观音传授法偈，令每旦咒水七遍或四十九遍，用以洗眼。凡积年障翳，近患赤目，无不获痊。处瑫跪受而寤，悉用记忆如说。诵行之，不逾时平愈，寿至八十八岁。其偈曰：救苦观世音，施我大安乐，赐我大方便，灭我愚痴暗，贤劫诸障碍，无明诸罪恶，出我眼室中，使我视物光，我今说是偈，洗忏眼识罪，普放净光明，愿睹微妙相。（《戊志》）

---

① 痛：顾本、日本本、文渊阁本并作"病"。
② 用：顾本、日本本、文渊阁本无。

眼疾不可洗浴

旧说眼疾不可浴，浴则病甚，至有[1]失明者。承直郎白彦良云：未壮岁之前，岁岁患赤眼。一道人劝：但能断沐头，则不复病此。彦良自此不沐，今七十余，更无眼病。（《泊宅编》）

眼痛不食

有人患赤眼肿痛，脾胃虚弱，吃饮食不得。诊其肝脉盛，脾脉弱。凉[2]药以治肝，则损脾，愈吃饮食不得；服暖药以益脾，则肝愈盛而加病，何以治之？但于温平药中，倍加肉桂，不得用茶调，恐损脾也。肉桂杀肝而益脾，故一治而两得之。传曰：木得桂而死。（《医余》）

眼赤肿

有人患眼疾，每睡起则眼赤肿，良久却无事，百方治之无效。师曰：此血热也，非肝病也。卧则血归于肝，热血归肝，故令眼赤肿也。良久便无事者，人睡起，血复散于四肢故也。遂用生地黄汁浸粳米半升，掺[3]干，曝令透骨干。凡三浸三干，用瓷瓶子煎汤一升，令沸，下地黄米四五匙，煎成薄粥汤，放温，食半饱后，饮一两盏，即睡。如此两日，遂愈。生地黄汁凉血

---

① 有：文渊阁本无。

② 凉：顾本、吴中珩本、日本本、文渊阁本"凉"上并有"服"字。

③ 掺：顾本、吴中珩本、日本本、文渊阁本并作"渗"。

卷

四

故也。（同上）

眼疾有虚实

凡眼疾，有上盛下虚者，有上虚下实者。虚者宜服补肾药，补其母也；实者宜服凉心经药，泻其子也。眼科云所谓补药者，非硫黄、附子、鹿茸、苁蓉之类，是朱砂、磁石之类也。治眼而补下，当用眼药故也。兹为至理。（同上）

赤目戒食

患赤目，以热水濯足佳，若澡浴必致失明。切不可食犬、鸡、鱼、鹅①、鸭、卵。

一目失明

钱镠年老，一目失明。闻中朝国医胡某者善医，上言求之，晋祖遣医泛海而往。医视其目，曰：尚父可无疗此，当延五七岁寿，若决瘼去内障，即复旧，但虑损福尔。镠曰：吾得不为一目鬼于地下，足矣。愿医尽其术以疗之，当厚报。医为治之，复故。镠大喜，厚②赂医金帛宝带五万缗，具舟送归京师。医至镠卒，年八十一矣。（刘颖叔《异苑》）

---

① 鹅：原作"鸡"，据顾本、日本本、文渊阁本改。

② 厚：原作"见"，据顾本、日本本、吴中珩本、文渊阁本改。

治眼

郭太尉，真州人，久患目盲，有白翳膜，遍吃眼药无能效者。有亲仲监税在常州守官，闻张鼍龙之名，因荐于太尉。太尉请张公视之，曰：此眼缘热药过多，乃生外障，视物不明，朝朝昏黑，更无所睹，医者皆为肝元损，下虚，补其肝肾，眼愈盲甚。张曰：请太尉将药点眼，并服之一月，取翳微消。后果一月翳退，双目如旧，因求点吃药方。乃只用猪胆，微火银铫内煎成膏，入冰脑粒如黍米大，点入眼中。微觉翳轻，后又将猪胆白膜皮曝干，合作小绳，如钗大小，烧作灰，待冷点翳。盛者亦能治之。此方甚好，勿妄传。（《名医录》）

治内障

熟地黄、麦门冬、车前子相杂，治内障眼有效，屡试信然。其法，细捣蜜丸桐子大，三药皆难捣罗和合，异常甘香，真奇方也。（《东坡大全集》）

治烂缘眼

潭州宗室赵太尉家乳母，苦烂缘风眼近二十年。有卖药老媪过门，云：此眼有虫，其细如丝，色赤而长，久则滋生不已，吾能谈笑除之。入山取药，晚下当为治疗。赵使仆阴尾之，见媪沿道掇丛蔓木叶，以手按碎，送口中咀嚼，而留汁渟于小竹筒内。俄复还，索皂纱蒙乳母眼，取笔画双眸于纱上，然后滴药汁，渍眼下缘。

转眄①间，虫从纱中出，其数十七，状如先所云。数日再至，下缘肉干如常人，复用前法滴上缘，又得虫十数。家人大喜，后传与医者上官彦诚，遍呼邻仄村妇病此者验试，无不立差。其药乃覆盆子叶一味，著于《本草》，陈藏器云：治眼暗不见物，冷泪浸淫不止，及青盲等，取此草日曝干，捣令极烂，薄绵裹之，以男子所饮乳汁浸，如人行八九里久。用点目中，即仰卧，不过三四日，视物如少年。但禁酒、面、油。盖治眼妙品也。（《癸志》）

治内障眼

明州定海人徐道亨父没，奉母周游四方，事之尽孝。淳熙中，到泰州，宿于逆旅，因患赤眼而食蟹，遂成内障，欲进路不能。素解暗诵般若经，出丐市里，所得钱米，仍持归养，凡历五年。忽夜梦一僧，长眉大鼻，托一钵盂，盂中有水，令徐掬以洗眼，复告之曰：汝此去，当服羊肝丸百日。徐知为佛罗汉，喜而拜，愿乞赐良方。僧曰：用净洗夜明砂一两，当归一两，蝉壳一两，木贼去节一两，共碾为末，买羊肝四两，水煮烂，捣如泥，入前药拌和，丸桐子大，食后温熟水下五十丸。服之百日，复旧，与母还乡。母亡，弃家入道。（《类说》）

---

① 眄（xì细）：看。

治眼二百味花草膏

福州人病目，两脸^①间赤湿流泪，或痛或痒，昼不能视物，夜不可近灯光，兀兀痴坐。其友赵谦子春语之曰：是为烂缘血风，我有一药，正治此，名曰二百味花草膏。病者惊曰：用药品如是，世上方书所未有^②，岂易遽办？君直相戏尔。赵曰：我适见有药，当以与君。明日，携一钱匕至，坚凝成膏，使以匙抄小许入口，一日泪止，二日肿消，三日痛定，豁然而愈。乃往谒赵致谢，且扣其名物。笑曰：只用羖羊胆，去其中脂，而满填好蜜，拌均蒸之，候干即入瓶，研细为膏。以蜂采百花，羊食百草，故隐其名，以眩人云。（《癸志》）

斑疮入眼

小儿斑疮入眼，皆由热重，毒气上攻，多因食毒物所致。若疮子盛，发时觉眼肿痛，时时与开看之，睛上无疮，即不害事，若有疮，亦须服清凉饮子，每日食后一服，微利之。疮子干后，将摄不如法，及饮食不谨，或无故眼自痛者，即毒气不尽也，轻者清凉饮，重者雄黄解毒丸，须大下三四行，然后服治眼药，只得睛不破，无不愈者。（《保生方》）

---

① 脸：文渊阁本作"眼"。
② 有：文渊阁本作"用"。

医

说

眼中常见镜子

有一少年，眼中尝①见一小镜子。俾医工赵卿诊之，与少年期，来晨②以鱼鲙奉候。少年及期赴之，延于内，且令从容，俟客退方接。俄而设台子，施一瓯③芥醋，更无他味。卿亦未出。迨禺中久候不至，少年饥甚，且闻醋香，不免轻啜之，逡巡又啜之，觉胸中豁然，眼花不见，因竭瓯啜之。赵卿知之方出，少年以啜醋惭谢。卿曰：郎君先因吃鲙太多，酱④醋不快，又有鱼鳞在胸中，所以眼花。适来所备酱醋，只欲郎君因饥以啜之，果愈此疾。烹鲜之会，乃权诈也。（《北琐梦言》）

目疾忌浴

有目疾者切忌浴，令人目盲。（《遁斋闲览》）

偷针眼

凡患偷针眼者，以布针一个，对井，以目睛睨视之，已而折为两段，投井中，眼即愈，勿令人见。

目视一物为二

荀牧仲顷年常谓予曰：有人视一物为两，医者作肝

---

① 尝：文渊阁本、日本本并作"常"。

② 晨：文渊阁本作"朝"。

③ 瓯：文渊阁本作"瓶"。下同。

④ 酱：顾本、吴中珩本、日本本、文渊阁本并作"芥"。下同。

164

气有余，故见一为二，教服补肝药，皆不验，此何疾也？予曰：孙真人云，目之系，上属于脑，后出于脑中，邪中于头，因逢身之虚，其人深则随目系于脑，入于脑则转，转则目系急，急则目眩以转。邪中于睛，所中者不相比则睛散，睛散则歧，故见两物也。令服驱风入脑药，得愈。（《本事方》）

洗眼汤

以当归、黄连、芍药等分，用水浓煎汁，乘热洗，冷则再温洗，甚益眼目。但是风毒、赤目、花翳等皆可用之。凡眼目之病，皆缘血脉凝滞使然，故以活血药合黄连治之，血得热即行，故乘热洗之。用者无不神效。（出《本草》黄连注）

口齿喉舌耳

治喉闭

元公章①少卿说，开德府士人携仆入京，其一忽患喉闭，胀满，气塞不通，命在顷刻。询诸郡人，云：惟马行街山水李家可看治。即与之往，李骇曰：证候危甚，犹幸来此，不然即死何疑。乃于笥②中取一纸捻，用火点着，才烟起，吹灭之，令仆张口，刺于喉间，俄

---

① 章：文渊阁本、日本本并作“张”。
② 笥（sì 四）：盛饭或衣物的方形竹器。

吐出紫血半合，即时气宽能言，及啖粥饮，掺药傅①之，立愈。士人甚神其伎，后还乡里，村落一庸医偶传得此术，云：咽喉病，发于六腑者，如引手可探及，刺破瘀血即已，若发于五脏，则受毒牢深，手法、药力难到，惟用纸捻为第一，然不言所以用之之意。后有人拾得其残者，盖预以巴豆油涂纸，故施火即着，藉其毒气，径赴病处。（《类编》）

又

凡人患喉闭及缠喉风，用药开得咽喉后，可以通得汤水，急吃薄粥半碗或一碗，压下邪热，不压即病再来，不可不知也。咽喉既可，身热头疼不除，此感外邪。看脉气及大小便，有表证则发汗，有里证则微下之，皆愈。愈后虚喘而身不热者，必是服凉药过多而下虚也。当服镇重温药一服，如黑锡丸、正一丹之类，以粥压之。

咽喉肿痛

有人患咽喉肿痛，下食不得，身热头疼，大便不通，众医之论纷然，皆以谓②热，当服凉药。有一善医云：脉紧数，是感寒气所致。众医不从。善医者曰：我有法验得寒热。浴室中生火，用炒木③葱汤淋浴，若是

---

① 傅：通"敷"。

② 谓：文渊阁本作"为"。

③ 木：顾本、日本本、文渊阁本并作"术"。

病热，则此暖处必有汗，而咽喉痛不减；若是感寒，则虽浴无汗。患信其言，遂入浴淋洗而无汗，就浴室中服麻黄汤一服①，须臾大汗出，大便通，即时无事。众医服其神。凡辨热病与感冷，皆可用此法。（《医余》）

巧匠取喉钩

咸平中，职方魏公在潭州有数子弟，皆幼，因相戏，以一钓竿垂钓，用枣作饵，登陆钓鸡雏。一子学之，而误吞其钩至喉中，急引乃钩，以须逆不能出。命之诸医，不敢措手。魏公大怖，令人遍问老妇必能经历②。时有一老妇，九十余岁，言亦未尝见此，切料有智识者可出之。时本郡有一莫都料③，性甚巧，令闻魏公，魏公呼老妇，责之曰：吾子误吞钩，莫都料何能出之？老妇曰：闻医者意也，其莫都料曾水中打碑塔，添仰瓦。魏公大咍，亲属勉之，曰：试询之。公遂召。莫都料至，沉思时久，言要得一蚕茧及大念珠④一串。公⑤与之。都料遂将茧剪如钱大，用物权四面，令软，以油润之，仍中通一窍，先穿上钩线，次穿数珠三五枚，令儿正坐⑥开口，渐添引数珠，挨之到喉，觉至系钩处，

---

① 一服：文渊阁本无。
② 经历：原作"绵历"，据顾本、日本本改。
③ 都料：又称都料匠，即总工匠。
④ 珠：文渊阁本上有"佛"字。
⑤ 公：文渊阁本无。
⑥ 正坐：文渊阁本作"坐正"。

乃以力向下一推，其钩已下而脱，即向上急出之，见茧钱向下裹定钩线须而出，并无所损。魏公大喜，遂厚赂之。公曰：心明者，意必大巧；意明者，心必善医。（《名医录》）

舌肿满口

一士人沿汴东归，夜泊村步，其妻熟寐，撼之。问何事，不答。又撼之。妻惊起，视之，舌肿已满口，不能出声。急访医，得一叟负囊而至，用药掺，比晓复旧。问之，乃蒲黄一味，须真者佳。（《本事方》）

舌无故血出①

一士人无故舌出血，仍有小穴，医者不晓何疾。偶曰：此名衄。炒槐花为末，掺之而愈。（《良方》）

牙疼

牙疼有四：一曰热，二曰冷，三曰风，四曰蚛②。热者，怕冷水；冷者，怕热汤；不怕冷热即是风；牙有蚛窍者，即是蚛牙。用药之法，热用牙硝、郁金、雄黄、荆芥之类；冷用干姜、荜茇、细辛之类；风用猪牙、皂角、僵蚕、蜂房、川草乌之类；蚛用雄黄、石灰、砂糖之类。热牙，宜于牙龈上出血，肿③，牙痛用

---

① 血出：文渊阁本作"出血"。

② 蚛（zhòng重）：虫咬。

③ 肿：顾本、吴中珩本、日本本、文渊阁本并作"诸"，属下读。

药毕，皆以温汤漱之。(《医余》)

牙齿日长

牙齿逐日长，渐渐胀开口，难为饮食。盖髓溢所致，只服白术愈。(《卫生十全方》)

舌胀出口

有人舌肿胀，舒出口外，无敢医者。一村人云：偶有此药。归而取至，乃二纸捻，以灯烧之，取烟熏舌，随即消缩。众问之，方肯言：吾家旧有一牛，亦[①]舌肿胀出口，人教以蓖麻取油蘸纸捻，烧烟熏之而愈，因以治人亦验。

治齿痛

叶景夏家一妾为病齿所苦，遇痛作时，爬床刮席，叫呼连夕彻旦，勺饮不可入口，医者无所不用，经年不差。或授一方，取附子尖、天雄尖、全蝎七个，皆生碾碎，拌和，以纸捻蘸少许点痛处，随手则止。林元礼云：是未足为奇。旧得一法，捕蚵蚾大者一枚，削竹篦子刮其眉，即有汁粘其上，约所取已甚则放之，而以汁点痛处，凡疳蚀痛肿，一切齿痛，悉可用。药到痛定，仍不复作。侄孙佃云：此名蟾酥膏，先以篦掠眉下，汁未出时，当以细杖鞭其背及头，候作怒鼓胀则流注如涌，然后挹以绵，径窒痛处。(《类编》)

---

① 亦：顾本、吴中珩本、文渊阁本并作"赤"。

齲齿

齐中大夫病齲齿，淳于意灸其左太阳脉，即为苦参汤，日漱三升，出入五六日，病已。得之风及卧开口，食而不漱。（《史记》）

饮酒漱口

刘几年七十余，精神不衰，每一饮酒，辄一漱口，虽醉不忘也。曰：此可以无齿疾。晡后，食少许物便已。（《明道杂志》）

漱口食冷

进士刘遁异遇人，曰：世人奉养，往往倒置。早漱口，不若将卧而漱去齿间所积，牙亦坚固。今人食冷物，必饮汤，将温其脾。已冰其脾，又何温之有？不若未食冷物，先饮汤温之，继食冷，即无患也。（《翰苑名谈》）

枣能黄齿

倪彦及朝奉，尝为太原府幕官，云：彼中人喜食枣，无贵贱老少，常置枣于怀袖间，等闲探取食之。郡人之齿多黄，缘食枣故。嵇叔夜所谓"齿居晋而黄，虱处头而黑"是也。（《遁斋闲览》）

齿药

西岳莲华①峰碑载治口齿乌髭药歌：猪牙皂角及生

---

① 华：顾本、日本本、文渊阁本并作"花"。

姜，西国升麻蜀地黄，木律旱莲槐角子，细辛荷叶（剪荷叶心子也）要相当，青盐等分同烧煅，研煞将来使更良，揩齿牢牙髭鬓黑，谁知世上有仙方。（《类苑》）

齿间肉壅出

汪丞相，徽之祁门[1]人。有宠，平日好食动风物，性尤嗜蟹，或作蟹包[2]、蟹签恣啖之。一日得风热之疾，齿间壅一肉出，渐大涨塞，口不能闭，水浆不入，痛楚[3]待尽而已。有一道人言能治此疾，丞相命医之，不日而愈。其法用生地黄取汁一碗，猪牙、皂角数铤，火上炙令热，蘸汁令尽，末之，傅壅肉上，随则[4]消缩，后多[5]金与之，得此方。（其婿李大夫说）

饮酒喉舌生疮

连月饮酒，咽喉烂，舌生疮。水中螺蚌肉、葱、豉、姜、椒煮汁，饮三盏差。（《圣惠方》）

苦参不可洁齿

予尝苦腰重，久坐则旅拒[6]十余步，然后能行。有

---

① 祁门：原作"祈门"，据顾本、吴中珩本、日本本、文渊阁本改。

② 包：顾本、吴中珩本、日本本、文渊阁本并作"炰"。

③ 楚：顾本、文渊阁本作"苦"。

④ 则：顾本、吴中珩本、日本本、文渊阁本并作"即"。

⑤ 后多：顾本、吴中珩本、日本本、文渊阁本并作"多以"。

⑥ 旅拒：又作"旅距"，抵住，顶着。

一将佐见予曰：得无用苦参洁齿否？予时以病齿，用苦参数年矣。曰：此病由也。苦参入齿，其气伤肾，能使人腰重。后有太常少卿舒昭亮用苦参揩齿，岁久亦病腰。自后悉不用，腰疼皆愈。此皆方书旧不载者。（《笔谈》）

齿缝出血

齿缝出血不止，他药不能治者，盐主之。《素问》云：盐胜血故也。（《兰室宝鉴》用麦门冬煎汤漱之亦良。）

虎须治齿痛

虎须治齿痛。仙人郑思远常骑虎，故人许隐齿痛求治，郑曰：虎须及热插齿间，即愈。拔数茎与之。

积年耳聋

驴生脂和生姜熟捣，绵裹塞耳，治积年耳聋。（《本草》按：本草乃生椒，非姜，第未试用。）

骨哽[①]《韵略》用"骾"字

治哽以类推

凡治哽之法，皆以类推。鸬鹚治鱼哽，磁石治针哽，发灰治发哽，狸虎治骨哽，亦各从其类也。

---

① 骨哽：文渊阁本作"骨哽类"。

鹏砂治哽

鄱阳汪友良因食辣蹄，误吞一骨，如小指大，哽于咽喉间，隐然见于肤革，引手可揣摸，百计不下，凡累日虽咳嗽亦痛，仅能略通汤饮，家人绝忧之①。于昏睡次②，睹③一人着朱衣来告曰：闻汝为骨所苦，吾有一药，唯南硼砂最妙。恍惚惊寤，谓非梦也，殆神明阴受以方，欲全其命。索药笥，得砂小块，汲水涤洗，取而含化，才食顷，脱然而失。（《壬志》）

咒水治哽

以净器盛新汲水一盏，捧之，面东默念云：谨请太上东流顺水，急急如南方火帝律令敕。一气念七遍，即吹一口气入水中，如此七吹，以水饮患人，立下。或用此咒水，可以食针并竹刺。（《百一选方》）

渔人治哽

苏州吴江县浦村王顺富家人，因食鳜鱼被哽骨横在胸中，不上不下，痛声动邻里，半月余饮食不得，几死。忽遇渔人张九，言：你取橄榄与食，即软也。适此春夏之时，无此物。张九云：若无寻，橄榄核捣为末，以急流水调服之。果安。问张九：你何缘知橄榄治哽？

① 绝忧之：顾本、吴中珩本、日本本、文渊阁本并作"忧惧"。

② 次：文渊阁本上有"处"字。

③ 睹：顾本、吴中珩本、日本本、文渊阁本并作"观"。

张九曰：我等父老传橄榄木作取鱼掉篦，鱼若触着，即便浮，被人捉却，所以知鱼怕橄榄也。今人煮河豚须用橄榄，乃知化①鱼毒也。(《名医录》)

治哽

滁州蒋教授，名南金，因食鲤鱼玉蝉羹，为肋骨所哽，凡治哽药及象牙屑用之，皆不效。或令以贯众，不以②多少，浓煎汁一盏半，分三服并进。连服三剂，至夜一咯而出。因戏云：此管仲之力也。(《百一选方》)

故鱼网治哽

故鱼网主哽，以网覆哽者颈，差。如煮汁饮之，骨当下矣。(《本草》)

仓卒有智

秀州士大夫家，一小儿五岁，因戏剧，以首入捣药臼中，不复出，举家惊呼无计。或教之使执儿两足，以新汲水急浇之，儿惊啼，体缩，遂得出。又有小儿观打稻，取谷芒置口中，粘著喉舌间，不可脱。或令以鹅涎灌之，即下，盖鹅涎能化谷也。二者皆一时甚急，非仓卒有智，未易脱。(《夷坚志》)

---

① 化：文渊阁本作"去"。
② 以：文渊阁本、吴中珩本并作"拘"。

喘　嗽

喘有三证

凡人患喘，其证有三：一曰寒，二曰热，三曰水。
病热者，发于夏而不发于冬。冷病者，遇寒则发也。水
病者，胸膈满闷，脚先肿也。热病者，宜蛤蚧丸；冷
病，宜煮肺散；水病，审其冷热虚实：虚而冷者紫金
丹，热而实者防己丸，此出《养生必用方》。不合防己
丸，但言腹有湿热，欲验喘疾是水不是水者。小便涩，
脚微肿而喘者，水证也，当作水治之。小便不涩，脚不
肿，只作喘治之。沈存中《良方》蒲颓叶、孙大资麻黄
梓朴汤，不拘冷热，皆可服也。

咳嗽

咳嗽有二：一曰热，二曰寒。热嗽有痰浓[1]，鼻闻
腥气，宜服凉药。寒嗽痰薄，宜服热药。饮冷水一二呷
而暂止者，热嗽也。呷热汤而暂止者，冷嗽也。此法用
之有验。以小柴胡汤治热嗽，以理中汤加五味子治寒
嗽，皆已试之，验。（《医余》同上）

又

经曰：人感于寒则受病，微则为咳，甚为泄、为

---

[1]　痰浓：顾本、吴中珩本、日本本、文渊阁本并作“浓痰”。

痛。凡咳嗽，五脏六腑皆有之，惟肺先受邪，盖肺主气合于皮毛，邪之初伤，先客皮毛，故咳为肺病。五脏则各以治时受邪，六腑则又为五脏所移。古人言肺病难愈而喜卒死者，肺为娇脏，怕寒而恶热，故邪气易伤而难治，以其汤散径过、针灸不及故也。十种咳嗽者，肺咳、心咳、脾咳、肾咳、肝咳、风咳、寒咳、支饮咳、胆咳、厥阴咳。华佗所谓五嗽者，冷嗽、气嗽、鳏嗽、饮嗽、邪嗽。孙真人亦有方治寒毒痎嗽者。历代方论，著之甚详。惟今之所谓劳嗽者，无所经见，意其华佗所谓邪嗽，真人所谓痎嗽者是也。此病盖酒色过度，劳极伤肺，损动经络。其重，咯唾脓血；轻者，时发时差。又有因虚感邪恶之气且传痎得之，或先呕血而后嗽，或先咳嗽渐就沉羸，此则非特内损肺经，又挟邪恶传痎之气，所以特甚，病之毒害，无过此也。真人治痎嗽，通气丸，方用蜈蚣四节。又云：梦与鬼交通及饮食者，全用蜈蚣。《外台方》四满丸治五嗽，亦用蜈蚣。近世名公能推原其指^①意，率用蛤蚧、天灵盖、桃柳枝、麝香、丹砂、雄黄、安息香之类，以通神明之药疗之，高出古人之意。又肺中有虫如蚕，令人喉痒而咳，汤散径过，针灸不及，以药含化，虫死即嗽止。（《鸡峰方》）

治痰嗽

绥带李防御，京师人，初为入内医官。直嫔御阁妃

---

① 指：文渊阁本作"旨"。

苦痰嗽，终夕不寐，面浮如盘。时方有甚宠，徽宗幸其阁，见之以为虑，驰遣呼李。李先数用药，诏令往内东门供状，若三日不效，当诛。李忧挠伎穷，与妻对泣，忽闻外间叫云：咳嗽药一文一帖，吃了今夜得睡。李使人市药十帖，其色浅碧，用淡齑水滴麻油数点调服。李疑草药性犷，或使脏腑滑泄，并三为一，自试之，既而无他。于是取三帖合为一，携入禁庭授妃，请分两服以饵。是夕嗽止，比晓面肿亦消。内侍走白，天颜绝喜，锡金帛，厥直万缗。李虽幸其安，而念必宣索方书，何辞以对，殆亦死尔。命仆俟前卖药人过，邀入坐，饮以巨钟，语之曰：我见邻里服汝药多效，意欲得方，傥以传我，此诸物为银百两，皆以相赠不吝。曰：一文药安得其直如此，防御要得方，当便奉告：只蚌粉一物，新瓦炒，令通红，拌青黛少许尔。扣其所从来，曰：壮而从军，老而停汰，顷见主帅有此，故剽得之，以其易办，姑藉以度余生，无他长也。李给之终身。（《类编》）

治齁喘

信州老兵女三岁，因食盐虾过多，遂得齁喘之疾，乳食不进，贫无可召医。一道人过门，见病女①喘不止，教使求甜瓜蒂七枚，研为粗末，用冷水半茶钟许调，澄取清汁，呷一小呷。如其说，才饮竟，即吐痰涎若胶黐状，胸次既宽，齁喘亦定。少日再作，又服之，随手

---

① 病女：文渊阁本作"女病"。

愈。凡三进药，病根如扫。此药味极苦，难吞咽，俗谚所谓甘瓜蒂苦，非虚言也。（同上）

喘病

李翰林，天台人。有莫生患喘病求医。李云：病日久矣，我与治之。乃取青橘皮一片，展开，入江子一个，将麻线系定，火上烧，烟尽留性，为末。生姜汁、酒一大钟呷之，过口便定，实神方也。（《名医录》）

肺气

肺者，脏之盖也。肺气盛则脉大，脉大则不得偃卧。

肺热久嗽

有妇人患肺热久嗽，身如炙，肌瘦，将成肺劳。以枇杷叶、木通、款冬、紫菀、杏仁、桑白皮等分，大黄减半，如常制为末，蜜丸樱桃大，一丸，食后夜卧含化。未终剂而愈。（《本草衍义》）

喘有冷热

人有喘疾，不可一概治之，须分阴阳。病发于冬，寒冷病也，病发于暑月，热病也。冷病服豉霜丸、清中汤、煮肺散，热病服青杏蛤蚧丸之类。又有一方：孙大资梓朴散，不拘冷热，皆可服。（《医余》）

水喘

有人先因咳嗽发喘，胸膈痙闷，难于倒头，气上凑者，宜早利水道，化痰下气，若不早治，必成水，宜服

紫金丹。病水人，水在膜外，切不可针，针透膜，初时稍愈，再来即不可治。（同上）

翻　胃

治翻胃

淳熙元年冬，樒侄自鄱阳往四明，过婺州义乌，晚泊逆旅，候有野服者坐予傍，扣其何人，曰：邑医孙道，攻疗眼疾。樒与之语。孙曰：君贵家子弟，必藏好方，畀①我一二，或可为人起疾。樒素秘翻胃方，即口授之。其法用一大附，去其盖，刳中使净，纳丁香四十九粒，复以盖覆之，用线缚定，置银石器中，浸以生姜自然汁，及盖而止。慢火煮干，细末，一钱匕掺舌上，漱津下。若烦渴则徐食糜粥，忌油腻生冷。孙喜，书之于册。未几，州钤辖苦此病，危甚。孙为拯之，正用此方，数服愈。（《类编》）

驴尿治翻胃

驴尿治翻胃。《外台》载：昔幼年经患此疾，每食饼及羹粥等，须臾吐出。贞观②中，许奉御兄弟及柴蒋等，时称名医，奉敕令治，罄竭其术，竟不能疗，渐至赢惫，死在朝夕。忽有一卫士云：服驴小便极验。日服

---

① 畀（bì 必）：给予。

② 贞观：原作"正观"，据文渊阁本改。

二合，后食唯吐一半，晡时又服二合，人定时食粥，吐即便定。迄至今日午时，奏之大内五六人患翻胃，同服，一时俱差。此药稍有毒，服时不可过多，盛取及热服二合，病深七日以来，服之良验。（《本事方》）

干呕不吐

粥食汤药皆吐不停，灸手间使二十壮。若四肢厥，脉沉绝不至者，灸之便通，此起死之法。（《千金方》）

霍乱

夫霍乱之起，皆由起居之失宜，饮食之不节，露卧湿地，或当风取快，温凉不调，清浊相犯，风冷之气归于三焦，传于脾胃，真邪相干，水谷不化，便致吐利，皆名霍乱。其挥霍之间，便致撩乱。诊其脉来代者，霍乱。又脉代而绝者，是证也。霍乱，脉大者可治；微细者不可治；脉微而迟，气息少，不欲言者，不可治。《养生方》云：七月食蜜，令人暴下。（《鸡峰方》）

卷 五

心疾健忘

抑情顺理

燕居①暇日，何所用心？善养形神，周防疾患；常存谨畏，无失调将；食饮之间，最为急务；安危所系，智力可分。与其畏病而求医，孰若明理以自求？与其有病而治以药，孰若抑情而预治？情斯可抑，理亦渐明，能任理而不任情，则所养可谓善养者矣。防患却疾之要，其在兹乎。(《食治通说》)

心疾

韦绶、李蟠，俱以心疾废。绶常疑遇毒，锁井而饮。李益少而疑病心，亦心疾也。心，灵府也，为外物所中，终身不痊，多思虑，多疑惑，病之本也。(《国史补》)

---

① 燕居：闲居。

惊气入心

治惊气入心络，喑①不能语，密陀僧研细，服一匕许，茶调服，遂愈。有人因伐薪山间，为野狼所逐而得是疾，或授以此方，亦愈。又一军校，采藤于谷，逢恶蛇而病，其状正同，亦用此药疗之而愈。（《己志》）

神志恍惚

韩宗武侍父官洋州，得异疾，与神物遇，颇不省人事，神志恍惚，或食或不食。国医陈易简教服苏合香丸。后数月，所遇者忽不至。（《类编》）

神气不宁

明州董生，患神气不宁，每卧觉身在床而神离体，惊悸多魇，通夕无寐。许为诊视，询诸医作何证，曰：心病也。许曰：是肝经受邪，非心病也。肝藏魂者也，游魂为变，平人肝不受邪，故魂宿于肝，神静而得寐。今肝经因虚，邪气袭之，魂不归舍，是以卧则扬扬若去体。肝主怒，故小怒辄剧。董喜曰：前此未之闻，虽未服药，已觉沉疴去体矣，愿求药法。许曰：君且持此说，与众医议所治之方，而徐质之。阅旬日复至，云：医遍议古今方书，无与病相对者。许乃为处真珠丸、独活汤二方以赠，服一月而病悉除。其方大体以珠母为

---

① 喑：文渊阁本作"瘖"。喑，通"瘖"。《韩非子·六反》："人皆寐则盲者不知；皆嘿，则喑者不知。"

君，龙齿佐之。珠入肝经为第一，龙齿与肝同类故也。龙齿、虎睛，今人例作镇心药，而不知龙齿安魂，虎睛定魄，各言其类也。龙能变化，故魂游而不定；虎能专静，故魄止而有守。当随其宜而治之。方载《本事》一卷。

健忘诗

治心气不足健忘诗云：桂远人三四，天菖地亦同，茯苓加一倍，日诵万言通。乃官桂、远志、人参、巴戟天、菖蒲、地骨皮。(《琐碎录》)

忽不识字

松滋令姜愚，无他疾，忽不识字，数年方稍稍复旧。(《笔谈》)

治人心昏塞多忘喜误

七月七日取蜘蛛网著衣领中，勿令人知，不忘。(《本草》)

治恶梦

钱丕少卿，忽夜多恶梦，但就枕便成，辄通夕不止。后因赴官，经汉上，与邓州推官胡用之相遇，驿中同宿，遂说近日多梦，虑非吉兆。胡曰：昔尝如此，惊怕特甚，有道士教戴丹砂。初任辰州推官，求得灵砂双箭镞者戴之，不涉旬即验，四五年不复有梦，至今秘惜。因解髻中一绛纱袋遗之，即夕无梦，神魂安静，《真诰》及他道书多载丹砂辟恶，岂不信然。(《类编》)

卷
五

麝枕

置麝枕中，可绝恶梦。(《物类相感志》)

癫疾

《素问》曰：人生而病癫疾者，安得知之？岐伯曰：病名为胎病，此得之在母腹中，时其母有所大惊，气上而不下，精气并居，故令子发为癫疾也。(《御览》)

又

癫狂之疾何以别？答曰：狂之始发，少卧少饥，自贤自贵，妄笑好乐。

又

癫者，精神不守，言语错乱，甚则登高骂詈，或至狂走。痫者，发则仆地，嚼舌吐沫，手足搐搦，或作六畜之声，顷刻则苏。癫者，邪入于阴经，一曰阳并则狂。癫者，邪干于心。其处方用药，亦皆相类。

狂

凡人患癫狂，叫唤打人者，皆心经有热，当用镇心药兼大黄与之，泻数日，然后服安神及风药，但得宁静，即是安乐，不可见其瘦弱、减食，便以温药补之，病必再作，戒之戒之！缓缓调饮食可也。(《御览》)

魇不寤

人眠则魂魄外游，为邪鬼所魇，屈其精神。弱者魇则久不得寤，乃至气绝，所以须傍人助唤，并以方术治

之，低声远唤即活。(《鸡峰方》)

梦

阴盛则梦涉大水恐惧，阳盛则梦大火燔灼，阴阳俱盛则梦相杀毁伤；上盛则梦飞，下盛则梦堕；饱则梦予，饥则梦取；肝气盛则梦怒，肺气盛则梦哭。

卧而不寐

老人卧而不寐，少壮寐而不寤，何也？少壮者，血气盛，饥肉滑，气道通，荣卫之行不失于常，故昼日精，夜不寤也。老人血气衰，肌肉不滑，荣卫之道涩，故昼日不能精，夜不得寐也。

小便如泔

一男子小便日数十次，如稠米泔，色亦白，心神恍惚，瘦瘁食减，以女劳得之，服此桑螵蛸散，未终剂而愈。安神魄，定心志，治健忘，小便数，补心气。桑螵蛸、远志、菖蒲、龙骨、人参、茯神、当归、龟甲醋炙，以上各一两，为末，每服二钱，夜卧，人参汤调。(《本草衍义》)

夜魇

夜魇之人，急取梁上尘，内鼻中即醒，戒以灯照之。(《琐碎录》)

暮卧咒

道林曰：暮卧常以手抚心上，咒曰：天灵节荣，愿

得长生，五脏君侯，愿其安宁。男一七遍，女二七遍，长生不病。(《修真秘诀》)

桑叶止汗

严州山寺有一游僧，形体羸瘦，饮食甚少，每夜就枕，遍身出汗，迨旦衣服皆透湿，如此二十年，无复可疗，唯待尽耳。监寺僧曰：吾有药绝验，为汝治之。三日，宿疾顿愈。遂并授以方。乃单用桑叶一味，乘露采摘，控焙干，碾为末，二钱，空腹温米饮调。或值桑落干者亦堪用，但力不如新者。按：《本草》亦载桑叶主止汗，其说可证。(《辛志》)

大惊发狂

许叔微《本事方》云：军中有一人犯法，褫①衣将受刃，得释，神失如痴。予与惊气丸一粒，服讫而寐，乃觉，病已失矣。江东张提辖妻因避寇失心，已数年。予授其方，随愈。又黄山沃巡检妻狂厥逾年，更十余医而不验。予授其方，去附子加铁粉，亦不终剂而愈。铁粉非但化涎镇心，至如摧抑肝邪特异，若多恚怒，肝邪大盛，铁粉能制伏之。《素问》言：阳厥狂怒，治以铁落，敛金制木之意也。

犯大麦毒

齐州有人病狂，每歌曰：五灵华盖晓玲珑，天府由

---

① 褫（chǐ 尺）：脱去，解下。

来汝府中，惆怅此情言不尽，一丸萝卜火吾宫。又歌曰：踏阳春，人间二月雨和尘，阳春踏尽秋风起，肠断人间白发人。后遇一道士，作法治之。乃云：梦中见一红裳少女，引入宫殿，皆红紫饰，小姑令歌。道士曰：此正犯大[1]麦毒，女则心神，小姑，脾神也。按医经萝卜治面毒，故曰火吾宫。即以药并萝卜食之，遂愈。（《洞微志》）

梦遗

有人梦遗精，初有所见，后来虽梦中无所见，日夜不拘，常常定[2]漏。作心疾[3]不足，服心气药无验；作肾气虚，补肾药亦无验。医问患者：觉脑冷否？应之曰：只为脑冷。服驱寒散，遂安。盖脑者，诸阳之会，髓之海。脑冷则髓不固，是以遗漏也。有此疾者，先去脑中风冷，脑气冲和，兼服益心肾药，无不愈者。

心脉溢关

王叔和《脉诀》论曰：溢关骨痛心烦躁。通真子解云：心脉盛而溢关，则筋紧而骨束，是以骨痛。师曰：筋紧有筋挛之疾，岂得骨痛，所以心脉盛而骨痛者，心属火，骨属肾水，心脉溢关，则水不胜火，煎熬得骨痛，非筋紧也。（《医余》同上）

---

① 大：原作"天"，据顾本、文渊阁本、日本本改。
② 定：顾本、文渊阁本、吴中珩本、日本本并作"遗"。
③ 疾：文渊阁本、吴中珩本、日本本并作"气"。

瘖

黄帝问曰：人有重身，九月而瘖，此为何也？岐伯对曰：胞之络脉绝也。帝曰：何以言之？岐伯曰：胞络者，系于肾，少阴之脉贯肾系舌本，故不能言。帝曰：治之奈何？岐伯曰：无治也，当十月复。（《指迷方》）

人卧血归于肝

人卧血归于肝，肝受血而能视，足受血而能步，掌受血而能握，指受血而能摄。

血脉

脉者，血之腑。脉实，血实；脉虚，血虚。

笑歌狂疾

开元中，有名医纪朋者，观人颜色谈笑，知病深浅，不待诊脉。帝闻之，召于掖庭①中。看一宫人，每日昃则笑②歌啼号，若狂疾，而足不能履地。朋视之，曰：此必因食饱而大促力，顿仆于地而然。乃饮以云母汤，令熟寐，觉而失所苦。问之，乃言：因大华公主载诞，宫中大陈歌吹，某乃主讴，惧其声不能清且长，吃犯蹄羹，饱而当筵歌③大曲，曲罢觉胸中甚热，戏于砌台上，高而坠下，久而方苏，病狂，足不能步也。（《明

---

① 掖庭：宫中旁舍，宫女居住的地方。
② 笑：文渊阁本"欲"。
③ 筵歌：原作"歌筵"，据顾本、文渊阁本改。

哯噎诸气

气哯

齐王中子诸婴儿小子病，召臣意诊。切其脉，告曰：气哯病，病使人烦懑，食不下，时呕沫。病得之少忧，数忔食饮。意即为之作下气汤以饮之，一日气下，二日能食，三日即病愈。所以知小子之病者，诊其脉，心气也，浊躁而经也，此络阳病也。脉法曰：脉来数疾去难而不一者，病主在心。周身热，脉盛者，为重阳。重阳也，逷（音唐）心主，故烦懑，食不下，则络脉有过，络脉有过则血上出，血上出死。此悲心所生也，病得之忧也。（《史记》）

五哯

古今论哯气乃有五种，谓忧哯、恚哯、气哯、寒哯、热哯也。夫胸中气结烦闷，饮食不下，羸瘦无力，此乃忧哯。心下实满，食不消化，噫辄醋心，大小便不利，此名恚哯。胸胁逆满，咽喉闭塞，噫闻食臭，此名气哯。心腹胀满，咳逆肠鸣，食不生肌，此名寒哯。五心中热，口舌生疮，骨烦体重，唇干口燥，背痛胸痹，此名热哯。

五噎诸气（妇人多有此疾）

此病不在外，不在内，不属冷，不属热，不是实，不是虚，所以药难取效。此病缘忧思恚怒，动气伤神，气积于内。气动，则诸证悉见；气静，疾候稍平。扪①之而不得疾之所在，目视之而不知色之所因，耳听之而不知音之所发，故针灸服药皆不获效，此乃神意间病也。顷，京师一士人家有此证，劝令净观内外，将一切用心力事委之他人，服药方得见效，若不如此，恐卒不能安。但依此戒，兼之灼艾膏肓与四花穴，及服此三药，可以必差。孙真人云：妇人嗜欲多于丈夫，感病倍于男子，加以慈恋爱憎，疾妒忧恚，染着坚牢，情不自抑，所以为病根深，疗之难差。（《鸡峰方》同上）

五噎

噎病亦有五种：气噎、忧噎、食噎、劳噎、思噎。噎者，乃噎塞不通，心胸不利，饮食不下也，各随其证而治之。

靛治噎疾

《广五行记》治噎疾：永徽中，绛州有僧病噎数年，临死遗言，令破喉视之。得一物，似鱼而有两头，遍体悉是肉鳞，致②钵中，跳跃不止，以诸味投钵中，须臾悉化为水。时寺中方刘蓝作靛，试取少靛致③钵中，此虫绕钵畏避，须臾化为水，世人以靛治噎疾。（《良方》）

---

① 扪：顾本、吴中珩本、文渊阁本上并有"手"字。
② 致：顾本、吴中珩本、日本本、文渊阁本并作"置"。
③ 致：顾本、吴中珩本、日本本、文渊阁本并作"投"。

糠治卒噎

春杵头细糠治卒噎。陶隐居云：食卒噎不下，刮取含之即去。亦是春捣义尔。天下事理多有相影响如此也。《日华子》云：平治噎①，煎汤呷。（《本草》）

病噎吐蛇

华佗行道，见一人病噎，嗜食而不得下，家人车载欲往就医。佗闻其呻吟，驻车往视，语之曰：向来道傍有卖饼家蒜齑大酢，从取三升饮之，病自当差。即如佗言，立吐蛇一条，悬之车边，欲造佗。佗尚未还，佗家小儿戏门前，迎见，自相谓曰：客车边有物，必是逢我公也。疾者前入，见佗壁北悬此蛇辈以十数。（《御览》）

食饴至噎

吴廷绍为太医令，烈祖因食饴喉中噎，国医皆莫能愈。廷绍尚未知名，独谓当进楮实汤，一服疾失去。群医默识之，他日取用皆不验，或扣之，答曰：噎因甘起，故以楮实汤治之。（《南唐书》）

百病生于气

百病生于气。怒则气上，喜则气缓，悲则气消，恐则气下，寒则气收，炅则气泄，惊则气乱，劳则气耗，思则气结。九气不同，何病之生？

---

① 平治噎：文渊阁本作"治卒噎"。

天地气所主

天地之数起于上而终于下。岁半之前，天气主之；岁半之后，地气主之。上下交互，气交主之，岁纪毕矣。

气虚气逆

邪气盛则实，精气夺则虚。气虚者，肺虚也；气逆者，足寒也。非其时则生，当其时则死，余脏皆如此。

有余不足

神有余有不足，气有余有不足，血有余有不足，形有余有不足，志有余有不足。凡此十者，其气不等。

重虚

脉气上虚①尺虚，是谓重虚。

寒热厥

阳气衰于下则为寒厥，阴气衰于下则为热厥。

气候

五日谓之候，五候谓之气，六气谓之时，四时谓之岁。

六气

天气通于肺，地气通于嗌，风气通于肝，雷气通于

---

① 脉气上虚：顾本、吴中珩本、文渊阁本并作"脉虚气虚"。

心，谷气通于脾，雨①气通于肾。肠胃为海，九窍为水。

胃气五脏之本

五脏皆禀气于胃。胃者，五脏之本。脏气不能自致于手太阴，必因胃气。

四时五行五脏五气

天有四时五行、生长收藏，以生、寒、暑、燥、湿、风。人有五脏化五气，以生喜、怒、忧、悲、恐。故喜怒伤气，寒暑伤形，暴怒伤阴，暴喜伤阳。

旦暮气②

平旦人气生，日中阳气隆，日西阳已虚，气③门已闭。是故暮而收拒，无扰筋骨，无见雾露。反此二时，形乃困薄。

四时之气更伤五脏

春伤于风，邪气留连，乃为洞泄，木胜脾土故也。夏伤于暑，秋为疟疾。秋伤于湿，上逆而咳，发为痿厥。冬伤于寒，春必温病，四时之气，更伤五脏。

五脏所藏

心藏神，肺藏魄，肝藏魂，脾藏意，肾藏志，是为

---

① 雨：顾本、吴中珩本、日本本、文渊阁本并作"云"。

② 旦暮气：顾本、吴中珩本、日本本、文渊阁本并作"旦暮"。

③ 气：原脱，据顾本、吴中珩本、日本本、文渊阁本补。

五脏所藏。

五脏所伤

久视伤血，久卧伤气，久坐伤肉，久立伤骨，久行伤筋，是为五脏所伤。

五脏之脉

肝脉弦，心脉钩①，脾脉代，肺脉毛，肾脉石，是为五脏之脉。

五入

酸入肝，辛入肺，苦入心，咸入肾，甘入脾，是为五入。

五恶

心恶热，肺恶寒，肝恶风，脾恶湿，肾恶燥，是为五恶。

五液

五脏化液，心为汗，肝为泪，肺为涕，脾为涎，肾为唾，是为五液。

五主

心主脉，肺主皮，肝主筋，脾主肉，肾主骨，是为五主。

————————

① 钩：原作"勾"，据顾本、吴中珩本、日本本、文渊阁本改。

五禁

辛走气，气病无多食辛；咸走血，血病无多食咸；苦走骨，骨病无多食苦；甘走肉，肉病无多食甘；酸走筋，筋病无多食酸。是为五禁。

汗出

饮食饱甚，汗出于胃；惊而夺精，汗出于心；持重远行，汗出于肾；疾走恐惧，汗出于肝；摇体劳苦，汗出于脾。

体有可已之疾

孙思邈居太白山，于推步、医药无不善。卢照邻有恶疾，不可为，而问曰：高医愈疾奈何？答曰：天有四时五行，寒暑迭居，和为雨，怒为风，凝为霜雪，张为虹蜺，天常数也。人之四肢五脏，一觉一寐，吐纳往来，流为荣卫，张为气色，发为音声，人常数也。阳用其形，阴用其精，天人所同也。失则蒸生热，否[1]生寒，结为瘤赘，陷为痈疽；奔则喘乏，竭则焦槁，发乎面，动乎形。天地亦然：五纬缩赢[2]，孛彗飞流，其危沴[3]

---

① 否：文渊阁本作"痞"。

② 五纬缩赢：五纬，古人以水、火、木、金、土五星为"五纬"。缩赢，或作"赢缩"、"盈缩"。《史记·天官书》："其趋而前曰赢，退舍曰缩。"

③ 沴：原作"诊"，据顾本、吴中珩本、日本本、文渊阁本改。沴（lì 利），灾害。

也；寒暑不时，其蒸否也；石立土埇，是其赘疣①；山崩土陷，是其痈疽；奔风豪②雨，是③其喘乏；川渎竭涸，是其焦槁。高医导以药石，投以砭剂；圣人和以至德，辅以人事，故体有可已之疾，天有可救之灾。（《唐书》）

消　渴

渴服八味丸

《千金》云：消渴病，所忌者三，一饮酒，二房室，三咸食及面。能忌此，虽不服药亦自可。消渴之人，愈与未愈，常须虑患大痈，必于骨节间忽发痈疽而卒。予亲见友人邵任道患渴数年，果以痈疽而死。唐祠部李郎中论：消渴者，肾虚所致，每发则小便甜，医者多不知其疾，故古今亦阙而不言。《洪范》言：稼穑作甘。以物理推之，淋饧醋酒作脯法，须臾即皆能甜也，足明人食之后，滋味皆甜。流在膀胱，若腰肾气盛，是为真火，上蒸脾胃，变化饮食，分流水谷从二阴出。精气入骨髓，合荣卫，行血脉，荣养一身，其次以为脂膏，其次以为血肉也，其余则为小便。故小便色黄，血之余

---

①　疣：顾本、吴中珩本、日本本、文渊阁本并作"瘤"。

②　豪：吴中珩本、文渊阁本作"暴"。

③　是：原脱，据顾本、吴中珩本、日本本、文渊阁本补。下句同。

也。膒气者，五脏之气。咸润者，则下味也。腰肾既虚冷，则不能蒸于谷气，则尽下为小便，故味甘不变，其色清冷，则肌肤枯槁也。由①如乳母，谷气上泄，皆为乳汁。消渴病者，下泄为小便，皆精气不实于内，则小便数溲溺也。又肺为五脏华盖，若下有暖气蒸则肺润，若下冷极则阳气不能升，故肺干即渴。《易》于否卦乾上坤下，阳无阴而不降，阴无阳而不升，上下不交，故成否也。譬如釜中有水，以火暖之，其釜若以板覆，则暖气上腾，故板能润。若无火力，水气则不能上，此板则终不能润也。火力者，则是腰肾强盛也。常须暖补肾气，饮食得火力则润上而易消，亦免干渴也。故张仲景云宜服肾气八味丸。此病与脚气虽同为肾虚所致，其脚气始发于二三月，盛于五六月，衰于七八月。凡消渴始发于七八月，盛于十一月十二月，衰于二三月，其故何也？夫脚气，壅疾也；消渴，宣疾也。春夏阳气上，故壅疾发则宣疾愈；秋冬阳气下，故宣疾发则壅疾愈也。审此二者，疾可理也。犹如善为政者，宽以济猛，猛以济宽，随事制度尔。仲景云：足太阳者，膀胱之经也。膀胱者，肾之府。小便数，此为气盛，气盛则消谷，大便硬，衰则为消渴也。男子消渴，饮一斗，小便亦得一斗，宜八味肾气丸。(《本事方》)

---

① 由：文渊阁本作"犹"。由，通"犹"。

又

眉山有揭颖臣者，长七尺，健饮啖，倜傥人也。忽得消渴疾，日饮水数斗，食常倍而数溺，消渴药服之逾年，疾日甚，自度必死，治棺衾，属其子询①于人。蜀有良医，张肱隐之子，不记其名，为诊脉，笑曰：君几误死矣。取麝香当门子，以酒濡之，作十许丸，取枳椇子为汤，饮之遂愈。问其故，张生曰：消渴、消中，皆脾衰而肾败，土不能胜水，肾液不上溯，乃成此疾。今诊颖臣，脾脉极巨，脉热而肾不衰，当由果实与酒过度，虚热在脾，故饮食兼人而多饮。饮水既多，不得多溺也，非消渴也。麝香能败酒，瓜果近辄不结，而枳椇亦能胜酒，屋外有此木，屋中酿酒不熟，以其木为屋，其下亦不可酿酒，故以二物为药，以去酒果之毒。宋玉云枳椇来巢，以其实如鸟乳，故能来巢。今俗讹谓之鸡矩子，亦谓之癫汉指头，盖取其似也。嚼之如牛乳，小儿喜食之。（《大全集》）

又

昔有仕宦患消渴，医者谓其不过三十日死。弃官而归，半途遇一医人，令急遣人致北梨二担，食尽则差。仕宦如其言，得之，才渴即食，未及五六十枚而病止。

---

① 询：原脱，据顾本、吴中珩本、日本本、文渊阁本补。

仲景治渴

提点铸钱朝奉郎黄沔久病渴，极疲瘁。予每见必劝服八味丸。初不甚信，后累医不瘥。谩服数两遂安。或问：渴而以八味丸治之，何也？对曰：汉武帝渴，张仲景为处此方。盖渴多是肾之真水不足致然。若其势未至于消，但进此剂殊佳，且药性温平，无害也。（《泊宅编》）

浮石止渴

《交州记》曰：浮石体虚而轻，煮饮止渴。

苦酒消渴

卞兰苦酒消渴，时魏明帝信巫女，用水方，使人持水赐兰，兰不肯饮。诏问其意，兰言：治病自当以方药，何信于此？帝为变色，而兰终不服。（《三国志》）

热中消中富贵人

多饮数溲曰热中，多食数溲曰消中。多喜曰癫，多怒曰狂。热中、消中，皆富贵人也。（《内经》）

心腹痛 淋附

心痛

心藏神。心者，身之主也。其正经为风邪所乘，名真心痛，旦发夕死，夕发旦死。心有包络脉，是心之别脉，为风冷所乘，亦令心痛，然乍轻乍盛，不至于死。又手少阴心之经，其气逆，谓之阳虚。阴厥，亦令心痛，其痛引喉是也。其心下急痛，名脾心痛；腹胀而心痛，名胃心痛；下重而苦泄寒中，为肾心痛。又有九种心痛：一虫、二痊、三风、四悸、五食、六饮、七冷、八热、九支从①来，此皆邪气乘于手少阴之络。邪气搏于正气，邪正相击，故令心痛。诊其心脉急者，为痛引背，食不下；寸口脉沉紧，苦心下寒，时痛；关上脉紧，心下苦痛；左手寸脉沉，则为阴阳绝者，无心脉也，苦心下毒痛。（《鸡峰方》）

腹痛有数种

有人患腹痛，其状不一，有风痛、热痛，有冷痛，有冷积痛，有气积痛，有虫痛，有妇人经脉行而先腹痛，有小儿疮疹出而先腹痛者。满腹虚②，服暖药无效者，此风痛也，宜服官局胃风汤、火杴草丸，如附子、乌头之类。大便秘结，小便赤而喜冷饮食者，此热痛也，后生宜四顺饮，老人宜服大麻仁丸，皆《局方》。有块起而腹痛者，皆积也。冷积则面无色，瘦瘁，脉沉伏，宜于暖药中用巴豆，如官局积气丸之类。气积多噫气，宜服嘉禾散、调气散、五膈宽中散，如茴香、丁

----

① 支从：顾本、吴中珩本、日本本、文渊阁本并作"去"。

② 虚：顾本、吴中珩本、日本本、文渊阁本"虚"下并有"胀"字。

香、木香、沉香之类。食积则多噫酸，口出清水，恶心，宜服京三棱、蓬莪术、干漆之类，亦须兼巴豆。至于腹中有块起急，以手按之便不见，五更心嘈，牙关拶①硬，恶心而清水出，及梦中啮齿者②，此谓之虫痛，宜服官局化虫丸，如史君子之类。又有室女妇人月经行，先腹痛，此特与诸痛不同，只可服四物汤。小儿身热足冷，耳及尻骨冷，及眼涩者，皆疮疹候，必先腹痛，盖疹子先自肠胃中出，然后发于外，宜服葛根升麻汤及绵煎散之类。舒王解痛字云：宜通而塞则为痛。此极有理。凡痛须通利，脏腑乃能随其冷热，而须用巴豆、大黄、牵牛，此最要法。（《医余》）

大泻腹痛

有人每日早起，须大泻一③行，或时腹痛，或不痛，空心服热药亦无效。后有智者察之，令于晚食前更进热药，遂安。如此常服，竟无恙。盖暖药虽平旦空腹，至晚药力已过，一夜阴气何以敌之？于晚间再进热药，则一夜暖药在腹，遂可以胜阴气。凡治冷疾皆如此。

暑月破腹

一曰伤暑，二曰伤冷物、食瓜果、饮水之类，三曰

---

① 拶：原作"轹"，据顾本、吴中珩本、日本本、文渊阁本改。

② 者：文渊阁本无。

③ 一：顾本、吴中珩本、文渊阁本并作"二"。

夏季心火旺，心经热则小水不利，行大肠，谓之水谷不分。伤暑而泻者，心躁，头痛，作渴，宜服香薷饮、乌金散。伤冷物而泻者，腹痛水泻，谷食不化，宜服暖药，如附子及理中丸、二气丹、正元丹、紫苏丸之类。水谷不分者，宜服大顺散、五苓散，二药专分清浊，暑月多此疾，故人多用之。凡泻不可急以热药止之，恐成痢。（同上）

小腹切痛

治胃①气小腹切痛：元丰中，丞相王郇公小腹痛不止，宜差太医，攻治备至，皆不效。凡药至热如附子、硫黄、五夜义丸之类，用之亦不差。驸马张都尉令取妇人油头发，烧如灰，细研筛过，温酒调二钱，即时痛止。（《良方》）

真心痛

头心之病，有厥痛，有真痛。手三阳之脉，受风寒，则名厥头痛。入连在脑者，名真头痛。其五脏气相干，名厥心痛。其痛甚，但在心，手足青者，名真心痛。其真心痛者，旦发夕死，夕发旦死。

脾疼

张思顺盛夏调官都城，苦热，食冰雪过多，又饮木瓜浆，积冷于中，遂感脾疼之疾，药不释口，殊无退

---

① 胃：顾本、吴中珩本、日本本、文渊阁本并作"肾"。

证，累岁。日斋一道人，适一道人曰：我受官人供，固非所惜，但取汉椒二十一粒，浸于浆水碗中一宿，漉出，还以浆水吞之，若是而已。张如所戒，明日椒才下腹即脱然，更不复作。(《类编》)

冰煎理中丸

泗州杨吉老，名医也。徽庙[①]常苦脾疾，国医进药俱不效，遂召吉老。诊视讫，进药。徽庙问何药，吉老对以大理中丸。上云：朕服之屡矣，不验。吉老曰：臣所进汤使不同，陛下之疾以食[②]冰太过得之，今臣以冰煎此药，欲已受病之原[③]。果一二服而愈。(《琐碎录》)

心痛食地黄面

崔元亮《海上方》：治一切心痛，无问久新，以生地黄一味，随人所食多少，捣取汁，搜面作𪌭𪌭，或作冷淘，良久当利出虫，长一尺许，头似壁宫，后不复患。刘禹锡《传信方》：贞元十年，通事舍人崔抗女患心痛，垂气[④]绝，遂作冷地黄[⑤]淘食之，便吐一物，可方一寸以来，如虾蟆状，无目足等，微似有口。盖为此物所食，自此顿愈。面中忌用盐。(《本事方》)

---

① 徽庙：北宋皇帝赵佶庙号徽宗，宋人因称徽宗为"徽庙"。
② 食：文渊阁本作"得"。
③ 原：顾本、吴中珩本、日本本、文渊阁本并作"源"。
④ 垂气：顾本、吴中珩本、日本本、文渊阁本并作"气垂"。
⑤ 冷地黄：顾本、吴中珩本、日本本、文渊阁本并作"地黄冷"。

膀胱气痛

歙县尉宋荀甫，膀胱气作痛，不可忍，医者以刚剂与之，痛愈甚，溲溺不通三日。许学士视其脉，曰：投热药太过。适有五苓散一两，分为三，易其名，用连须葱一茎，茴香及盐少许，水一盏半，煎七分，连服之。中夜下小便如墨①汁一二升，脐下宽，得睡。明日脉已平，续用硇砂丸，数日愈。盖是疾本因虚得，不宜骤进补药。邪之所凑，其气必虚，留而不去，其病则实。故先涤所蓄之邪，然后补之。（《本事方》）

砂石淋

鄞县尉耿梦得妻，苦砂石淋十三年，每溺时，器中剥剥有声，痛楚不堪说。命采苦杖根，俗呼为杜牛膝者，净洗碎之，凡一合用水五盏，煎耗其四而留其一，去滓，以麝、乳香末少许研，调服之，一夕愈。（同上）

头垢治淋

头垢，主淋闭不通，又主噎，亦治劳复。（《本草》）

---

① 墨：原作"黑"，据顾本、吴中珩本、日本本、文渊阁本改。

诸 疟

疟名不同

病者发寒热，一岁之间，长幼相若，或染时行，变成寒热，名曰疫疟。寒热日作，梦寐不祥，多生恐怖，名曰鬼疟，宜用禁避厌禳之。乍寒乍热，乍有乍无，南方多病①此，名曰瘴②疟。寒热，善饥而不能食，食已支满，腹急肞痛，病以日作，名曰胃疟。六腑无疟，唯胃有者，盖饮食饥饱所伤胃气而成，世谓之食疟，饮食不节，变成此证。有经年不差，差后复发，远行久立，下至微劳，力皆不任，名曰劳疟。亦有数年不差，百药不断，结为癥癖在腹胁，名曰老疟，亦名母疟。

又

《说文》曰：疟，寒热并作也。痁热，疟也，疾二日一发。

又

凡人患疟疾，皆因伤暑，治之之法，当用暑药。《素问·疟论》有三阴三阳，辨其证候，各随经而刺之。寒多者用温药，热多者用凉药，不易之法也。有积者，

---

① 病：文渊阁本无。
② 瘴：顾本、吴中珩本、日本本、文渊阁本并作"瘴"。

必腹疼，当用巴豆药去其积。有热者，当用小柴胡汤。有寒者，当用朱砂、硫黄、大蒜之类。然疟疾住后，不得①服补药，补之必再作。

驴轴治疟

疗疟无久新，发无期者，驴尾下轴垢，水洗取汁，和面如弹丸二枚，作烧饼，疟未发前食一枚，至发后食一枚。（《庚志》）

痁疾

毛崇甫事母叶夫人极孝，叶年六十一岁，病痁旬余，忧甚，每夕祷于北辰，拜且泣，妹立母仄②，恍惚间有告者曰：何不服五苓散？持一帖付之，启视皆红色。妹曰：寻常此药不如是，安可服？俄若梦觉，以语兄。两医云：此病盖蕴热所致，当加朱砂于五苓散内，以应神言。才服罢，痁不复作。

又

有宗室以恩添差通判常州，郡守不甚加礼，遂苦痁疾，久而弗愈。族人士蘧为钤辖，素善医，往问，正聚话，痁作而颠，撼掖不醒，尽室骇惧。蘧云：无伤也，是中心抑郁，阴阳交战，至于陨厥，正四将军饮子证也。先令灼艾，灸至四百壮，了无苏意。于是急制药，

---

① 得：顾本、吴中珩本、日本本、文渊阁本并作"可"。

② 仄：顾本、吴中珩本、日本本并、文渊阁本作"侧"。

以一大附子①，炮，去皮脐；四分之诃②子四个，炮，去核；陈皮四个，全者，洗净，不去白；甘草四两，炙。各自切碎，为四服，用水二盏，姜枣各七，煎去五之三。药成持饮病者，初一杯灌之，不纳；至再，稍若吞咽；三则倏起坐。四服尽，顿愈，更不复作。一时救急如此。凡病痁，临发日逐杯并服，无不神效。（《类编》）

疟疾

疟之病候，经论载之详矣。先寒后热，名曰寒疟；先热后寒，名曰温疟；但热无寒，名曰瘅疟；但寒无热，名曰牝疟。是皆发作有时，若邪气中于风府，则间日而作；邪气客于头项，则频日而作。气有虚实，邪中异所，故有早晚之异。然经止论寒、温、瘅疟所受之因，而不及牝疟。又论温疟、瘅疟所舍之藏，而不及寒疟。意有互见发明处，学者究阴阳之盛衰，深思以得之。大抵风者，阳气也；寒者，阴气也。先伤于风，后伤于寒，即先热后寒；先伤于寒，后伤于风③，即先寒后热；阴气先绝，阳气独发，则但热无寒；阳气先绝，阴气独发，则但寒无热。以温疟得之于冬，邪气藏于骨髓，则知寒疟乃得之于夏，邪气客于皮肤腠理之间矣。以瘅疟之气实而不泄，且不及于阴，则知牝疟乃气虚而

---

① 子：原脱，据顾本、日本本、文渊阁本补。
② 诃：原作"呵"，据文渊阁本改。
③ 风：顾本、吴中珩本、日本本并作"热"。

泄，且不及于阳矣。是皆不出于阴阳上下交争，虚实更作也。又有挟诸溪毒、岚瘴、鬼邪之气，亦寒热羸瘦，延引岁月，休作有时，久不已，变成劳疟，或结为癥瘕者，名曰疟母。至于五脏三阳三阴疟者，皆因脏气偏虚，故邪气乘而舍之，其治法合随其经络灸刺，及所用药各不同。后学宜细详之。（《类编》同上）

病有不可补者

病有不可补者，一曰疟疾，二曰狂疾，三曰水气，四曰脚气。此四疾治得稍愈，切不可服暖药以峻补之，如平平补药，亦须于本病上有益乃可。（《医余》）

癥　瘕

癥瘕

癥瘕之状虽同，而不动者为癥，其治有法；而可推移者，名瘕，瘕病轻于癥。瘕，不动者，必死之候。其发语声嘶，挹言语而不出，此人食结在腹，其病寒，口中常有水出，四肢洒洒如疟，饮食不能，郁郁而痛[①]，此食瘕也。

遗积瘕

齐中尉潘满如，病小腹痛，臣意诊其脉，曰：遗积

---

① 郁郁而痛：顾本、吴中珩本、文渊阁本并作"郁而又痛"。

痕也。臣意即谓齐太仆臣饶、内史臣繇曰：中尉不复自止于内，则三十日死。后二十余日，溲血死。病得之酒且内。所以知潘满如病者，臣意切其脉深小弱，其卒然合合也，是脾气也。右脉气口至紧小，见痕气也。以次相乘，故三十日死。三阴俱抟者，如法；不俱抟者，决在急期；一抟一代者，近①也。故其三阴抟，溲血如前止。（《史记》）

蛲瘕音饶②

临菑女子薄吾病甚，众医皆以为寒热③，当死。臣意诊其脉，曰：蛲瘕为病，腹大，上肤黄粗，循之戚戚然。臣意饮以芫花一撮，即出蛲可数升，病已，三十日如故。蛲得之于寒湿，寒湿气郁笃不发，化为虫。臣意所以知薄吾病者，切其脉，循其④尺，其尺索刺粗，而毛美奉发，是⑤虫气也。其色泽者，中⑥藏无邪气及重病。（《史记》）

蛇瘕

隋有患者，尝饥而吞，食则下致胸便即吐出，医作噎疾、鬲气、翻胃三候治之，无验。有老医任度视之，

---

① 近：顾本、吴中珩本、日本本、文渊阁本并作"逆"。
② 音饶：顾本、吴中珩本、文渊阁本无。
③ 寒热：顾本、吴中珩本、日本本、文渊阁本下并有"笃"。
④ 其：文渊阁本无。
⑤ 是：文渊阁本无。
⑥ 中：原作"虫"，据顾本、吴中珩本、日本本改。

曰：非此三疾，盖因食蛇肉不消而致斯病，但揣心腹上，有蛇形也。病者曰：素有大风，尝求蛇肉食，风稍愈，复患此疾矣。遂以芒硝、大黄合而治之，微泄利则愈。医皆记其验，而知蛇瘕也。

米瘕

乾德中，江浙间有慎道恭者，肌瘦如劳，唯好食米，阙之则口中清水出，情似忧思，食米顿便如常。众医不辨。后遇蜀僧道广，处方以鸡屎及白米各半合，共炒如①末，以水一中盏调，顿服②。良久，病者吐出如米形，遂差。《病源》谓米瘕是也。

发瘕

徐文伯，字德秀，笃好医术。宋明帝宫人患腰痛牵心，发则气绝，众医以为肉瘕。文伯视之，曰：此发瘕也。以油灌之，即吐物如发稍长，引之长三尺，头已成蛇，又能摇动。悬柱上，水沥尽，唯余一发而已。遂愈。(《名医录》同上)

斛二瘕

《续搜神记》：有人能饮茗至一斛二斗，忽饮过量数升，吐出一物，如牛肺，以茗浇之，容一斛二斗，因名曰斛二瘕。(《封演见闻录》)

---

① 如：顾本、日本本、文渊阁本并作"为"。

② 以水一中盏调顿服：顾本、文渊阁本作"以水一钟顿调服"。

食发致疾

《唐书》曰：甄权弟立言善医。时有尼明律，年六十余，患心腹膨胀，身体羸瘦，已经二年。立言诊其脉，曰：腹内有虫，当是误食发为之耳。因令服雄黄。须臾吐一蛇，如人手小指，唯无眼，烧之犹有发气，其疾乃愈。

瘕

《异苑》曰：章安有人元嘉中啖鸭肉，乃成瘕病。胸满面赤，不得饮食，医令服秫米，须臾烦闷，吐一鸭雏，身喙翅皆已成就，唯左脚故缀昔所食肉，病遂获差。《志怪》曰：有人得瘕病，腹昼夜切痛，临终，救其子曰：吾气绝后可剖视之。其子不忍违言，剖之，得一铜酒鎗①，容数合许。华佗闻其病而解之，便出巾柙中药以投鎗，鎗即消成酒焉。（《太平御览》同上）

鳖瘕

景陈②弟长子拱年七岁时，胁间忽生肿毒，隐隐见皮里一物，颇肖鳖形，微觉动转，其③掣痛不堪忍。德兴古城村有外医曰：洪豆腐见之，使买鲜虾为羹以食。咸疑以为疮毒所忌之味，医竟令食之。下腹未久，痛即止。喜曰：此真鳖瘕也。吾求其所好，以尝试之尔。乃

---

① 鎗（chēng 称）：酒器。
② 陈：文渊阁本作"成"。
③ 转其：顾本、吴中珩本、文渊阁本并作"其转"，属下读。

合一药，如疗脾胃者，而碾附子末二钱，投之数服而消。明年病复作，但如前补治，遂绝根本。(《类编》)

鳖瘕

鳖瘕者，谓腹中瘕结如鳖状是也。有食鳖触冷不消而生者，亦有食诸杂肉得冷变化而成者。皆由脾胃气虚弱而遇冷，则不能克消所致。瘕，言假也，谓其有形假而推移也。昔曾有人共奴俱患鳖瘕，奴在前死，遂破其腹，得一白鳖，仍故活。有人乘白马来看鳖，白马遂尿，随落鳖上，即缩头，及寻以马尿灌之，即化为水。其主曰：吾将差矣。即服之，果如其言得差。(《巢氏病源》)

痃癖

夫痃癖之病，大同而小异。痃者近脐，左右成条，大者如臂，次者如弦之状。癖在两肋之间，有时而痛。此皆由阴阳不和，经络否隔①，饮食停滞，不得宣流，邪冷之气搏结而成也。(《鸡峰方》)

京三棱治癥瘕

昔人患癥瘕，死遗言，令开腹取之，得病块干硬如石，文理有五色，人谓异物，窃取削成刀柄，后因以刀刈三棱，柄消成水，乃知此可疗癥瘕也。(《本草》)

---

① 否（pǐ 痞）隔：隔绝不通。

诸 虫

应声虫

永州通判厅军员毛景得奇疾，每语，喉中必有物作声相应。有道人教令学诵本草药名，至蓝而默然。遂取蓝掜汁而饮之，少顷，吐出肉块，长二寸余，人形悉具。刘襄子思为永倅，景正被疾逾年，亲见其愈。（《泊宅编》）

又

陈正敏《遁斋闲览》载：杨勔中年得异疾，每发言应答，腹中有小声效之，数年间，其声浸大。有道士见而惊曰：此应声虫也，久不治，延及妻子。宜读《本草》，遇虫不应者，当取服之。勔如言，读至雷丸，虫忽无声，乃顿服数粒，遂愈。正敏其后至长沙，遇一丐者，亦有是疾，环而观之甚众。因教使①服雷丸。丐者谢曰：某贫无他技，所以求衣食于人者，唯藉此尔。以上皆陈所记。予读唐张鷟《朝野佥载》云：洛州有士人患应声，语即喉中应之，以问良医张文仲，张经夜思之，乃得一法，即取《本草》令读之，皆应，至其所畏者②，即不言。仲乃录，取药合和为丸，服之，应时而

---

① 使：顾本、吴中珩本、文渊阁本并作"便"。
② 者：文渊阁本无。

止。乃知古有是事。（百衲居士《铁围山丛话》）

蛔虫

蛔虫，九虫之数，人腹中皆有之。小儿失乳而哺早，或食甜过多，胃虚虫动，令人腹痛恶心，口吐清水，腹上有青筋，火煨使君子与食，以壳煎汤送下，甚妙。然世人多于临卧服之，又无日分，多不验，唯是于月初四五间，五更服之，至日午前虫尽下，可以和胃温平药，一两日调理之，不可多也。凡虫在人腹中，月上旬头向上，中旬横之，下旬头向下。故中下旬用药，即不入虫口，所以不验也。牛马之生子，上旬生者，行在母前；中旬生者，并肩而行；下旬生者，后随之。猫之食鼠亦然，上旬食上段，中旬①中段，下旬下段，自然之理，物皆由之，而莫知之。（《医余》）

五脏之虫

心虫曰蛔，脾虫寸白，肾虫如寸截丝缕，肝虫如烂杏，肺虫如蚕，皆能杀人，惟肺虫为急。肺虫居肺叶之内，蚀人肺系，故成瘵疾，咯血声嘶，药所不到，治之为难。有人说《道藏》中载诸虫皆头向下，唯自初一至初五以前头上行，故用药者多取月朒②以前，盖此也。如疗寸白，用《良方》锡沙、芜荑、槟榔者极佳。五更服，虫尽下。白粥将息，药用石榴根浓汁半升，下散三

---

① 中旬：文渊阁本此下有"吃"字。

② 朒（ně匿）：农历初三的代称。

钱，丸五枚。(《本事方》)

九虫之状

九虫者，一曰伏虫，长四分，为群虫之长；二曰白虫，长一寸，相生至多，其母长至四五寸[①]，则杀人；三曰肉虫，状如烂杏，令人烦满；四曰肺虫，其状如蚕，令人咳；五曰胃虫，状如虾蟆，令人吐逆呕哕；六曰弱虫，状如瓜瓣，令人多唾；七曰赤虫，状如生肉，令人肠鸣；八曰蛲虫，至微细，状如菜虫，居洞肠间，多则为痔漏、痈疽，诸疮无所不为；九曰蛔虫，长一尺，贯心则杀人。又有尸虫与人俱生，状如犬马尾，或如薄筋，依脾而居，长三寸许，大害于人，然多因脏虚寒劳热而生。

诸虫入耳

虫之类能入耳者，不独蜒蚰，如壁虱、萤火、扣头虫、皂角虫，皆能为害。有人患脑痛，为虫所食，或教以桃叶为枕，一夕虫自鼻出，形为[②]鹰嘴，人莫识其名。有人蜒蚰入耳，遇其极时，以头撞柱，至血流不知，云痒甚不可忍。蜒蚰入耳，往往食髓至尽，又能滋生。凡虫入耳，用生油灌妙。(《遁斋闲览》)

误吞水蛭

吴少师在关外，尝得疾，数月间肌肉消瘦，每日饮

① 寸：原作"丈"，据文渊阁本改。
② 为：顾本、日本本、文渊阁本并作"如"。

食下咽，少时，腹如万虫攒①攻，且痒且痛，皆以为劳
瘵也。张锐是时在成都，吴遣驿骑招致。锐到兴元，既
切脉，戒云：明日早且忍饥，勿啖一物，俟锐来为之
计。旦而往，天方剧暑。白请选一健卒，趋往十里外，
取行路黄土一银盂，而令厨人旋治面，将午乃得食。才
放箸，取土适至，于是温酒二②升，投土搅其内，出药
百粒，进于吴，饮之，觉肠胃掣痛，几不堪忍，急登
溷。锐密使别坎一穴，便掖吴以行。须臾暴下如倾，秽
恶斗许，有马蟥③千余，宛转盘结，其半已困死。吴亦
惫甚，扶憩竹榻上，移时方餐粥一器，三日而平。始言
去年正以夏夜出师，中涂躁渴④，命候兵持马盂挹涧水，
甫入口，似有物焉，未暇吐之，则径入喉矣。自此遂得
病。锐曰：虫入人肝脾里，势须滋生，常日遇食时则聚
丹田间，吮咂精血，饱则散处四肢。苟惟知杀之而不能
扫尽，故无益也。锐是以⑤请公枵腹以诱之，此虫喜酒，
又久不得土味，乘饥毕集，故一药能洗空之耳。吴大
喜，厚赂以金帛送之归。（《庚志》）

---

① 攒：顾本、吴中珩本、日本本、文渊阁本并作"攒"。攒，
同"攒"，聚，凑集。
② 二：顾本、吴中珩本、日本本、文渊阁本并作"一"。
③ 蟥：原作"黄"，据顾本、日本本、文渊阁本改。
④ 躁渴：文渊阁本作"渴躁"。
⑤ 是以：文渊阁本作"以是"。

又

宁国卫承务者，唯一子。忽得疾，羸瘦如削，医以为瘵疾，治疗无益。医刘大用问其致疾之因，曰：尝以六月饮娼家，醉卧桌上，醒，渴，求水不得，前有菖蒲盆水清洁，举而饮之，自是疾作。刘默喜，密遣仆掘田间淤泥，以水沃濯，取清汁两碗，置几上，令随意饮。卫子素厌疾苦，不以秽为嫌，一饮而尽，俄肠胃间攻转搅刺，久之始定。续投以宣药百粒，随即洞泄，下水蛭六十余条，便觉襟抱豁然。刘曰：此盖盆中所误吞也。蛭入人腹，藉膏血滋养，蕃育种类，每粘着五脏，牢不可脱。然久去污渠，思其所嗜，非以此物致之，不能集也。然尪羸，别以药调补。（《类编》）

又

有人因醉，薄暮渴饮道傍田水，自此忽患胸腹胀满，遍医不效，人亦莫识其病。因干宿客邸，夜半思水饮，令仆觅之，仆夜扪索，见有缸数只，疑店主以此贮水，遂取一碗与其主饮，便觉胸次豁然，再索之，忽觉脏腑急，于店仄空地大泻一二行。平明视之，所泻乃水蛭无数，继看夜来所饮缸水，乃主人刘蓝作淀者，其病顿愈。方思前时渴饮田水，不觉误吞水蛭在腹，遂成胀痛之疾，乃蛭为害。今人耘田为此虫所啮，以淀涂之，无不愈也。

卷

五

苦寸白虫

赵子山，字景高，寓居邵武军天王寺。苦寸白虫为挠，医者戒云：是疾当止酒。而以素所耽嗜，欲罢不能。一夕醉于外舍，归已夜半，口干咽燥，仓卒无汤饮，适廊庑间有瓮水，月色下照，莹然可掬，即酌而饮之，其甘如饴，连尽数酌，乃就寝。迨晓，虫出盈席，觉心腹顿宽，宿疾遂愈。一家皆惊异，验其所由，盖寺仆日织草屦①，浸红藤根水也。（《庚志》）

又

掘石榴东引根皮，洗曝捣细，不兼他味，隔宿虚其腹，凌晨温酒调服，妙。

又

蔡定夫戡之子康，积苦寸白为孽，医者使之碾槟榔细末，取石榴东引根，煎汤调服之。先炙肥猪肉一大脔，置口中，咽咀其津膏而勿食。云：此虫惟月三日以前，其头向上，可用药攻打，余日即头向下，纵有药皆无益。虫闻肉香咂唼之意，故空群争赴之，觉胸中如万箭攻攒，是其候也。然后饮前药。蔡悉如其戒，不两刻，腹中雷鸣，急奏②厕，虫下如倾，命仆以杖挑拔，皆联绵成串，几长数丈，尚蠕蠕能动，举而抛于溪流，

---

① 屦（jù 据）：古代用麻葛制成的一种鞋。

② 奏：顾本、吴中珩本、日本本、文渊阁本并作"登"。

宿患顿愈。姑广其传，以济后人。(《庚①志》)

误吞蜈蚣

有村店妇人，因用火筒吹火，不知筒中有蜈蚣藏焉，用以吹火，蜈蚣惊，迸窜入喉中，不觉下胸臆。妇人求救，人无措手。适有人在傍云：可讨小猪儿一个，切断喉取血，令妇人顿吃之。须臾以生油一口灌妇人，遂恶心，其蜈蚣衮②在血中吐出。继与③雄黄细研，水调服，遂愈。

蜓蚰及百虫入耳

蜓蚰入耳，取驴乳灌耳中，当消成水。百虫入耳，以桃叶火熨之，卷而塞耳中，立出。(《本草》)

尸虫

柳子厚《骂尸虫文》云：人皆有三尸虫，处之腹中，伺隐微失误，辄籍记。日庚申，幸其人之昏睡，出谗于帝以求飨，以是人多谪过、疾疬、夭死。而医经亦云：能与鬼灵相通，常接引外邪为患害。其发作之状，或沉沉默默，不的知其所苦，而无处不恶，或腹痛胀急，或礧块踊起，或挛引腰脊，或精神杂错，变证多端，其病大同而小异。(《鸡峰方》)

---

① 庚：原作"支"，据顾本、吴中珩本、日本本、文渊阁本改。

② 衮："滚"的古字。文渊阁本作"滚"。

③ 与：文渊阁本作"以"。

酒虫

齐州士曹席进孺，招所亲张彬秀才为馆舍。彬嗜酒，每夜必置①数升于床隅。一夕忘设焉，夜半大渴，求之不可得，忿闷呼躁，俄顷呕吐一物于地，旦起视之，见床下块肉如肝而黄，上如蜂窠，犹微动，取酒沃之，唧唧有声，始悟平生酒病根本，亟投诸火中，后遂不饮。(《丁志》)

---

① 置：文渊阁本此下有"酒"字。

卷 六

脏腑泄痢

当暑勿食生冷

当盛暑时，食饮加意调节。缘伏阴在内，腐化稍迟，又果蓏①园蔬多将生啖，苏水桂浆唯欲冷饮，生冷相值，克化尤难，微伤即飧泄，重伤则霍乱、吐利。是以暑月食物尤要节减，使脾胃易于磨化，戒忌生冷，免有腹脏之疾。虽盛夏冒暑难为全断饮冷，但克意少饮，勿与生硬、果菜、油腻、甜食相犯，亦不至生病也。

辨脏腑下痢

病水泄青白，或黄白，或米谷不化，肠鸣腹痛者，此伤冷也，为洞泄寒中，又为霍乱吐泻，其脉细弱而紧，宜理中丸、平胃散、调中汤以温补之，盛则金液丹、朝真丹主之。或药入则吐出者，内阴盛也。用汤者，当以冷服，用丸者，以地浆服，热因寒用之法也。

病水泄，下深黄及有完谷，小便赤，腹胁但胀满而不痛，烦躁闷乱，渴而喜饮者，此伤热也，为挟热下

---

① 蓏（lǒu 搂）：草本植物的果实。

利，其脉洪大而数，宜驻车丸、参连散、蘗皮汤以和之，甚则三黄丸、调胃承气汤。挟热下血者，蘗皮汤主之。

病泄泻，色黄而有沫，肠鸣，腹胁胀满，时微作痛者，为冷热不调，其脉沉紧而小数也，服热药则转甚，戊己丸、香连丸主之。下部注闷，里急后重者，必欲变脓血，利之则愈。

病暴泄注下，或青白，或黄白，米谷或化或不化，腹胁或胀或不胀，或痛或不痛，但噫生熟气，全不思食，因与温补诸药，而后转有异证者，有所伤也，此为飧泄，其脉外虚而内实，关脉沉且紧也，宜消积丸、不二丸以化之，甚则用备急丸主之。（上不二丸，用砒不可多服。曾见医用有害。）

又春伤以风，夏必飧泄。又风气行于肠胃，则暴泄下利，其脉浮缓而虚也，并宜服羌活安中汤、胃风汤、荆黄汤、诃梨散主之。

病赤白下利，或脓多血少，或脓少血多，皆为有积，或先挟热泄泻，更服温药，因变脓血下利，关脉沉紧，按之有力而小疾也，并宜先与消化积滞，才微利过，即以香连丸、驻车丸、戊己丸便愈。化积滞用消积丸、不二丸、感应丸。淹延恶利，用朱粉丹主之。（《集验方》）

治赤白痢

有人久患痢，赤白兼下，或纯白，或纯赤，百药不

222

愈者。病久服药已多，治痢多用毒药攻击，得脏气不和，所以难愈。史载之用轻清和气药与之，遂愈。后来屡有验。其方用罂粟壳蜜炙、人参、白术、白茯苓、川芎、甘草炙、黄芪等分，为细末，二钱，水一盏，生姜、枣、乌梅半个，煎八分，温服不以时。

久患泄泻

有人久患泄泻，以暖药补脾，及分利小水，百种治之，不愈。医诊之，心脉独弱，以益心气药、补脾药服之，遂愈。盖心火也，脾土也，火生土，脾之旺赖火之燥，心气不足则火不燥脾，土受湿，故令泄泻。今益心补脾而又能去湿，岂有不效者。

又有一种泄泻，作冷、作积、作心气不足治之，及服硫黄、附子甚多，皆不效，因服火枕丸而愈。此肠胃有风冷也，胃风汤兼服暖药亦佳。

又有一种脾泄泻，服泰山老李炙肝散而愈，乃白芷、白术、白芍药、桔梗四味也。（《医余》）

痢有赤白

凡人患痢，不问赤白，脉小身凉者易安，脉大身热者难差。患痢，未有不腹痛者，皆缘有积也。暑积及热积，多患赤痢；冷积，多患白痢；亦有肠胃有风，而患赤痢者；有冷热不调，而患赤白痢者。暑积痢，可用黄连阿胶丸、绵煎散加滑石；白痢，可用驻车丸、感应丸之类；冷热不调，用戊己丸、巴豆丸子之类。绵煎散入滑石，治赤痢极有功；又有豆饮子加减，亦有功，治诸

般痢，用之每有效；官局灵砂丹亦甚奇。此数药，自夏及秋，皆不可阙也。（同上）

罂粟治痢

治痢以罂粟，古方未闻。今人所用，虽其法小异，而皆有奇功。或用数颗，慢火炙黄，为末，米饮下。或去粟用壳，如上法。或以壳五七枚，甘草一寸，半生半炙，大碗水煎，取半碗，温温呷。蜀人山叟曰：用壳并去核鼠查子①各数枚，焙干末之，饮下，尤治噤口痢。（《泊宅编》）

车前止暴下

欧阳文忠公常得暴下，国医不能愈。夫人云：市人有此药，三文一帖，甚效。公曰：吾辈脏腑与市人不同，不可服。夫人使以国医药杂进之，一服而愈。召卖药者厚遗之，求其方，乃肯传。但用车前子一味，为末，米饮下二钱匕。云：此药利水道而不动气②，水道利则清浊分，谷脏自止矣。（《良方》）

姜茶治痢

宪宗赐马揔③治泻痢腹痛方，以生姜和皮切碎如粟米，用一大盏，并草茶相等，煎服之。元祐二年，文潞

---

① 鼠查子：山楂的别名。

② 气：此上顾本、吴中珩本、日本本、文渊阁本并有"真"字。

③ 揔：顾本、吴中珩本、日本本、文渊阁本并作"总"。

公得此疾，百药不效，而予传此方而愈。（同上）

二药治痢

鄂渚有统制王存病痢几年，无休无息①，骨立垂死。逢道人，令煎四物汤下驻车圆，每服一百粒，初服此药减半，并服之，不数日顿愈。（近世《养生方》）

治脏腑

肉豆蔻剜作瓮子，入通明乳香少许，复以末塞之，不尽，即用面和少许，裹豆蔻，煨焦黄为度。三物皆碾末，仍以茶末对烹之。（《大全集》）

半夏益脾止泻

半夏，今人惟知去痰，不言益脾，盖能分水故也。脾恶湿，湿则濡而困，困则不能制水。经曰：湿胜则泻。一男子夜数如厕，或教以生姜一两碎之，半夏汤洗，与大枣各三十枚，水一升，瓷瓶中慢火烧为熟水，时时呷，数日便已。

乳煎荜拨治气痢

《独异志》：唐贞观中，张宝藏为金吾长②，尝因下直归栎阳，路逢少年畋猎，割鲜野食，倚树叹曰：张宝藏身年七十，未尝得一食酒肉，如此者，可悲哉。傍有

---

① 无休无息：文渊阁本作"无休息"。

② 金吾长：此下原衍一"上"字，据顾本、文渊阁本、吴中珩本、日本本删。

僧指曰：六十日内官登三品，何足叹也？言讫不见。宝藏异之，即时还京师，时太宗苦于气痢，众医不效，即下诏问殿廷左右，有能治此疾者，当重赏之。宝藏曾困其疾，即具疏以乳煎荜拨方，上服之立差。宣下宰臣，与五品官，魏徵①难之，逾月不进拟。上疾复发，问左右曰：吾前饮乳煎荜拨有功。复命进之，一啜又平。因思曰：尝令与进方人五品官，不见除授，何也？徵惧，曰：奉诏之际，未知文武二吏。上怒曰：治得宰相，不妨已授三品官，我天子也，岂不及汝耶？乃厉声曰：与三品文官，授鸿胪卿。时正六十日矣。其方每服用牛乳半升②，荜拨三钱匕，同煎减半，空腹顿服。（《良方》）

脏腑秘涩

老人脏腑不可用大黄。老人津液少，所以秘涩，更服大黄以泻之，津液皆去，定须再秘，甚于前。只可服宽润大肠之药，如《养生必用方》二仁丸是也，更用槐花末煎汤淋洗亦妙。风药燥肠。

又有一种风秘者，当用槟榔七圣丸，虽有大黄，斟酌服之，勿令泻可也。又有妇人产后大便秘，须四五日、六七日不通者，出血已多，津液少也，浓煎紫苏汤，饮一两盏自通。更一日不通，服局方大麻仁丸三十丸。（《医余》）

---

① 徵：原作"证"，据文渊阁本改。下文同。
② 半升：文渊阁本作"半斤"。

肠胃流热

肠胃流热则粪门暴肿，用蜗牛细研，涂之则消。

肠风痔疾

痔肠风脏毒

痔、肠风、脏毒，一体病也，极难得药，亦缘所以致疾不同，虽良药若非对病，固难一概取效。常人酒色饮食不节，脏腑下血，是谓风毒。若释子辈患此，多应饱食久坐，体气不舒而得之，乃脾毒也。王涣之知舒州，下血不止，郡人朝议大夫陈宜父，令其四时取其方，柏叶如春取东枝之类，烧灰，调二钱，服而愈。予得方后，官赣上，以治贰车吴令昇，亦即效。提点司属官陈逸大夫偶来问疾，吴倅告以用陈公之方而获安。陈君蹙頞曰：先人也，仍须用仄①柏为佳。道场慧禅师曰：若释子恐难用此，不若灼艾最妙。平直，量骨脊与脐平处椎上，灸七壮，或年深，更于椎骨两傍各一寸，灸如上数，无不除根者。又予外兄刘向为严掾，予过之，留饮，讶其瘦瘠，问之。答曰：去岁脏毒作，凡半月，自分必死，得一药服之，至今无苦。问何药，不肯言，再三扣，始言，只这桌②子上有之，乃是干柿烧灰，饮下

---

① 仄：顾本、吴中珩本、日本本、文渊阁本并作"侧"。

② 桌：原作"卓"，据文渊阁本改。

二钱。《本草》曰①：柿治肠癖，解热毒，消宿血，有病者宜求之。《素问》：肠癖为痔。(《泊宅编》)

肠风下血

人患肠风下血者，何也？人肠皆有脂裹之，厚则肠实而安。肠中本无血，血缘有风或有热以消其脂，肠遂薄，渗入身中血。初患者，必服冷药而愈。服之过当，则肠寒而脂愈不生，其血必再作。凡热者，其血鲜；冷者，其血青黑。察其冷热，用药可也。(《医余》)

酒利

有人日逐饮酒，遂成酒利，骨立不食，但饮酒一两盏。利作几年矣，因与香茸丸一两服遂止，盖麝能治酒毒。

脏毒下血

洛阳一女子，年四十六七，耽饮无度，多食鱼蟹，摄理之方蔑如也。后以饮啖过常，蓄毒在脏，日夜二三十度②，大便与脓血杂下，大肠连肛门痛不堪任。医以止血痢药，不效；又以肠风药，则益甚。盖肠风则有血而无脓。凡如此已半年余，气血渐弱，食渐减，肌肉渐瘦。稍服热药，则腹愈痛，血愈下；服稍凉药，则泄

---

① 曰：原作"日"，据顾本、吴中珩本、日本本、文渊阁本改。

② 度：原作"谒"，据顾本、吴中珩本、日本本、文渊阁本改。

注，气羸，粥愈减；服温平药，则病不知。将期岁，医告术穷，垂命待尽。或有人教服人参散，病家亦不敢主张①，谩与服之。才一服，知；二服，减；三服，脓血皆定。自此不十服，其疾遂愈。后问其方，云：治大肠风虚，饮酒过度，挟热下痢脓血，疼痛多日不差。樗根白皮、人参各一两，为末，二钱匕，空心温酒调下。饮酒以温米饮代，忌油腻、湿面、青菜、果子、甜物、鸡、鱼、蒜等。(《衍义》)

脱血

臂多青脉，曰脱血。尺脉缓涩，谓之解㑊。安卧脉盛，谓之脱血，卧久伤气也。

痈　疽

服石发疽

齐王侍医遂病，自炼五石服之。臣意往过之，遂请意曰：不肖有病，幸诊遂也。臣意即诊之，告曰：公病中热，论曰：中热不溲者，不可服五石。石之为药精悍，公服之不得数溲，亟勿服，色将发痈。遂曰：扁鹊曰：阴石以治阴病，阳石以治阳病。夫药石者，有阴阳水火之齐，故中热，即为阴石柔齐治之；中寒，即为阳石刚齐治之。臣意曰：公所论远矣。扁鹊虽言若是，然

---

① 张：原作"当"，据文渊阁本改。

卷

六

必审诊，处度量，立规矩，称权衡，合色脉、表里、有余、不足、顺逆之法，参其人动静与息相应，乃可以论。论曰：阳疾处内，阴形应外者，不加悍药及镵石。夫悍药入中，则邪气辟矣，而宛气愈深。诊法曰：二阴应外，一阳接内者，不可以刚药。刚药入则动阳，阴病益衰，阳病益著，邪气流行，为重困于俞（始喻反），忿发为疽。意告之后百余日，果为疽发乳上，入缺盆，死。此谓论之大体也，必有经纪，拙工有一不习，文理阴阳失矣。（《史记》）

病疽

齐侍御史成自言病头痛，臣意诊其脉，曰：君之病恶，不可言之①。即出，独告成弟②曰：此病疽也，内发于肠胃之间，后五日当臃肿，后八日呕脓死。成之病得之饮酒且内。成即如期死。所以知成之病者，臣意切其脉，得肝气。肝气浊而静，此内关之病也。脉法曰：脉长而弦，不得代四时者，其病主在于肝。和即经主病也，代则络脉有过。经主病和者，其病得之筋髓里。其代绝而脉贲者，病得之酒且内。所以知其后五日而臃肿，八日呕脓死者，切其脉时，少阳初代。代者经病，病去过人，人则去。络脉主病，当其时，少阳初关一

---

① 之：顾本、吴中珩本、日本本、文渊阁本并作"也"。

② 弟：顾本、吴中珩本、日本本、文渊阁本"弟"下并有"昌"字。

分，故中热而脓未发也，及五分，则至少阳之界，（肝与心相去五分，故曰五日尽也。）及八日，则呕脓死，故上二分而脓发，至界而臃肿，尽泄而死。热上则熏阳明，烂流络，流络动则脉结发，脉结发则烂解，故络交。热气以上行，至头而动，故头痛。（《史记》）

治背疽

京师人司仲因言：里人父患背疽，若负火炭，昼夜呼叫。其子泣于途，遇道人，曰：子何忧之深也？告之。道人曰：子当求不耕之地，遇野人粪，为虫鸟所残，即以杖去其粪，取其下土，筛而傅之。乃如其言，用之立愈。父曰：岂以冰著吾背耶？吾五脏俱寒矣。（《类编》）

治喉痈

杨立之自黄①府通判归楚州，喉间生痈，既肿溃而脓血流注，晓夕不止，寝食俱废，医者束手。适杨吉老来赴郡守招，立之两子走往邀之。至，熟视良久，曰：不须看脉，已得之矣。然此疾甚异，须先啖生姜片一斤，乃可投药，否则无法也。语毕即出。子有难色，曰：喉中溃脓痛楚，岂食生姜？立之曰：吉老医术通神，其言不妄，试取一二片啖我，如不能进，则②屏去，无害。遂食之。初时殊为甘香，稍复加益至半斤许，痛

---

① 黄：顾本、吴中珩本、日本本、文渊阁本并作"广"。

② 则：文渊阁本无。

处已宽，满一斤，始觉味辛辣，脓血顿尽，粥饵入口，了无滞碍。明日，招吉老，谢而问之。对曰：君官南方，多食鹧鸪，此禽好啖半夏，久而毒发，故以姜制之。今病源已清，无服他药。予记唐小说载：崔魏公暴亡，医梁新诊之，曰：中食毒。仆曰：常好食竹鸡。梁曰：竹鸡多食半夏苗，盖其毒也。命掘生姜汁，折齿灌之，遂复活。甚与此相类。（《类说》）

治痈疽

房州虞侯张进，本北方人，因送还郡守，逢道人，买酒与饮，得其治痈疽方，寄居文录曹子病背疮，医不能疗，闻进有此技，试呼之。进元无手诀，但以成药涂傅，未旬日而愈。张子温五岁儿，生疮于鬓边，继又发于脑后，证候可忧，亦以付进。凡所用皆一种，不过三夕，二者皆平。温与之钱而问之，进不复有隐，谨以告。但择阿胶透彻者一两，水半升，煎令消，然后入虢丹一两，慢火再熬，数数搅均①，俟三五沸，乃取出，摊令极冷，贮于瓶罂中。如用时，以毛扫布疮四面，而露其口，如疮未成，则遍涂肿处，良久自消。切勿犯手，更无他法。虽一切恶疮，皆可傅治，不特痈疽也。（同上）

治痈疽方

歙丞胡权，在都下遇异人，授以治痈疽内托散方。

---

① 均：顾本、吴中珩本、日本本、文渊阁本并作"匀"。

曰：吾此药，能令未成者速散，已成者速溃败，脓自出①，无用手挤，恶肉自去，不假刀砭，服之之后，痛苦顿减。其法用人参、当归、黄芪各二两，芎䓖、防风、厚朴、桔梗、白芷、甘草各半之，皆细末，别入桂末一两，令均，每以三五钱，热酒调服，以多为妙，不能饮者，木香汤调，然不若酒服为奇。

疗痈毒

向友正，元仲之子也。淳熙八年，为江陵支使摄公安令，痈发于胸臆间，拯疗半岁，弗愈。尝浴罢痛甚，委顿而卧，似梦非梦，见一丈夫微揖而坐，传药方与之，曰：用没药、瓜蒌、乳香三味，酒煎服之。且言桃源许轸知县亦有此方，但不用瓜蒌，若用速效，宜服此。友正敬谢，即如所戒，不终剂而愈。后诣玉泉祷雨，瞻寿亭关王像，盖所感梦者，因绘，祀②于家。（《类编》）

发背无补法

谚云：背无好疮，但生于正中者，为真发背。虞奕侍郎背中生小疮，不悟③，只以药调补，数日不疼不痒，

---

① 出：顾本、吴中珩本、日本本、文渊阁本并作"去"。

② 祀：原作"事"，据顾本、吴中珩本、日本本、文渊阁本改。

③ 悟：原作"误"，据顾本、吴中珩本、日本本、文渊阁本改。

又不滋蔓，疑之，呼外医灸二百壮，已无及。此公平生不服药，一年来唯觉时时手脚心热，疾作，既不早治，又服补药，何可久也。（《泊宅编》）

结痈

五脏不和，则九窍不通；六腑不和，则留结为痈。

预疗背疽

杨州名医杨吉老，其术甚著。某郡一士人，状若有疾，厌厌不聊，莫能名其何等病苦，往谒之。杨曰：君热证已极，气血消铄且尽，自此三年，当以背疽死，不可为也。士人不乐而退，闻茅山观中一道士于医术通神，但不肯以技自名，未必为人致力，士人心计交切，乃衣僮仆之服，诣山拜之，愿执薪水之役于席下。道士喜，留置弟子中，诲以读经，昼夜祗事左右，颐旨如意，历两月久，觉其与常隶别，呼扣所从来，始再拜谢过，以实白之。道士笑曰：世间那有医不得底病，汝试以脉示我。才诊脉，又笑曰：汝便可下山，吾亦无药与汝，但日日买好梨吃一颗①，如生梨已尽，则取干者泡汤饮之，仍食其滓，此疾自当平。士人归，谨如其戒。经一岁，复往杨州。杨医见之，惊其颜儿腴泽，脉息和平，谓之曰：君必遇异人，不然，岂有痊安之理。士人以告杨。立具衣冠，焚香，望茅山设拜。盖自咎其学之未至也。《北琐梦言》载：医者赵鄂云，一朝士疾危，

---

① 吃一颗：文渊阁本作"一颗吃"。

只有一法，请剩①吃消梨，不限多少，如咀嚼不及，捩汁而饮，或希万一。用其言，遂愈。此意正同。（《类编》）

云母膏愈肠痈

杨介吉老者，泗州人，以医术闻四方。有儒生李氏子，弃业，愿娶其女以授其学。执子婿礼甚恭，吉老尽以精微告之。一日，有灵璧县富家妇有疾，遣人邀李生以往。李初视脉，云：肠胃间有所苦耶？妇曰：肠中痛不可忍，而大便从小便中出。医者皆以谓②无此证，不可治，故欲屈君③子。李曰：试为筹之，若姑服我之药，三日当有瘳，不然，非某所知也。下小丸子数十粒，煎黄芪汤下之。富家依其言，下脓血数升而愈。富家大喜，赠钱五十万，置酒而问之。曰：始切脉时，觉芤脉现于肠部。王叔和《脉诀》云：寸芤积血在胸中，关内逢芤肠里痛。此痈生肠内，所以致然。所服者，乃云母膏为丸尔。切脉至此，可以言医矣。李后以医科及第，至博士。李稹元秀，即其从子也。（王仲言《余话》）

钉疽

张嗣伯尝闻屋中呻吟声，嗣伯曰：此病甚重。乃往视之，见一老姥，称体痛，而处处有黯黑无数。嗣伯

---

① 剩：多。
② 谓：文渊阁本作"为"。
③ 君：顾本、吴中珩本、日本本、文渊阁本并无。

还，煮斗余汤，送令服之。服讫，痛势愈甚，跳投床者无数，须臾，所黯处皆拔出钉，长寸许，以膏涂疮口，三日而复。云此名钉疽也。（《史记》）

痛疮

唐李勣尝疾，医诊之，云①：得须灰服之方止。太宗遂自剪髭，烧灰赐服之，复令傅痛疮，立愈。故白乐天云：剪须烧药赐功臣。仁宗皇帝赐吕夷简，古人有语髭可治疾，今朕剪髭②与之合药，表朕意也。

脚　气

脚气痞绝

唐柳柳州③纂《救死三方》云：元和十二年二月得干脚气，夜半痞绝，左胁有块大如石，且死。因大寒，不知人三日，家人号哭。荥阳郑洵美传杉木汤，服半食顷，大下三次，气通块散。用杉木节一大升，橘叶一升，无叶以皮代，大腹槟榔七个，合而④碎之，童子小便三大升，共煮一升半，分二服。若一服得快利，停后

---

① 云：文渊阁本作"曰"。
② 髭：顾本、吴中珩本、日本本、文渊阁本并作"须"。
③ 柳柳州：指唐代著名文学家柳宗元，他曾被贬柳州，故称。
④ 而：原作"子"，据顾本、日本本、文渊阁本改。

服。已前死皆①死矣，会有教者，皆②得不死。恐他人不幸，有类予病，故传焉。(《本事方》)

脚气无补法

脚气乃风毒在内，不可不攻，故先当泻之。

脚心如中箭

道士王裕曰：有忽患脚心如中箭，发歇不时，此肾之风毒，泻肾愈。(《泊宅编》同上)

脚气

今人谓之脚气者，黄帝所谓缓风、温③痹也。《千金》云：顽弱名缓风，疼痛为温痹。

治闭结并脚气

饶医熊彦诚，年五十五岁，病前后便溲不通，五日腹胀如鼓，同辈环视皆不能措力。与西湖妙果僧慧月相善，遣信邀致④诀别。月⑤惊驰而往，过钓桥，逢一异客，风姿潇洒出尘，揖之曰：方外高士，何孑孑走趋如

---

① 死皆：文渊阁本作"三日"；吴中珩本、日本本并作"三死皆"。

② 皆：文渊阁本无。

③ 温：顾本、吴中珩本、日本本、文渊阁本并作"湿"。本条下同。

④ 致：文渊阁本作"至"。

⑤ 月：顾本、日本本、文渊阁本并作"慧月"，本条内诸"月"皆同此。

此？月曰：一善友久患闭结，势不可疗，急欲往问。客曰：此易事也，待奉施一药。即脱靴入水，探一大螺而出，曰：事济矣。持抵其家，以盐半匕，和壳生捣碎，置病者脐下一寸三分，用宽帛紧系之，仍办触器，以须其通。月未深以为然，姑巽①谢之。熊昏不知人，妻子聚泣，诸医知无他策，谩使试之，曾未安席，砉然②暴下，医愧叹而散。月归访异人，无所见矣。熊后十六年乃终。白石董守约，以脚气攻注为苦，或教之捶数螺，傅两股上，便觉冷气趋下至足，既而亦安。（《类编》）

附船愈脚气痛

顾安中，广德军人久患脚气，筋急腿肿，行履不得，因至湖州附船，中有一袋物，为腿酸痛，遂将腿阁袋上，微觉不痛，及筋宽而不急，乃问梢人袋中何物，应曰宣瓜，自此脚气顿愈。（《名医录》）

脚躄

有人病两脚躄，不能行，举诣佗。佗望见，云：已饱针灸服药矣，不须复看脉。便使解衣，点背数十处，相去或一寸或五寸，纵邪不相当。言灸此各十壮，灸创愈，即行。后灸处夹脊一寸，上下行端直均调，如引绳也。（《汉书·华佗传》）

---

① 巽：谦让恭顺。

② 砉（huā 花）然：象声词。

旋复根汁能续筋

筋断复续者，取旋复根绞取汁，以筋相对，取汁涂而封之，即相续如故。蜀儿如逃走，多刻筋，以此续之，百不失一。

漏

时康祖心漏

时康祖大夫患心漏二十年，当胸数窍，血液长流，屡访名医，皆云不可治。或云：窍多则愈损，闭则虑穴他歧，当存其一二，犹为上策。坐此，形神剿瘁，又积苦腰痛，行则伛偻，不饮酒，虽鸡鱼蟹蛤之属，亦皆不向口。淳熙四年，通判温州郡守韩子温，见而怜之，为检《圣惠方》载腰痛一门冷热二证示之，使自择。康祖报曰：康祖年老久羸，安敢以为①热？始作寒冷治疗。取一方用鹿茸者服之，逾旬痛减，仍觉气宇和畅，遂一意专服，悉屏他药。洎②月余，腰屈复伸，无复呼痛，心漏亦愈。以告医者，皆不能测其所以然。后九年，康祖自镇江通判满秩，造朝访子温，则精力倍昔，饮膳无所忌，步履轻捷。云：漏愈之后，日胜一日。子温书吏吴汝弼亦苦是疾，使就求药服之，旬有二日而差。其方

① 为：文渊阁本无。
② 洎（jì记）：到，及。

本只治腰痛，用鹿茸去毛，酥炙微黄，附子炮，去皮脐，皆二两，盐花三分为末，枣肉丸，三十丸，空心酒下。（《己志》）

鳝鱼覆漏

马提刑记医：先祖忠肃公，天圣中以工部尚书知濠州，家有媪病漏盖十余年。一日，老兵扫庭下，且言前数日过市，有医自远来，道疮漏可治，特顷刻之力耳。媪曰：吾更医多矣，不信也。其党有以白忠肃公者，即为召医。视之，曰：可治无疑，须活鳝一①，竹针五七枚。医乃掷鳝于地，鳝困屈盘，就盘以竹针贯之，覆疮。良久取视，有白虫数十，如针著鳝。医即钤置杯水中，蠕动如线，复覆之，又得十余枚，如是五六。医者曰：虫固未尽，然其余皆小虫，竟请以常用药傅之。时家所有槟榔、黄连为散，傅之。医未始用药，明日可以干艾作汤，投白矾末三二钱，洗疮，然后傅药，盖老人血气冷，必假艾力以佐阳，而艾性亦能杀虫也。如是者再，即生肌，不一月当愈。既而如其言。医曰：疮一月不治，则有虫，虫能蠕动，气血亦随之，故疮漏不可遽合则结痛，实虫所为。又曰：人每有疾，经月不痊则必愈，虚劳妇人则补脾血，小儿则防惊疳，二广②则并治

---

① 一：顾本、吴中珩本、日本本、文渊阁本"一"下并有"条"字。

② 二广：宋代广南西路与广南东路的简称，相当于今广西、广东。

瘅疠，医无名于世而治疾有效，亦良医也。又其言有理，故并录之。（《良方》）

鳝漏

有人脚肚上生一疮，久遂成漏，凡经二年，百药不效，自度必死。一村人见之，云：此鳝漏耳。但以石灰二三升，百沸汤泡，熏洗，如觉疮痒，即是也。病者如其言，用灰汤淋洗，果痒，竟用此洗，不三两次，遂干。

蚁漏

有妇人项下忽生一块肿，渐缘至奶上，肿起，莫知何病。偶用刀刺破，出清水一碗，日久疮不合。有道人见之，曰：此蚁漏尔，缘吃饭误食蚁得此。询妇人，云：当来吃饭时，群蚁缘饭上，逐之，用汤泡吃，往往有死蚁在中，不觉食之。道人云：此易治。但用穿山甲数片，烧存性，为末，傅疮上遂愈，盖蚁畏穿山甲故也。

犬啮瘤得针

处士蒯亮言其所知额角患瘤，医为剖之，得一黑石棋子，巨斧击之，终不伤缺。复有足胫生瘤者，因至亲家，为猘犬①所齚②，正啮其瘤，其中得针百余枚，皆可

---

① 猘犬：狂犬。
② 齚（zé 泽）：啃，咬。

用，疾亦愈。(《稽神录》)

灸鼠漏

柳休祖者，善卜筮。其妻病鼠瘤，积年不差，垂命。休祖遂卜，得颐之复，按卦合得姓石人治之，当获鼠而愈也。既而乡里有奴姓石，能治此病，遂灸头上三处，觉佳，俄有一鼠，迳前而伏呼，犬咋之，视鼠头有三灸处，妻遂差。(《拾遗记》)

李生虱瘤

浮梁李生，得背①痒疾，隐起如覆盂，无所痛苦，唯②奇痒不可忍，饮食日以削，无能识其为何病。医者秦德立见之，曰：此虱瘤也，吾能治之。取药傅其上，又涂一绵带，绕其围。经夕瘤破，出虱斗许，皆蠢蠕能行动，即日体轻，但③一小窍如箸端不合，时时虱涌出不胜计，竟死。予记唐小说载：贾魏公镇滑台日，州民病此，魏公云：世间无药可疗④，唯千年木梳烧灰及黄龙浴水，乃能治尔。正与此同。

---

① 背：顾本、吴中珩本、日本本、文渊阁本并无。

② 唯：此上顾本、日本本、文渊阁本并有"背"字。

③ 但：此下文渊阁本有"有"字。

④ 疗：文渊阁本作"治"。

肿 癭

病肿

先痛而后肿，气伤形也；先肿而后痛，形伤气也。风胜则动，热胜则肿，燥胜则干，寒胜则浮，湿胜则濡。

肿

《释名》曰：肿，钟也。寒热气所钟聚也。（《太平御览》）

阴肿如升

治男子阴肿大如升，核痛，人所不能治者，捣马鞭草涂之。

小儿阴肿

小儿阴囊忽虚肿痛，以生甘草①调地龙粪，轻轻涂之。

小儿热毒游肿

破草鞋、人乱②发烧灰，醋和，傅治热毒游肿。（《本草》）

---

① 草：顾本、吴中珩本、日本本、文渊阁本"草"下并有"汤"字。

② 乱：文渊阁本"乱"下有"头"字。

妇人阴肿坚硬

用枳实半斤，碎，炒令熟，故帛裹熨，冷则易之。（同上）

脚肿

有男子六十一岁，脚肿生疮，忽食猪肉，不安。医以药利之，稍愈，时出外中风，汗出后，头面暴肿，起紫黑色，多睡，耳轮上有浮泡小疮，黄汁出，乃与小续命汤加羌活一倍，煎服之，遂愈。（《本草衍义》）

背肿

杨憎患背肿，马嗣明以炼石涂之，便差。炼石法，以粗黄色石如鹅鸭卵大，猛火烧令赤，内醇醋中，自有石屑落，频烧至石屑尽[①]，曝干捣筛，醋和涂肿上，无不愈。

傅肿

仁宗在东宫苦腮肿，用赤小豆末傅之，遂愈。或云：可疗发背。（《洞微志》）

瘿

《说文》曰：瘿，颈瘤也。《典术》曰：服食天门冬，治瘿，除百病。（《太平御览》）

---

① 石屑尽：原作"石尽屑"，据文渊阁本改。

井锡镇瘿

汝州人多病颈瘿，彼境地饶①风沙，沙入井中，饮其水则生瘿。故今②房间人家井，以锡为井栏，皆以夹锡钱镇之，或沉锡其中，则饮者免此患。华亭有一老僧，昔行脚河南，管下寺僧僮仆无一不病瘿，时有洛僧共寮，每食取携行苔脯同餐，经数月，僧项赘尽消，若未尝病。寺仆叹讶③，乃知海岸咸物，能除是疾。（《癸志》）

中　毒

中仙茅附子毒

郑长卿资政说，少时随父太宰官怀州，一将官服仙茅遇毒，舌胀出口，渐大与肩齐，善医环视，不能治。一医独曰：尚可救，少缓无及矣。取小刀劙④其舌，随破随合，劙至百数，始有血一点许。医喜曰：无害也。舌应时消缩小。即命煮大黄朴消数碗，连服之，并以药末掺舌上，遂愈。又盖谅郎中说，其兄诜因感疾，医卢生劝服附子酒，每生切大附二两，浸以斗酒，旦起辄饮

---

① 饶：多。
② 今：原作"金"，据文渊阁本改。
③ 寺仆叹讶：文渊阁本作"寺僧讶叹"。
④ 劙（lí离）：割，划开。

一杯，服之二十年。后再为陕西漕使，谅自太学归，过之南乐县，拉同行。中途晓寒，诜饮一杯竟，复令温半杯，比酒至，自觉微醉，乃与妻使饮。行数里，妻头肿如斗，唇裂血流，下驻路①傍，呼随行李职医告之。李使黑豆、绿豆各数合，生嚼之，且煎汤并饮，至晓，肿始消。诜仍服之不辍，到长安数月，失明，遂致仕，时方四十二岁。

中蕈毒

崇宁间，苏州天平山白云寺五僧行山间，得蕈一丛，甚大，摘而煮食之。至夜发吐，三人急采鸳鸯草生啖，遂愈，二人不甚肯啖，吐至死。此草藤蔓而生，对开黄白花，傍水依山处皆有之，治痈疽肿毒尤妙，或服或傅皆可。今人谓之金银花，又曰老翁须，《本草》名为忍冬。（并出《己志》）

中鳝鳖虾蟆毒

顷有一士人，好食鳝鱼及鳖与虾蟆，尝云：此三物不可食②大者，有毒杀人。虾蟆小者，亦令人小便秘，脐下蔽疼，有至死者。宜以生豉一大合，投新汲水半碗，浸令豉水浓，顿服之即差。（《茅亭客话》）

中豆腐毒

人有好食豆腐，因中其毒，医治不效，偶更医，医

---

① 路：文渊阁本作"道"。
② 食：原作"杀"，据文渊阁本改。

至中途，适见做豆腐人家夫妇相争，因问之。云：今早做豆腐，妻误将萝卜汤置腐锅中，令豆腐更就不成。盖腐畏萝卜也。医得其说，至病家，凡用汤使，率以萝卜煎汤，或调或咽，病者遂愈。

诸果有毒

诸果有毒。桃杏双仁有毒。五月食未成核果，令人发痈疽疥及寒热。又秋夏果落地，为恶虫缘，食之令人患九漏。桃花食之，令人患淋。李仁不可和鸡子食，患内结不消。（《本草衍义》）

中斑鸠毒

浙人王夫人，忽日面上生黑斑数点，日久满面俱黑，遍求医治不效。忽遇一草泽医，云：夫人中食毒尔。某治之，一月平复。后觅其方，止用生姜一斤，切碎，研汁，将滓焙干，却用姜汁煮糊丸。问其故，云：夫人日食斑鸠，盖此物日尝食半夏苗，是以中其毒，故用姜以解之。（《名医录》）

中蜈蚣毒

有中蜈蚣毒者，以乌鸡屎水调涂咬处，大蒜涂亦效。又，畏蛞蝓，不敢过所行之路，触其身即蜈蚣死，故取以治蜈蚣毒。桑汁、白盐涂亦效。（《本草衍义》）

药反中毒

治诸药相反中毒，用蚕退烧灰，细研一钱，冷水调下，频服取效。虽面青脉绝，腹胀吐血，服之即活。

中鱼毒

虞侍郎，苏州人，平生喜食生鱼鲙，中年病腹坚，倒身不得，每发疼痛几死，累治不效。一善医切脉，曰：侍郎右关脉伏，伏为积聚，有生冷之积成癥，在腹则疼不可忍，可以药取之。令用橄榄汁吞丸子药数粒，晚下利一盆许，是鱼鲙缕前一截，皆成鱼矣。从此遂安。（《名医录》）

中莴菜毒

王舜求云：莴菜出呙国，有毒，百虫不敢近，蛇虺过其下，误触之，则目瞑不见物。人有中其毒者，唯生姜汁解之。（《遁斋闲览》）

鱼鯎①遇蛊毒

南海鱼有石首者，盖鱼鯎也，取其石，治以为器，可载饮食。如遇蛊毒，器必曝裂，其效甚著，福唐人制作尤精，人但玩其色，而鲜能识其用。（同上）

中酒毒

饮酒中毒，经日不醒者，用黑豆一升，煮取汁，温服一小盏，不过三服即愈。今人谓之中酒是也。（服食反误方）

---

① 鯎（shěn 审）：原作枕，据目录及顾本、吴中珩本、文渊阁本改。本条下同。

天蛇毒

太子中允关杞，曾提举广南西路常平仓，行部邕管，一吏人为虫所毒，举身溃烂，有一医言能治，使视之，曰：此为天蛇所螫，疾已深，不可为也。乃以药傅其创①，有肿起处，以钳拔之，有物如蛇，凡取十余条，而疾不起。又予家祖茔在钱塘西溪，尝有一田家忽病癞，通身溃烂，号呼欲绝。西溪寺僧识之，曰：此天蛇毒尔，非癞也。取木皮煮饮一斗许，令其恣饮。初日疾减半，两三日顿愈。验其木，乃今之秦皮也，然不知天蛇何物，或云草间黄花蜘蛛是也。人遭其螫，仍为露水所濡，乃成此疾。露涉者，亦当戒也。（《笔谈》）

中挑生毒

兴化人陈可大知肇庆府，肋下忽肿起，如生痈疖状，顷刻间其大如碗。识者云：此中挑生毒也。俟五更以绿豆细嚼，试若香甜则是。已而果然。乃捣川升麻，为细末，取冷熟水调二大钱，连服之，遂洞②下，泻出生葱数茎，根须皆具，肿即消缩。煎平胃散调补，且食白粥，后亦无它。又雷州民康财妻，为蛮巫林公荣用鸡肉挑生。值商人杨一者，善医疗，与药服之，才食顷，吐积肉一块，剖开筋膜，中有生肉存，已成鸡形，头尾嘴翅悉肖似。康诉于州，州捕林置狱而呼杨生，令具疾

---

① 创：文渊阁本作"疮"。
② 洞：文渊阁本作"利"。

证用药。其略云：凡吃鱼肉，瓜果汤茶，皆可挑。初中毒，觉胸腹稍痛，明日渐加搅刺，满十日则物生能动，腾上则胸痛，沉下则腹痛，积以瘦悴，此其候也。在上鬲，则取之，其法用热茶一瓯，投胆矾半钱于中，候矾化尽，通口呷服，良久以鸡翎探喉中，即吐出毒物。在下鬲，即泻之，以米饮下郁金末二钱，毒即泻下。乃择人参、白术各半两，碾末，同无灰酒半升纳瓶内，慢火熬半日许，度酒熟，取温温服之，日一盏，五日乃止。然后饮酒如其故。（《丁志》）

误饮蛇交水

陈斋郎，湖州安吉人。因步春，渴，掬涧水两口咽之，数日觉心腹微痛，日久疼甚，服药无效。医诊之云：心脾受毒，今心脉损甚。斋郎答云：去年步春，渴饮涧水得此。医云：斋郎吃却蛇交水，蛇在涧边，遗下不净在涧水内，蛇已成形，在斋郎腹中，食其心而痛也。遂以水调雄黄服下，果下赤蛇数条，皆能走也。（《名医录》）

中蜘蛛毒

治蜘蛛咬，一身生丝，羊乳一物饮之。贞元十年，崔员外从质云：目击有人被蜘蛛咬，腹大如孕妇，其家弃之，乞食于道。有僧遇之，教饮羊乳，未几日而平。（《本草》）

中山鸡鹧鸪毒

南唐相冯延巳苦脑中痛，累日不减。太医令吴廷绍密诘厨人，曰：相公平日嗜何等物？对曰：多食山鸡、鹧鸪。廷绍曰：吾得之矣。投以甘豆汤而愈。盖山鸡、鹧鸪皆食乌头、半夏，故以此解其毒。（出《南唐书》）

中石斑鱼子毒

误吃石斑鱼子，吐不止者，取鱼尾草，研汁服少许，立止。（鱼尾草，又名樠木根，形似黄荆，八月间开紫花，成穗，叶似水杨，无大树，经冬不凋，渔人用以药鱼。）

地浆治菌毒

四明温台间山谷多生菌，然种类不一，食之，间有中毒，往往至杀人者，盖蛇毒气所熏蒸也。有僧教掘地，以冷水搅之令浊，少顷取饮，皆得全活。此方见《本草》，陶隐居注谓之地浆。亦治枫树菌，食之笑不止，俗言食笑菌者。居山间不可不知此法。

解　毒

解蛊毒咒并方

顷有朝官与一高僧西游，道由归峡，程顿荒远。日过中，馁甚，抵小村舍，闻其家畜蛊，而势必就食，去住未判。僧曰：吾有神咒，可无忧也。食至，僧闭目诵持，俄见小蜘蛛延缘碗吻。僧曰：速杀之。于是竟食无所损。其咒曰：姑苏啄，摩耶①啄，吾知蛊毒生四角，父是穿窿穷，母是舍耶女，眷属百万千，吾今悉知汝，摩诃萨摩诃。是时同行者，竞传其本，所至无恙。别传解毒方：用豆豉七粒，巴豆去皮二粒，入百草霜，一处研细，滴水丸绿豆大，以茅香汤吞下七丸。又，泉州一僧治金蚕毒，云：才觉中毒，先咟白矾，味甘而不涩，次嚼生豆不腥者是也。但取石榴根皮，煎汁饮之，即吐出活虫，无不立愈。李晦之云：以白矾、茶牙捣为末，冷水服，凡一切毒皆可治。并载于此，以贻后人。（《辛志》）

解砒毒

凡人误服生砒，唯单饮生油，以吐为度，则其毒气自消，不能为害。

治蛊毒

嘉祐中，范吏部道为福州守，日揭一方于石，云：凡中蛊毒，无论年代远近，但煮一鸭卵，插银钗于内，并噙之，约一食顷取，见钗卵俱黑，即中毒也。其方用五倍子二两，硫黄末一钱，甘草三寸，一半炮出火毒，一半生，丁香、木香、麝香各十文，轻粉三文，糯米二十粒，共八味，瓶内水十分，煎取七，候药面生皱皮为熟，绢滤去滓，通口服。病人平正仰卧，令头高，觉腹

---

① 耶：顾本、吴中珩本、日本本、文渊阁本并作"邪"。本条内同。

中有物冲心者三，即不得动，若出，以盆桶盛之，如鱼
鳔之类，乃是恶物，吐罢饮茶一盏，泻亦无妨，旋煮白
粥补，忌生冷、油腻、酢酱，十日后，服解毒圆三两
丸，经旬平复。丁、木、麝三香价，嘉祐中十文，今言
之数倍，乃可尔。（《类编》）

解药毒

王仲礼嗜酒，壮岁时疮瘤发于鼻，延于额，心甚恶
之，服药弗效。僧法满使服何首乌丸，当用二斤，适坟
仆识草药，乃掘得之。其法忌铁器，但入砂钵中，藉黑
豆蒸熟，既成，香味可人。念所蒸水必能去风，澄以
颒①面，初觉极热，渐加不仁，至晚大肿，眉目耳鼻，
浑然无别，望之者莫不惊畏。王之母高氏曰：凡人感风
癫，非一日积，吾儿遇毒，何至于是？吾闻生姜汁、赤
小豆能解毒，山豆根、黑蚌粉能消肿，亟命仆捣捼姜
汁，以三味为末，调傅之。中夜肿退，到晓如初。盖先
采何首乌择焉不精，为野狼毒杂其中，以致此挠也。
（同上）

解毒

凡中药毒及一切诸毒，从酒得者难治，言酒性行诸
血脉，流遍身体也。因食得者易治，言食与药俱入于
胃，胃能容杂毒，又逐大便泄出毒气，毒气未流于血
脉，故易愈也。解诸食毒，烂嚼生甘草，咽之，则毒吐

出。(《琐碎录》)

蟹解漆毒

乾道五年，襄阳有劫盗当死而特旨贷命黥配者，州牧虑其复为人害，既受刑，又以生漆涂其两眼。囚行到荆门，已盲不见物，寄禁长林县狱，以待传送。适有村叟以事在狱中，怜而语之曰：汝明日去时，倩防送者往蒙泉石仄，寻石蟹，捣碎之，滤汁滴眼内，漆当随汁流散，疮亦愈矣。如其言，访得一小蟹，用之。留三日而行，目睛如初，略无少损。予妹婿朱晞颜，时以当阳尉摄邑令，亲见之。(《丙志》)

兽能解药毒

名医言：虎中药箭，食清泥；野猪中药箭，豗①荠苨而食；雉被鹰伤，以地黄叶贴之。又，矾石可以害鼠，张鷟曾试之，鼠中如醉，亦不识人，知取泥汁饮之，须臾平复。鸟兽虫物，犹知解毒，何况人乎？被矢中者，以甲虫末傅之。

蛛为蜂螫

处士刘易，隐居王屋山，尝于斋中见一大蜂骨②于蛛网，蛛搏③之，为蜂所螫，坠地。俄顷，蛛鼓腹破裂，徐徐行入草，啮芋梗微破，以疮就啮处磨之，良久，腹

---

① 豗（huī 挥）：猪嘴拱土。
② 骨：此处似有误。诸本同。
③ 搏：文渊阁本作"缚"。

渐消，轻躁如故。自后人有为蜂蜇者，挼芋梗傅之而愈。

保灵丹

往时川蜀俗喜行毒，而成都故事，岁以天中重阳时开大慈寺，多聚人物，出百货。其间号名药世者，于是有于窗隙间呼货药一声，识其意，亟投以千钱，乃从窗隙度药一粒，号解毒丸，或一粒可救一人命。夫迹既叵测，故时多疑出于神仙。政和间，祐陵以仁圣惠天下，尝即上清宝箓宫之前，新作两亭，左曰仁济，主给药治疾苦；右曰辅正，主符水除邪鬼。因遂诏海内，凡药之治病彰彰有声者，悉索其书方而上之焉。于是成都守臣监司奉命，相共穷其状，乃得售解毒丸。家盖世世惧行毒者为雠害，故匿其迹，非有所谓神仙者。既据方修治，得其合，即并药奏御，下殿中省。上曰：朕自施天子所服御以济元元，毋烦有①司也。由是殿中省群医诸师验其方，则王氏《博济方》之保灵丹尔。当是时，犹子行适领②殿中监事，故独得其详。吾落南来，用是药尝救两人食胡蔓草毒，得不死，盖不可不书。（百衲居士《铁围山丛谈》）

---

① 有：顾本、吴中珩本并作"其"。

② 领：原作"类"，据顾本、吴中珩本、日本本、文渊阁本改。

卷
六

255

卷 七

积

伤滞用药不同

人之脏腑，皆因触冒以成疾病，而脾胃最易受触。盖日用饮食稍或过多，则停积难化。冷热不调，则吐呕泄痢，膏粱者为尤甚。盖口腹恣纵，不能谨节。近用消化药，或论饮食既伤于前，难以毒药反攻其后，不复使巴豆、硇砂等药，止用曲糵之类。不知古今立方用药，各有主对。曲糵止能消化米谷，如肉食有伤则非硇砂、阿魏等药不能治也。至于鱼蟹过伤，则须用橘皮、紫苏、生姜；果菜有伤则须用丁香、桂心；水饮伤则须用牵牛、芫花，固不可一概论也。必审其所伤之因，对用其药则无不愈。其间轻重，则随患人气血以增之而已。又有一等虚人沉积，不可直取，当以蜡匮其药。盖蜡能粘逐其病，又可久留肠胃间，又不伤气，能消磨至尽也。又有痹气偏虚，饮食迟化者，止宜助养脾胃，则自能消磨，不须用克化药耳。病久成积聚癥瘕者，则须用三棱、鳖甲之类。寒冷成积者，轻则附子、厚朴，重则矾石、硫黄。瘀血结块者，则用大黄、桃仁之类。医者

宜审详之。(《鸡峰方》)

物能去积

厨家索粉与掉粉，不得近杏仁，近之则烂。顷有一兵官，食粉多，成积，师以积气丸、杏仁相半，细研为丸，五丸熟水下[①]，数服愈。《摭医新说》中有人食黄鹂子过多，因食鹬子羹遂愈。有伤粽子成积，用曲末加少木香为散，盐汤调，数日口中闻酒香，其积遂散。（三说《医余》）

食药

凡人服食药，一例须用巴豆，是大不然。《养生必用方》主张青木香丸，亦未是也。巴豆去积，牵牛利水，不可一概用。且如伤食米面之类，当用神曲、麦蘖；伤肉当用阿魏；气不快当用丁、木香，青、陈皮；磨积块用三棱、蓬术；取热积用大黄；冷积用巴豆；痰积用牵牛；血积用干漆。此其大略也，更以意推之。（同上）

治积用药

大抵治积，或以所恶者攻之，以所喜者诱之，则易愈。如硇砂、水银治肉积，神曲、麦蘖治酒积，水蛭、虻虫治血积，木香、槟榔治气积，牵牛、甘遂治水积，

---

① 五丸熟水下：顾本、吴中珩本、日本本、文渊阁本并作"熟水下五丸"。

雄黄、腻粉治涎积，礞石、巴豆治食积，各从其类也。若用群队之药，分其势则难取效。许嗣宗所谓猎不知兔，广络原野，冀一人获之，术亦疏矣。须是认得分明是何积聚，然后增加用药，不尔，反有所损。嗣宗自谓不著书，在临时变通也。(《本事方》)

撷扑打伤

堕马

齐中郎破石病，淳于意诊其脉，告曰：肺伤不治，当后十日丁亥溲血死。即后十一日，溲血而死。破石之病，得之堕马僵石上。所以知破石之病[①]者，切其脉，得肺阴气，其来散，数道至而不一也。色又乘之。所以知其堕马者，切之得番阴脉，番阴脉入虚里，乘肺脉。肺脉散者，固色变也乘之。所以不中期死者，师言曰：病者安谷则过期，不安谷则不过[②]期。其人嗜黍，黍主肺[③]，故过期。所以溲血者，诊脉法曰：病养喜阴处者，

① 病：原作"血"，据顾本、吴中珩本、日本本、文渊阁本改。

② 过：顾本、吴中珩本、日本本、文渊阁本并作"及"。

③ 肺：原作"肝"，据顾本、吴中珩本、日本本、文渊阁本及《史记·扁鹊仓公列传》改。

顺死；养喜①阳处者，逆死。其人喜自静不躁，又久安坐，伏几而寐②，故血下泄。(《史记》)

治臂臼脱

许元公入京师赴省试，过桥堕马，右臂臼脱。路人语其仆曰：急与挪入臼中，若血渍臼，则难治矣。仆用其说。许已昏迷，不觉痛，遂僦轿升归邸。或曰：非录事田马骑，不能了此疾。急召之，至已入暮，秉烛视其面，曰：尚可治。乃施药封肿处，至中夜方苏，达旦痛止。去其封，损处已白，其青瘀乃移在臼上，自是日日易之，肿直至肩背，于是以药下之，泻黑血三升，五日复常，遂得赴试。盖用生地黄研如泥，木香为细末，以地黄膏摊纸上，掺木香末一层，又再摊地黄，贴肿上，此正治打扑伤损及一切痈肿未破，令内消云。(《类说》)

龟兽奇方治伤折

治腕折伤，筋损疼痛不可忍。用生地黄一斤，切，藏瓜姜糟一斤，生姜四两，切，上都炒令均热，以布裹罨③伤折处，冷则易之。曾有人伤折，宜用生龟，寻捕一龟，将杀，患人忽梦见龟告言曰：勿相害，吾有奇方可疗。梦中授此方。(《本事方》)

---

① 养喜：原作"喜养"，据顾本、吴中珩本、日本本、文渊阁本及《史记·扁鹊仓公列传》乙转。

② 寐：顾本、吴中珩本、日本本、文渊阁本并作"寝"。

③ 罨（yǎn 掩）：覆盖，掩盖。

打扑伤损

打扑伤损，瘀血凝滞，气因不行，关窍皆不通，大便必闭。壮者可服洗心散，老弱者可服七圣槟榔丸。凡有此症，须问脏腑所打处疼痛。若伤处大痛，大便三两日不通，然后可下前二药；若大便不闭，伤处不甚猛痛，则不可服，宜服没药、乳香、当归之类。（《医余》）

又

长安石史君尝至通衢，有从后呼其姓第者，曰：吾无求于人，念汝有难，故来救汝。出一纸卷授石，曰：有难则用之。乃治折伤内外损方书也。明年，因趋朝坐马，为它马所蹄①，折足坠地，又踢一臂折。家人急合此药，且灌且裹，至夜半痛止，后手足皆坚牢如未伤时。方本出《良方》，用川当归、铅粉各半两，硼砂二钱，同研令细，浓煎苏木汁，调服一大匕。损在腰以上，先吃淡粥半碗②，然后服药；在腰以下，即先服后食，仍频频呷苏枋③汁。别作糯米粥，入药末拌和，摊纸上或绢上，封裹伤处，如骨碎用竹木夹定，乃以纸或衣物包之。其妙如此，故表而出之。

---

① 蹄（dì弟）：用蹄子踢、踏。
② 碗：顾本、吴中珩本、日本本、文渊阁本并作"盏"。
③ 枋：顾本、吴中珩本、日本本、文渊阁本并作"木"。

又

汀州泾①口市民陈公，诵观音甚诚。庆元初，出行
撅折一足，忍痛叫菩萨，越三昼夜，梦一僧柱杖持钵，
登门问所苦。陈曰：不幸折一足，贫无力访医，只得告
佛。僧曰：不用过忧，吾有一方接骨膏，正可治汝。便
买绿豆粉，于新铁铫内炒令真紫色，旋汲井水调成稀
膏，然后厚敷损处，须教遍满，贴以白纸，将杉木缚
定，其效如神，不必假它剂也。语讫，僧忽不见。陈亦
瘳，如方修制，用之则愈。

又

绍熙五年秋，湖口人林四，因日暮驰马颠坠，折一
足骨断。招外医，莫肯治。经旬痛甚。偶一道人过门，
闻其声而问故，入视，曰：续筋接骨，非败龟壳不可，
此却难得，要生者甚易。道人曰：但得壳足矣，生与败
等也。语讫即退。林招众医议之，皆云一足所敷多少龟
壳灰可办。兹去五里许，江畔一大龟，身阔二尺，常蹲
伏泥中，捕而脱其壳，烧灰敷损处，计其收效，贤于小
者百数也。时已昏暮，未暇遣仆。半夜后邻室张翁者，
梦乌衣人来访，自通为江畔老龟，哀投甚切，云：林四
折足，医欲杀吾，取壳以疗伤，望一言救护。张谢曰：
老夫愚钝，如何施力？乌衣云：只烦丈人诣林氏，谕众
医曰：往日曾有龟传一方于人而赎命者，用淹藏瓜糟罨

---

① 泾：顾本、吴中珩本、日本本、文渊阁本并作"沥"。

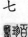

断处，次将杉板夹缚定，方书亦尝记载，如更增赤小豆一味拌入糟中，然后板夹，不过三日，即十全安愈。愿翁便为告之，异日当图报。遂去。黎明，张如所戒林与医，皆喜而从之，应期而验。（《类编》）

热葱涕愈伤指

崔给事顷在泽潞与李抱真作判官，李相方以球杖按球子，其军将以杖相格，承①势不能止，因伤李相拇指②，并爪甲掰裂。遽索金疮药裹之，强坐，频索酒，饮至数杯，已过量，而面色愈青，忍痛不止。有军吏言取葱新折者，便入溏灰火煨熟，剥皮掰开，其间有涕，取罨损处，仍多煨取，续续易热者，凡三易之，面色却赤，斯须云已不痛，凡十数度易，用热葱并涕裹缠，遂毕席笑语。（《本事方》）

打扑损③

自然铜，有人饲折翅鹰，后遂飞去。今人打扑损，研极细，水飞过，同当归、没药各半钱，酒调，顿服，仍以手摩痛处。（《本草衍义》）

---

① 承：顾本、吴中珩本、日本本、文渊阁本并作"乘"。

② 拇指：原作"指拇"，据顾本、吴中珩本、日本本、文渊阁本改。

③ 损：顾本、吴中珩本、日本本、文渊阁本并作"伤"。本条内同。

坠马折足

定州人崔务坠马折足，医令取铜末和酒服之，遂痊平。及亡后十余年，改葬，视其胫骨折处，有铜末束之。（《朝野佥载》）

蹴秋千坠损

宣和中，有一国医，忽承快行宣押，就一佛刹医内人，限目今便行。鞭马至，则寂未有人。须臾，卧轿中扶下一内人，快行送至奉旨，取军令状，限日下安痊。医诊视之，已昏死矣。问其从人，皆不知病之由，皇恐无地，良久有二三老内人至，下轿环而泣之，方得其实。云：因蹴秋千，自空而下坠死。医者云：打扑伤损，自属外科。欲申明，又恐后时参差不测。再视之，微觉有气，忽忆药箧中有苏合香丸，急取半两，于火上焙去脑麝，用酒半升研化灌之，至三更方呻吟，五更下恶血数升，调理数日得痊。予谓正当下苏合香丸。盖从高坠下，必挟惊悸，血气错乱，此药非特逐去瘀血，而又醒气，医偶用之，遂见功。此药居家不可阙，如气逆、鬼邪、传尸、心痛、时疾之类皆治。《良方》载甚详，须自合为佳耳。（《本事方》）

搓衮舒筋

道人詹志永，信州人。初应募为卒，隶镇江马军。二十二岁，因习骁骑坠马，右胫折为三，困顿且绝。军帅命升归营医救，凿出败骨数寸，半年稍愈。扶杖缓行，骨空处皆再生，独脚筋挛缩不能伸。既落军籍，沦于乞丐。经三年，遇朱道人，亦旧在辕门，问曰：汝伤未复初，何不求医？对曰：穷无一文，岂堪办此。朱曰：正不费一文，但得大竹管长尺许，钻一窍，系以绳，挂于腰间，每坐则置地上，举足搓衮之，勿计工程，久当有效。詹用其说，两日便觉骨髓宽畅，试猛伸足，与常日差远。不两月，病筋悉舒，与未坠时等。予顷见丁子章以病足，故作转轴踏脚用之，其理正同，不若此为简便，无力者，立可办也。（《癸志》）

奇　疾

檐溜盥手龙伏藏指爪中

石藏用，近世良医也。一士人尝因承檐溜盥手，觉为物触入指爪中，初若丝发然，既数日，稍长如线，伸缩不能如常，始悟其为龙伏藏也。乃见石藏用，扣其治疗之方。藏用曰：此方书所不载也，当以意去之。归可末蜣螂涂指，庶不深入胸膜，冀它日免震厄之患。士人如其言，后因逆雷，见火光遍身，士人惧，急以针穴指，果见一物自针穴所跃出，不能为灾。李定云滕枢密。（《翰苑丛纪①》）

---

①　纪：顾本、吴中珩本、日本本、文渊阁本并作"记"。

妇人异疾

陈子直主簿妻有异疾，每腹胀则腹中有声如击鼓，远闻于外，行人过门者，皆疑其家作乐。腹胀消则鼓声亦止。一月一作，经十余医，皆莫能名其疾。

呕物如舌

镇阳有士人嗜酒，日尝数斗，至午夜饮兴一发，则不可遏。家业残破。一夕大醉，呕出一物如舌，初视无痕窍，至欲饮时，眼遍其上，蠢然而起，家人沃之以酒，立尽，至常日所饮之数而止。遂投之猛火，急爆烈为十数片，士人自此恶酒。

消食笼

《齐谐记》云：江夏郡安陆县，隆安中，有人姓郭名坦，兄弟三人。大儿得天行病后遂大能食，一①日食斛米，其②家给可③五年，贫罄。后乞至一家门前，已得饭，又④复乞于其后门，此家出语之⑤：汝已就前门食了⑥，那得复从后门来？其人答曰：实不知君家有两门。

---

① 一：文渊阁本无。
② 其：文渊阁本无。
③ 可：文渊阁本无。
④ 又：文渊阁本无。
⑤ 出语之：文渊阁本作"语云"。
⑥ 了：文渊阁本无。

腹大饥不可忍，后门有三畦薤；而①一畦大蒜，因啖之两畦，便大闷极，卧地。须臾大吐，吐一物似笼，因出地渐渐小，主人持饭出，不复食，遂撮饭著所吐物上，即消成水，此病寻差。（东坡《物类相感志》）

孕妇腹内钟鸣

有一贫士，于常卖处买得一药方册子，其间有一方，能治妇人腹内钟鸣。用鼠窟前奋土，研罗为末，每服二钱，麝香汤调，其疾立愈。

髀疮儿出

《异苑》曰：晋时长山赵宣母，任②身如常，而髀上痒，搔之成疮，儿从疮出，母子平安。（《太平御览》）

人面疮

江左有商人，左膊上有疮如人面，亦无它苦。商人戏滴酒口中，其面亦赤色，以物食之，亦能食，食多则觉膊内肉胀起。或不食之，则一臂痹。有善医者，教其历试诸药，金石③草木之类，悉试之，无苦。至贝母，其疮乃聚眉闭口。商人喜曰：此药可治也。因以小苇筒毁④其口灌之，数日成痂，遂愈。然不知何疾也。（《本

---

① 而：文渊阁本无。

② 任：怀孕，后作"妊"。

③ 金石：原作"不以"，据顾本、吴中珩本、日本本、文渊阁本并改。

④ 毁：顾本、吴中珩本、日本本、文渊阁本并作"启"。

事方》)

啖物不知饱

江南逆旅中，一老妇啖物不知饱。徐德占过逆旅，老妇诉以饥，其子耻之，对德占以蒸饼啖之，尽一①竹箅②约百饼，犹称饥不已，日饭一石米，随则利之，饥复如故。京兆醴泉主簿蔡绳，予友人也，亦得饥疾。每饥，立须啖物，稍迟则顿仆闷绝，怀中常置饼饵，虽对贵官，遇饥则便龁啖。绳有美行，博学有文，为时闻。人终以此不幸，无人识其疾，每为之哀伤。(《笔谈》)

肠痒疾

傅舍人忽得肠痒之疾，至剧时往往对众失笑，吃吃不止，此疾古人所未有。(《遁斋闲览》)

王氏异疾

汾州王氏得病，右胁有声如虾蟆，常欲手按之，不则声声相接，群医弗能辩。闻晋阳山人赵峦善诊，峦曰：此因惊气入于脏腑，不治而成疾，故常作声。王氏曰：因水边③行次，有大虾蟆，跃高数尺，蓦作一声，氏忽惊叫，便觉右胁牵痛，自后作声尚似虾蟆也。峦乃与六神丹服之，来日取下青涎，类虾蟆之衣，遂瘥。峦言：诊王氏脉右关脉伏结，积病也，故止作积病治，用

---

① 一：顾本、吴中珩本、日本本、文渊阁本并作"二"。
② 箅：盛具。
③ 水边：原作"边水"，据文渊阁本改。

卷

七

六神丹泄之而愈。(《名医录》)

疗饥虫

从政郎陈扑,富沙人。母高氏,年六十余,得饥疾。每作时如虫啮心,即急索食,食罢乃解,如是三四年。畜一猫,极爱之,常置于傍。猫叫则取鱼肉和饭以饲。一日猫适叫,命取鹿脯,自嚼而啖猫。至于再,觉一物上触喉间,引手探得之,如拇指大,坠于地。头尖扁,类塌沙鱼,身如虾壳,长八寸,渐大侔两指,其中盈实,剖之肠肚亦与鱼同,有八子胎生,蠕蠕若小鳅,人皆莫能识为何物。盖闻脯香而出,高氏疾即愈。(《类编》)

小儿魃病

《千金》论凡小儿有魃病者,是娠妇被恶神导其腹中,令儿病也。魃,小鬼也。其病证微微下利,寒热往来,毫毛鬐发鬌竖不悦者是也,宜服龙胆汤。凡妇人先有小儿未能行,而母更有娠,使儿饮此乳,亦作魃也。令儿黄瘦骨立,发落壮热也。(《保生方》)

足面奇疮

赵先生,字子固。母刘氏,年几八十,左足面一疮,下连大指,上延①外踝,以至臁骨,每岁辄数发,发必兼旬累月,昏暮痒甚,爬搔移时,出血如泉,呻吟

---

① 延:顾本、吴中珩本、日本本、文渊阁本并作"连"。

痛楚，殆不可忍，夜分即渐已，明日复然。每一更药，则疮转大而剧，百试不验，如是二十余年。淳熙甲辰中，冬之末，先生为太府丞。一夕母病大作，相对悲泣无计，困极就睡，梦四神僧默坐一室，旁有长榻，先生亦坐，因而发叹。一僧问其故，先生答之以实。僧云①：可服牛黄金虎丹。又一僧云：朱砂亦好。既觉，颇惊异，试取药半粒强服之，良久腹大痛，举家且悔，俄而下礧磈②物如铁石者数升。是夕疮但微痒，不痛而无血，数日成痂，自此遂愈。朱砂之说，竟不复试。先生因图僧像如所梦者，而记其事。金虎丹方出《和剂》，本治中风痰涎壅塞，所用牛黄、龙脑、腻粉、金箔之类，皆非老人所宜服，今乃取奇效，意此疾积热脏腑，而发于皮肤，岁久根深，未易荡涤，故假凉剂以攻之，不可以常疮论也。神僧之梦，盖诚孝所感。（《百一选方》）

产后肠痒

针线袋，主妇人产后肠中痒，不可忍。以袋安所卧褥下，无令知之。（《本草》）

甑气熏面肿

张德俊云：顷年和倅余杭人，将赴官，因蒸降真木犀香，自开甑，面仆甑面上，为热气所熏，面即浮肿，口眼皆为之闭，更数医不能治。最后一医云：古无此

---

① 云：文渊阁本作"曰"。

② 礧磈（léiwěi 磊伟）：石块。

症，请以意疗之。于是取僧寺久用炊布，烧灰存性，随敷随消，不半月而愈。盖以炊布受汤上气多，反用以出汤毒，亦犹以盐水取咸味尔。医者之智亦可喜。（《百一选方》）

蛟龙病

古有患者，饮食如故，发则如癫，面色青黄，小腹胀满，状如妊孕。医者诊其脉与症皆异，而难明主疗。忽有一山叟曰：闻开皇六年，灞桥有人患此病，盖因三月八日边水食芹菜得之。有识者曰：此蛟龙病也，为龙游于芹菜之上，不幸食之而病也。遂以寒食饧，每剂五合，服之数剂，吐出一物，虽小，但似蛟龙状而有两头。其病者根据而治之，获愈。（《名医录》）

疑病

何解元，陈留人也。一日会饮于赵修武宅，酒至数杯，忽见盏底有似一小蛇，咽入口亦不觉有物，但每每思而疑之，日久觉心疼，自思小蛇长大，食其五脏。明年又因旧会赵宅，恰才执杯，又见小蛇，乃放下盏细看，时赵宅屋梁上挂一张弓，却是弓梢影在盏中，因此解疑，其心疾遂无，乃是致疑而成病也。（同上）

产妇腹中痒

箭竿及镞，主妇人产后腹中痒。安所卧席下，勿令妇人知。（《本草》）

食鲙吐虾蟆

永徽中，崔爽者，每食生鱼三斗乃足，于后饥，作鲙未成，爽忍饥不禁，遂吐一物，如虾蟆，自此之后不复能食鲙矣。（《宣室志》）

疮破雀飞

金州防御使崔尧封，有亲外甥李言吉者，左目上睑忽痒，而生一小疮，渐大，长如鸭卵，其根如弦，恒压其目不能开，尧封每患之。他日饮之酒，令大醉，遂剖去之，言吉不知觉也。赘既破，中有黄雀鸣噪而去。（《闻奇录》）

蛇在皮中

《华佗别传》曰：琅琊有女子右股上有疮，痒而不痛，愈而复作。佗曰：当得稻糠色犬，系马顿①走，出五十里，断头向痒。乃从之，须臾有蛇在皮中动，以铁②横贯引出，长三尺许，七日便愈。（东汉注，又《独异志》所载与此相类。）

怪石镜

在日南国之西南，有石镜方数百里，光明莹彻，可鉴五脏六腑，亦名仙人镜。国人若有疾，辄照其形，遂

---

① 系马顿：顾本、吴中珩本、日本本并作"一头系马胫"。
② 铁：顾本、吴中珩本、日本本、文渊阁本并下有"锥"字。

知病起①某脏，采药饵之，无不瘥者。

冷疾

直阁将军房伯玉患冷疾，夏日常复衣。张嗣伯为诊之②，曰：卿热，须以水发之，非冬月不可。至十一月，令二人夹捉伯玉，解衣在石上，取冷水从头浇之，尽二十斛，伯玉口噤，家人哭，请止，不可，又尽水百斛，伯玉始能动，见背上彭彭有气，俄而起。伯玉曰：热不可忍，乞冷饮。嗣伯以水与之，一饮一斗，病遂瘥。（《史记③》）

人渐缩小④

世有奇疾者，吕缙叔以制诰知颖州，忽得疾，但缩小，临终仅如小儿。古人不曾有此疾，终无人识。

视直如曲

有一人家妾，视直物如曲，弓弦、界尺之类，视之皆如钩，医僧奉真亲见之。（二说《笔谈》）

寒热注病

又有妇人长病经年，世谓之寒热注病。冬月中，华佗令坐石槽中，平旦用冷水汲灌，云当满百。始七十

---

① 病起：文渊阁本作"起病"。
② 诊之：文渊阁本作"之诊"。
③ 史记：应指史书而言。此条事见《南史》《南齐书》等。
④ 小：文渊阁本无。

灌，冷战欲死，佗令满数，至八十灌，热气乃蒸出，嚣嚣然高二三尺。满百灌，佗乃使燃火温床，厚覆衣。良久汗洽出，着粉，燥便愈。

刳腹视脾

又有人病腹中攻痛，十余日，鬓发堕落。华佗曰：是脾半腐，可刳腹治也。使饮药令卧，破腹就视，脾果半腐坏，以刀断之，割去恶肉，以膏敷之，即差。魏太祖闻而异之，召佗常在左右。太祖苦头风，每作心乱目眩，佗针鬲，随手而愈。

大怒病差

又有一郡守病，华佗以为其人甚怒则差，乃多受其货而不加功，无何弃去，留书骂之。守果大怒，令人追杀。守子知之，属吏勿逐。瞋恚，吐黑血数升而愈。（三说《史记》）

蒸之得汗

《晋书》曰：张苗雅好医术，善消息诊处。陈廪丘得病，连服药发汗，汗不出。众医云：发汗不出者死。自思可蒸之，如中风法。温气于外迎之，必得汗也。复以问苗，云：曾有人疲极汗出，卧簟中，冷得①病苦增②寒。诸医与散，四日凡八过发汗，汗不出。苗乃烧地，

① 冷得：顾本、吴中珩本、日本本、文渊阁本并作"得冷"。
② 增：顾本、吴中珩本、日本本、文渊阁本并作"憎"。

布桃叶于上，蒸之，即得大汗。便于被下敷粉，身极燥乃起，即愈。廪丘如其言，果差。

视胎已死

《魏志》曰：甘陵相夫人有娠，腹痛不安，方得六月，佗视脉曰：胎已死矣。使人手摸知所在，在右则女，在左则男。人云：在左。于是为汤下之，果下男形则愈。

死枕愈病

《齐书》曰徐嗣伯：常有人伛患滞冷，积年不差，嗣伯为诊之。曰：尸注也，当得死人枕煮，服之乃愈。于是往古冢中取枕，枕已一边腐阙，服之即差。后秣陵人张景，年十五，腹胀面黄，众医不能疗，以问嗣伯。此石蛔尔，极难疗。当得死人枕煮服之。依语煮枕，以汤投之，得大利，并蛔虫头坚如石者五升，病即差。后沈僧翼患眼痛，又多见鬼物，以问嗣伯。嗣伯曰：邪气入肝，可觅死人枕煮服之。服竟，可埋枕于故处。如其言又愈。王晏问之曰：三病不同，而皆用死人枕，而俱差，何也？答曰：尸注者，鬼气伏而未起，故令人沉滞。得死人枕，促之魂气飞越，不得复附体，故尸注可差。石蛔者，久蛔也。医疗既癖，蛔虫转坚，世间药不能遣，所以须鬼物驱之，然后可散，故令煮死人枕也。夫邪气入肝，故使眼痛而见魑魅，应须邪物以钩之，故用死人枕也。气因枕去，故复埋于冢间也。（《太平御览》）

病悲思

州监军病悲思，郝允告其子曰：法当甚悸即愈。时通守李宋卿御史[①]严甚，监军内所惮也，允与其子请于宋卿。一造问，责其过失，监军皇怖汗出，疾乃已。（《邵氏闻见录》）

谷独气

殿中丞姚程，腰脊痛不可俯仰。郝曰：谷独气也，当食发怒，四肢受病，传为[②]大小络中，痛而无伤，法不当用药，以药攻之则益痛，须一年能偃仰，二年能坐，三年则愈矣。后三年果愈。（同上）

儿生肾缩

思村王氏之子，生七日两肾缩。一医云：硫黄、茱萸研大蒜涂其腹，仍以茵草、蛇床子熏之，遂愈。盖初生受寒气而然也。（《琐碎录》）

饮水得疾

有黄门奉使交广回，周顾谓曰：此人腹中有蛟龙。上惊问黄门曰：卿有疾否？曰：臣驰马大庾岭，时当大热，困且渴，遂饮水，觉腹中坚痞如石。周遂以消石及雄黄煮服之，立吐一物，长数寸，大如指，视之鳞甲

---

① 史：原作"吏"，据顾本、吴中珩本、日本本、文渊阁本改。

② 为：顾本、吴中珩本、日本本、文渊阁本并作"于"。

具，投之水中，俄顷长数尺，复以苦酒沃之，如故。以器覆之，明日已生一龙矣。上甚讶之。(《明皇杂录》)

误吞金镮

张成忠，汉上人。有女七八岁，因将母金子一只剔齿，含在口中，不觉咽下，胸膈疼不可忍，忧惶无措。忽银匠来见：某有药可疗。归取药至。米饮抄三钱，令服，来早大便取下。后问之，乃羊胫炭一物为末尔。(《名医录》羊胫炭，亦治误吞钱，妙。)

飞丝入眼

飞丝入人眼，令人睛涨，白突出，痛不可忍。即以新笔两三管，濡好墨，运睛上，则飞丝缠笔而出，即安。

蛇虫兽咬犬伤

白芷治蛇啮

临川有人以弄蛇货药为业。一日方作场，为蝮所啮，即时殒绝，一臂之大如股。少顷[1]，遍身皮胀作黄黑色，遂死。有道人方旁观，出言曰：此人死矣，我有一药能疗，但恐毒气益深，或不可治，诸君能相与证

---

[1] 顷：原作"选"，据顾本、吴中珩本、日本本、文渊阁本改。

明，方敢为出力。众咸竦踊劝之。乃求钱二十文以往，才食顷，奔而至。命汲新水，解裹中药调一升，以杖抉伤者口灌入之。药尽，觉脐中撋撋①然，黄水自其口出，腥秽逆②人，四体应手消缩，良久复故，其人已能起，与未伤时无异。遍拜观者，且郑重谢道人。道人曰：此药不难得，亦甚易办，吾不惜传诸人，乃香白芷一物也。法当以麦门冬汤调服，适事急不暇，姑以水代之。吾今活一人，可行矣。拂袖而去。郭邵州沔得其方，尝有鄱阳一卒，夜直更舍，为蛇啮腹，明旦赤肿欲裂，以此饮之即愈。(《夷坚志》)

被毒蛇伤

有人被毒蛇伤良久，已昏困，有老僧以酒调药二钱灌之，遂苏，及以药滓涂咬处，良久复灌二钱，其苦皆去。问之，乃五灵脂一两、雄黄半两为末尔。有中其毒者，用之无不验。(《本草衍义》)

辟蛇毒

南海地多蛇，而广府治尤甚。某侍郎为帅，闻雄黄能禁制此毒，乃买数百两，分贮绢囊，挂于寝室四隅。经月余日，卧榻外常有黑汁从上滴下，臭且臊，使人穿承尘窥之，则巨蟒横其上，死腐矣。于是尽令撤去障蔽，死者长丈许，大如柱，旁又得十数条，皆蟠虬成窠

---

① 撋（hú 胡）：扰乱。
② 逆：顾本、吴中珩本、日本本、文渊阁本并作"迫"。

穴，它①屋内所驱放者合数百，自是官舍为清。(《类编》)

蛇虫所伤

凡蛇伤虫咬，仓卒无药去处，以大蓝汁一碗、雄黄末二钱调均，点在所伤处，并令细细服其汁，神验。如无蓝，以淀②花青黛代之。

山林日用法

每欲出时，用雄黄一桐子大，火上烧烟起，以熏脚棚、草屦之类及袍袖间，即百毒不敢侵害，邪祟远避。(《集验方》同上)

治蚯蚓咬

浙西军将张韶，为蚯蚓所咬，其形如大风，眉须皆落，每夕③蚯蚓鸣于体，有僧教以浓作盐汤，浸身数遍，瘥。

蜘蛛啮

蜘蛛啮者，雄黄末敷之。(《朝野金载》)

猫伤

猫儿伤，研薄荷汁涂之。(《百一选方》)

---

① 它：顾本、吴中珩本、日本本、文渊阁本并作"他"。
② 淀：顾本、吴中珩本、日本本并、文渊阁本作"靛"。
③ 夕：顾本、吴中珩本、日本本、文渊阁本并作"闻"。

马咬

被马咬者，烧鞭梢灰涂之。盖取其相服也。

蜈蚣咬

蜈蚣咬，取蜘蛛一枚，咬处安，当自饮毒。蜘蛛死，痛未止，更著生者。（孙真人）

恶蛇螫

赵延禧云：遭恶蛇所螫处，贴蛇皮，便于其上灸之，引去毒气即止。

壁镜咬

壁镜咬，醋磨大黄，涂之。

又

壁镜毒人必死，用白矾治之。（《太平广记》用桑柴灰汁，三度沸，取调白矾为膏，涂疮口即善，兼治蛇毒。）

蚕咬

蚕咬人，毒入肉，取苎汁涂之。今以苎近蚕，则蚕不生也。（《本草》）

治诸兽伤

马咬，用独颗栗子烧灰贴；鼠咬，用麝香，唾①调

---

① 唾：顾本、吴中珩本、文渊阁本并作"吐"。

涂，或用猫毛烧灰裛①之；猫咬，用薄荷汁涂；狗咬伤，涎入疮，令人昏闷者，浸椒水，调菌草末涂；猪咬，松脂熔作饼子贴，又屋溜中泥涂。春末夏初，狂犬咬人，即令人②狂，过百日乃得免。当然身禁食犬肉，若食蚕蛹，此毒亦发，定不可救，宜忌之。上先去却恶血，灸疮中十壮，明日以后，日灸一壮，百日乃止。忌酒，每七日捣韭汁，饮一二盏。

猘犬所伤

沈约《宋书》曰：张收尝为猘犬所伤，医云宜食虾蟆脍，收甚难之，医含笑先尝，收因此乃食，疮亦即愈。

犬伤

犬伤人，量所伤大小，烂嚼杏仁沃破处，以帛系定，至差无苦。（《本草衍义》）

又

遇恶犬③，以左手起自寅吹一口气，轮至戌，掬之，犬即退伏。（《琐碎录》）

---

① 裛（yì意）：熏。

② 人：文渊阁本无。

③ 犬：原作"大"，据顾本、吴中珩本、日本本、文渊阁本改。

虎犬咬

虎犬咬人，掺矾末纳疮中，裹之，止痛，立愈。

虿螫

《魏志》曰：彭城夫人夜之厕，虿①螫其手，呻吟无赖。华佗令温汤渍手，数易汤，常令暖，其旦则愈。（《太平御览》）

蝎螫

矾石一两，醋半升，煎之，投矾末于醋中，浸螫处。井底泥敷亦愈。

蠼螋妖虫

蠼螋，妖虫也。隐于墙壁间，尿射人之影，令人遍体生疮，如汤火所伤。治法用乌鸡翅毛烧灰，油调敷。以鸡者，百虫所畏，故能治之。（《琐碎录》有人苦此，用鸡子大头，剜小窍，取白涂四畔，即愈。）

汤火金疮

大黄疗汤火疮

建昌士人黄袭，字昭度。云有乡人为贾，泊舟浔阳，月下仿佛见二人对语，曰：昨夕②金山修供甚盛，

卷

七

---

① 虿（chài 钗四声）：蝎子一类的毒虫。
② 夕：顾本、吴中珩本、日本本、文渊阁本并作"日"。

吾往赴之，饮食皆血腥，不可近。吾怒庖者不谨，渍其手鼎中，今已溃烂矣。其一曰：彼固有罪，子责之亦太过。曰：吾比悔之，顾无所及。其一曰：何难之有，吾有药可治，但捣生大①黄，以米醋调敷疮上，非惟愈痛，又且灭瘢，兹方甚良，第无由使闻之尔。贾人适欲之金山，闻其语，意冥冥之中，假手以告，遂造寺中询之，乃是夜有设水陆者，庖人挥刀误伤指，血落食中，恍惚之际，若有人掣其手入镬内，痛楚彻骨，号呼欲死。贾人依神言疗之，二日愈。（《夷坚志》）

醋泥涂火烧疮

《北琐梦言》记火烧疮方云：孙光宪家人作煎饼，一婢抱孩子拥炉，不觉落火炉上，遽以醋泥涂之，至晓不痛，亦无瘢痕。定知俗说亦不厌多闻。（《良方》）

汤火疮

刘寄奴为末，先以糯米浆，鸡翎扫伤着处，后掺药末在上，并不痛，亦无痕。大凡汤着，急以盐末掺之，护肉不坏，然后用药敷之，至妙。（《本事方》）

汤火疮禁用冷

凡被汤火烧者，初谨勿以冷物及井下泥、尿泥及蜜淋塌之，其热气得冷则却，深搏至骨，烂人②筋也。所

---

① 大：原作"地"，据顾本、吴中珩本、日本本、文渊阁本及本条标题改。

② 人：文渊阁本作"入"。

以人中汤火后喜①挛缩者，良由此也。（《巢氏病源》）

治汤火咒

俚巫多能持咒语而蹈汤火者，元仲弟得其诀，为人拯治，无不立差。咒云：龙树王如来，授吾行持北方壬癸禁火大法。龙树王如来，吾是北方壬癸水，收斩天下火星辰，千里火星辰必降。急急如律令。咒毕，即握真武印吹之，即用少许冷水洗，虽火烧手足成疮，亦可疗。（《类编》）

敛金疮口

敛金疮口，止疼痛，用刘寄奴一味为末，掺金疮口里。宋高祖刘裕微时，伐狄，见大蛇长数丈，射之，伤。明日复至，闻有杵臼声，往觇②之，见青衣童子数人于榛③中捣药，问其故。答曰：我王为刘寄奴所射，合药敷之。帝曰：吾神何不杀。答曰：寄奴，王者，不死，不可杀。帝叱之，皆散。收药而反。每遇金疮，敷之良验。寄奴，高祖小字也。（《本事方》）

治金疮

周崇班缘捕海寇，被寇以提刀所伤，血出不止，分明筋如断，骨如折，用花蕊石散掩之，血不止，痛亦不定。有兵士李高言：某在军中，被人伤中欲死，见统领

---

① 喜：顾本、吴中珩本、日本本、文渊阁本并作"苦"。

② 觇（chān 搀）：偷偷地看。

③ 榛：丛生的树木。

与药一帖，名紫金散，掩之血止痛定。明日，疮靥如铁，遂安，又无瘢痕。后告统领，求此方。只用紫藤香，瓷瓦镰刮下，石碾碾细敷之，救却万千人也。（《名医录》紫藤香，即降真之最佳者。）

又

温州有匠人造屋，失脚坠地，地上有铲头竖柱傍，脚疙被伤，血如涌出。村中无药，有僧道光于门扇上撮得墱尘掩定，血止痛定，两日便靥坚。问道光，墱尘如何治得金疮？曰：古人用门桯①尘者，此也。

火气入脚生疮

有妇人因冬间向火，两股上遂成疮，其汁淋漓，人无识者。后见一人云：此皆火气入内生此，但用黄柏皮为末，掺之立愈。果如其言。后又再作，适无黄柏，用薄荷煎涂之，立愈。

漆浇成疮

往年芜湖二漆牙相争，其一人以漆一桶，自头浇其一人，患疮几死。有人教以铁店磨铁槽中泥涂之，即愈。以蟹黄涂之亦愈。（《琐碎录》）

田舍试验之法

藕皮散血，起自庖人；牵牛逐水，近出野老。面店蒜薤，乃是下蛇之药；路边地菘，而为金疮所秘。（《本

---

① 桯（tīng 厅）：横木。

草》)

治箭镞不出

孙真人云：治箭镞在咽喉胸膈，及针刺不出，以蝼蛄捣取汁，滴上三五度，箭头自出。

食　忌

鼠盗食忌

夜藏饮食于器中，覆之不密，鼠欲盗食，不可得，环器而走，泪堕器中，食之者得黄疾，通身如蜡，针药难治。食胡羊肉，不可食松子。

淡食

盐伤筋，醋伤骨，淡饭吃了肥木腩。多言损气，多记损心，多怒伤精，多笑伤神。

饮食不可露天

凡饮食不可放在露天，恐飞丝堕饮食中，食之令人咽喉生泡，急以白矾、巴豆烧灰，吹入口内，或急擦即差。(《琐碎录》同上)

杂忌

茅屋漏水堕诸脯肉上，食之成癥结。及暴肉作脯不肯干者，祭神肉无故自动，蜘蛛及行蜂落食肉上，凡食无故色变脯腊，入火炙不动，不得火而自动者，皆能杀人，不可食之。夜卧当耳勿有孔，吹即耳聋。远行疲乏而来，勿入房，成五劳。旦起勿开目洗面，令人目涩失明饶泪。母泪不得堕子目中，即睛破生翳。（《修真秘诀》）

勿过食

某见数老人饮食至少，其说亦有理。内侍张茂则每食不过粗饭一盏许，浓腻之物绝不向口，老而安宁，年八十余卒。茂则每劝人必曰：旦①少食，无大饱。王皙龙图造食物，必至精细，食不尽一器，食包子不过一二枚尔，年八十卒，临老尤康强，精神不衰。王为予言：食取补气，不饥即已。饱生众疾，至用药物消化，尤伤和也。刘几②秘监食物尤薄，仅饱即止，亦年八十而卒。刘监尤喜饮酒，每饮酒更不食物，啖少果实而已。循州苏侍郎，每见某即劝令节食，言食少则脏气流通而少疾。苏公贬瘴乡累年，近六十，而传闻亦康健无疾，盖得此力也。苏公饮酒而不饮药，每与客食，未饱公已舍匕箸。（张太史《明道杂志》）

食鳖不可食苋

方书言：食鳖不可食苋。温革郎中因并啖之，自此苦腹痛，每作时，几不知人，疑鳖苋所致而未审。乃以

---

① 旦：顾本、吴中珩本、日本本、文渊阁本并下有"暮"字。

② 几：顾本、吴中珩本、日本本、文渊阁本并作"元"。

二物令小苍头食之，遂得病，与革类而委顿尤剧，未几遽^①死，升其尸置马厩，未敛也，忽小鳖无数自九窍涌出，散走厩中，唯遇马溺者，辄化为水。革闻自临视，掊聚众鳖以马溺灌之，皆即化为水，于是革饮马溺，遂差。或云：白马溺尤良。温革，字叔皮。（《琐碎录》）

食蟹反恶

陈正卿云：顷年与一承局同航船，承局者为舟中人言，尝为同官差往昌国，见白蟹不论钱，因买百金^②，得数十枚，痛饮大嚼，且食红柿，至夜忽大吐，继之以血，昏不醒人，病垂殆。同邸有知其故者，忧之。忽一道人云：唯木香可解，但深夜无此药，偶有木香饼子一帖，试用之。病患口已噤，遂调药灌，即渐渐苏省，吐定而愈。（《百一选方》）

铜器不可盖食

铜器盖食，器上汗滴食中，令人发恶疮、内疽，食性忌之也。

炊汤不宜洗面体

炊汤经宿洗面，令人无颜色，洗体令人成癣。未经宿者，洗面令人亦然。

---

① 遽：顾本、吴中珩本、日本本、文渊阁本并作"遂"。
② 金：顾本、吴中珩本、日本本、文渊阁本并作"钱"。

食驴鳖漏肉之戒

食驴肉，吃荆芥茶，杀人。食鳖肉同苋菜，杀人。茅舍漏滴在肉上，食之杀人。此三事尤宜戒之。（三说《本草》）

食勿多饱勿卧

食谨勿多，多则生病。饱勿便①卧，卧则心荡，心荡多失性。食多生病则药不行。（《集异记》）

发暴

浙中人因食瓜匏，多要发吐泻霍乱，谓之发暴，以致于有不救者，为何？瓜匏种之在土不久，值时暖，易长易成，使人食之则发暴，若同香菜共食则可免。香菜，今香薷也，人使香菜食②瓜子是矣。（《名医录》）

饮食忌

凡人食欲少而数，不欲顿而多。食不欲急，急则损脾。法当熟嚼令细。冷食不欲③热水漱口，热食不用冷水漱口。食必先食热，然后食冷。

醉饮过度

酒有大毒大热。大寒凝海，唯酒不冰，其至热也。

---

① 便：文渊阁本作"多"。

② 人使香菜食：顾本、吴中珩本、日本本、文渊阁本并作"今人所谓香菜和食"。

③ 欲：顾本、吴中珩本、日本本、文渊阁本并作"用"。

饮之昏乱，易人本性，其至毒也。若解风寒，宣血脉，消邪气，引药势，不过于酒也。若醉饮过度，盆倾斗量，毒气攻心，穿肠腐胁，此丧生之源也。（《修真秘诀》）

黄帝杂忌法

一日之忌，暮无饱食。一月之忌，晦无大醉。一岁之忌，暮无远行。终身之忌，暮无燃烛行房。咸伤筋，醋伤骨，饱伤肺，饥伤气，久视伤血，久卧伤气，久立伤骨，久坐伤肉，久行伤筋。凡向北勿安床，勿面北坐，夜卧勿覆其头，人魇勿令燃灯，唤之定死无疑。正月寅日，烧白发吉。凡寅日剪手甲，午日剪足甲，又烧白发吉。（《戎幕闲谈》）

饮食禁

食黄颡鱼，不可服荆芥。吴人魏几道志在妻家啖黄鱼羹罢，采荆芥和茶而饮。少焉，足底奇痒，上彻心肺，跣足行沙中，驰宕如狂，足皮皆破欲裂，急求解毒药饵之，几两日乃止。

食蜜不可食鲊

韶州月华寺侧，民家设僧供，新蜜方熟，群僧饱食之。有某院长老，两人还至半道，遇村墟卖鲊，不能忍馋，买食尽半斤，是夕皆死。

食河豚不可服风药

李悲郎中过常州，王子云缙为郡，招之晨餐，办河豚为馔，李以故不食，遣归饷妻。妻方平明服药，不以为虑，啜之甚美，即时口鼻流血而绝。李未终席，讣音已至矣。（三说《夷坚志》）

饮食宜缓

王介玉顷当①道傍食，有一老人进言，饮食须用缓。盖脾喜温，不可以冷热犯之，唯缓则②冷热之物至脾皆温矣。又因论饮食大冷热，皆③伤阴阳之和④。（《晁氏客话》）

阴地流泉不可饮

阴地流泉，二月八月行途之间勿饮之，令人夏发疟瘴，又损脚令软。五月六月，勿饮泽中停水，食着鱼鳖精，令人病鳖瘕也。（《本草》）

食禁

姜芥⑤一名假苏，《本草》谓性温，不然，实微凉。吾窜峤岭久，数见食黄颡鱼偶犯姜芥者，必立死，甚于钩吻毒矣。物性相反，有可畏如是。世人于食禁，殆不

---

① 当：顾本、吴中珩本、日本本并作"常"，文渊阁本作"尝"。

② 则：顾本、吴中珩本、日本本、文渊阁本并作"食"。

③ 皆：顾本、吴中珩本、日本本、文渊阁本并作"则"。

④ 和：文渊阁本作"气"。

⑤ 姜芥：文渊阁本、吴中珩本、日本本并作"荆芥"。本条内同。"姜芥"乃"荆芥"之异名。

可不知。（百衲居士《铁围山丛谈》）

禽兽虫鱼肉异不可食

禽兽虫鱼之属，或有感沴气所生，形色变异者，皆为毒物，谨勿食之。谓物有形质变异者，如兽有岐尾，蟹有独螯，羊一角，鸡四距[①]是也。物有形色变异者，如白鸟玄首，乌鸡白首，白马青蹄，白马黑头是也。有形色无异，其肉变怪者，如落地不沾灰尘，经宿肉体尚暖，曝炙不燥，入水自动之类是也。有皮肉无异，肠脏变改者，如肝色青黯，肾气紫黑，鱼无肠胆，牛肝叶孤之类是也。有一物常食性善，与它物相反，过口而害人者，如脆[②]鱼同鹿肉食之杀人，羊肉同鲙酪食之害人，羊肝得生椒破人脏，猪肉得胡荽烂人脐是也。有一物常食性平，与它物相感，入腹成动物者，如鲙生同酥乳食之，变诸虫鳖；肉与苋菜食之，还生鳖；牛肉同猪肉食之，成寸白虫；猪羊肉以桑楮柴煮炙，食之亦成寸白也。（东虢娄居中《食治通说》）

勿食生鲜

旋杀物命以应急，须既亏爱物之仁，又失养口体之正，且肉未停冷，动性犹存，鲙生之属，损人弥甚。昔有食鱼脍而生病者，用药下之，已变虫形而能动，有鲙缕尚存，故可验也。有食鳖肉而成积者，用药下之，已

卷

七

① 距：文渊阁本作"足"。
② 脆：顾本、吴中珩本、日本本、文渊阁本并作"鮰"。

成动物而能行，有类鳖状，故可验也。诸肉脍而食之，生虫成病者甚多。一切微细物命，旋烹不熟，食之害人，固不可测，为癥，为瘕，为痼疾，为奇病，此不可不知，而不可忽者也。（《食治》）

四时不食

《金匮要略方》曰：春不食肝，夏不食心，秋不食肺，冬不食肾，四季不食脾。谓畜兽五脏，能益人五脏。春时木旺，肝气盛，脾气败，故不食肝，食之则肝气愈盛，脾气愈败，因成脾病，则难治也。或春月肝经受病，明有虚症，亦宜食肝以补之。或春月肝气太盛，即宜食肺以抑之。又云：肝病禁辛，心病禁咸，脾病禁酸，肺病禁苦，肾病禁甘，五味递相克制，故禁之也。或肝气太盛，因而生病，亦宜辛味以制之，更在心智变通，不可全执定论。它脏仿此。（《食治》）

饱勿便睡

偶食物饱甚，虽觉体倦，无辄就寝，可运动徐行约百余步，然后解带松衣，伸腰端坐，两手按摩心腹，交叉来往约一二十过，复以两手自心胁间按捺①，向下约十数过，令心②腹气通，不致壅塞，过饱食物随手消化也。

---

① 按捺：原作"桉桵"，据吴中珩本、日本本改。文渊阁本作"按擦"。

② 心：顾本、吴中珩本、文渊阁本并作"人"。

生物食之无益

食物可生啖者，唯有果核。时新初市，无贵先尝，贵在实成气足，以走趁市利之物，多未成熟故也。时果鲜味易于可口，无喜其甘酸至于意足而后已。枣栗之属经火熟者，稍多食虽无妨，亦忌于饱饭之后。菜品中以萝卜下面，茵陈和羹，皆生用为宜。莴苣嫩苗，芜菁肥根，苦荬、落苏，虽可生啖，皆不益肠胃，不如淹菹煮羹，以为面饭之佐也。百谷之属，固不可生食，一切动物皆然。或鲙鱼如丝，抹肉成缕，沃醋食之，已失①食养之正。有将蛤蜊、螃蟹析壳，乘活而啖者，肉味致用，岂有是理，既轻残物命，还轻忽自己之性命也。生食果菜自有所损，此又所损之弥者，以好生之德，卫生之经，并失之故也。（《食治》）

食无求饱

《论语》曰②：不多食。又曰：食无求饱。谓食物无务于多，贵在能节，所以保冲和而顺颐养也。若贪生务饱，餲塞难消，徒积暗伤，以召疾患。盖食物饱甚，耗气非一，或食不下而上涌呕吐，以耗灵源；或饮不消而作痰咯唾，以耗神水；大便频数，而泄耗谷气之化生；

---

① 失：原作“夫”，据顾本、吴中珩本、日本本、文渊阁本改。
② 曰：文渊阁本作“云”。

浚便利滑，而浊①耗源泉之浸润，致于精清冷而下漏，汗淋沥而外泄，莫不由食物而过伤滋味太厚。如能节满意之食，省爽口之味，常不至于饱甚者，即顿顿必无伤，物物皆为益。糟粕变化，早晚溲便按时，华精和凝，上下津液含蓄，神藏内守，荣卫外护，邪毒不能犯，疾疹②无由作，故知圣人之立言垂教，足以为养生之大经也。（东皋娄居中《食治通说》）

饮食以时

饮食以时，饥饱得中，水谷变化，冲气和融，精血以生，荣卫以行，腑脏调平，神志安宁，正气充实于内，元真通会于外，内外邪沴莫之能干，一切疾患无从而作也。

食饮以宜

食饮之宜，举其大略，当候已饥而后食，食不厌熟嚼；仍候焦渴而引饮，饮不厌细呷；无待饥甚而后食，食不可太饱，或觉微渴而省饮，饮不欲太频；浆不欲甘酸，肉无贪肥脆；食不厌精细，饮不厌温热；饭无令少于面，菜常令称于肉；肉不厌软暖，菜不可生茹；五味无令胜谷味，肉味无令胜食气；滋味欲澹而和，食时当谨其度；故得食饮常美，津液常甘，身轻而不倦，神清而少睡，胸府通畅而少噫，胃脘宽纾而不胀，省解带摩

---

① 浊：文渊阁本作"独"。
② 疹：文渊阁本作"沴"。

腹之劳，免食药耗气之失，皆目前近效也。（同上）

粥能畅胃生津液

张文潜《粥记赠潘邠老》：张安道每晨起食粥一大碗，空腹胃虚，谷气便作，所补不细，又极柔腻，与肠腑相得，最为饮食之良。妙齐和尚说：山中僧每将旦一粥，甚系利害，如或不食，则终日觉脏腑燥渴，盖能畅胃气，生津液也。今劝人每日食粥，以为养生之要，必大笑。大抵养生性命求安乐，亦无深远难知之事，正在寝食之间耳。或者读之，果笑文①潜之说。然予观《史记》，阳虚侯相赵章病，太仓公诊其脉，曰法五日死，后十日乃死，所以过期者，其人嗜粥，故中脏实，故过期。师言曰：安谷者过期，不安谷者不过②期。由是观之，则文潜之言，又似有证。后又见东坡一帖云：夜饥甚，吴子野劝食白粥，云能推陈致新，利膈养胃。僧家五更食粥，良有以也。粥既快美，粥后一觉，尤不可说，尤不可说。

五味致疾

五味养形，过则致病，故多食咸，则脉③凝泣而变

---

① 文：原作"丈"，据顾本、吴中珩本、日本本、文渊阁本及上下文改。

② 过：顾本、吴中珩本、日本本、文渊阁本并作"及"。

③ 脉：原脱，据顾本、吴中珩本、日本本、文渊阁本补。

色；多食苦，则皮槁而发拔；多食酸，则肉胝①皱而唇揭；多食甘，则骨痛而发落；多食辛，则筋急而爪枯。（《本事方》）

饮酒面青赤

饮酒者，肝气微则面青，心气微则面赤。

鱼无腮不可食

《养生方》云：鱼无腮不可食，食之令人五月发癫。（《巢氏病源》）

---

① 胝：原作"眂"，据顾本、吴中珩本、日本本、文渊阁本改。

卷 八

服饵并药忌

服药忌食

有术，勿食桃、李及雀肉、胡荽、大蒜、青鱼鲊等物；有藜芦，勿食狸肉；有巴豆，勿食芦笋羹及野猪肉；有黄连、桔梗，勿食猪肉；有地黄，勿食芜荑；有半夏、菖蒲，勿食饴糖及羊肉；有细辛，勿食生菜；有甘草，勿食菘菜，又云勿食海藻；有牡丹，勿食生胡荽；有商陆，勿食犬肉；有恒山，勿食生葱、生菜；有空青、朱砂，勿食生血；有茯苓，勿食醋物；有鳖甲，勿食苋菜；有天门冬，勿食鲤鱼。服药不可多食胡荽及蒜杂生菜，又不可食诸滑物果实等，又不可多食肥猪、犬肉、油腻、肥羹鱼鲙、腥臊等物。服药通忌见死尸及产妇厌秽事。（《本草》）

药欲用陈

狼毒、枳实、橘皮、半夏、麻黄、吴茱萸，皆欲得陈久者，其余须精新也。

桃胶愈百病

桃胶以桑灰汁渍，服之百病愈。久久服之，身轻有光明，在晦夜之地如月出也。多服之则可以辟谷。(《抱朴子》)

服术

紫微夫人《服术叙》云：察草木之速益于己者，并不及术。术气则式遏鬼津，益血生脑，逐恶致真，守精卫命，古人名为山精之卉，山姜之精。《太上导仙铭》曰：子欲长生，当服山精；子欲轻翔，当服山姜。

食术不饥

《内篇》曰：南阳文氏，值乱逃壶山中，饥困欲死。有一人教之食术，遂不饥。数十年，乃还乡里，颜色更少，气力转胜。故术一名山精，《神药经》曰：必欲长生，当服山精。(《抱朴子》)

服术忌蛤

世云服术忌雀鸽，非鸩鸽也，乃蜃蛤耳。外郎刁衎久服术，因食蛤泻血，食鸩鸽即无恙。尝有雀斗入盆池中，旬日皆化为蛤，后以死雀投其中，则不化雀鸽，气类同也。(《戎幕闲谈》)

服黄连

刘奉林，周时人，学道嵩山四百年，三合神丹，为邪物所败，乃入委羽山，闭气三日不息，今千余年，犹未升仙，但服黄连得不死尔，不能有所役使。

服松脂

松脂以镇定者为良。细布袋盛渍水中，沸汤煮之，浮水面者，罩篱掠取，投新水中；久煮不出者，弃不用。入白茯苓末，杵罗为末，每日取三钱匕，著口中，用熟水漱，仍如常法揩齿，更啜少熟水咽之，仍漱齿，牢牙、驻①颜、乌髭也。（《东坡大全集》）

服黄精

脂川有士人虐所使婢，婢乃逃入山中。久之，见野草枝叶可爱，即拔取根食之，甚美。自是常食，久而遂不饥，轻健。夜息大树下，闻草中动，以为虎，惧而上树避之，及晓下平地，其身欻②然凌空而去，自一峰之顶，若飞鸟焉。数岁，其家人采薪见人，告其主，使捕之，不得。一日，遇绝壁下，以网三面围之，俄而腾其山顶，其主异之，或曰：此婢安有仙骨？不过服灵药食。遂以酒馔五味香美置往来之路，观其食否？果来食，食讫遂不能远去，就擒之。具述其故，指所食之草，即黄精也。

不食蒜

黄仙君口诀：服食药物，不欲食蒜及石榴子、猪

---

① 驻：原作"注"，据文渊阁本、日本本改。

② 欻（xū需）：快速。

肝、犬头肉。

真菊野菊

蜀人多种菊，以苗可以菜，花可以药，园圃悉能植之，阛阓①中买为不可②。郊野之人，多采野菊供药肆，颇有大误。真菊延龄，野菊泻人。如张华言黄精益寿，钩吻杀人，如此类也。（《牧竖闲谈》）

论物理

舒州医人李惟熙，善论物理。云：菱芡皆水物，菱寒而芡暖者，菱花开背日，芡花开向日故也。又曰：桃、杏双仁辄杀人者，其花本五出，六出必双。草木花皆五出，唯栀子、雪花六出，此殆阴阳之理，今桃、杏六出双仁，皆杀人者，失常故也。

服菖蒲

韩众服菖蒲十三年，身生毛。石上一寸九节，紫花者善。（《抱朴子》）

服饵忌羊血

服饵之家，忌食羊血，虽服药数十年，一食则前功尽丧。

---

① 阛阓（huánhuì 桓会）：店铺。
② 买为不可：顾本、吴中珩本、日本本、文渊阁本并作"卖"。

三药

上药养命，谓五石炼形，六芝延年也。中药养性，谓合欢蠲忿，萱草忘忧也。下药除病，谓大黄除实，当归止痛也。（《博物志》）

朴消下死胎

朴消为细末，二钱，温童子小便调下。知洪州进贤曾通仕定永云：昔为丰城尉，家有猫，孕五子，一子已生，四子死腹中，腹胀啼叫欲绝。试以问医，医教以此药灌之，死子即下，猫得不死。后有一牛亦如此，用此法亦活。医者云：本治人方，用以治畜，亦效。后以治①人，无不验者。（《信效方》）

常服热药

夏文庄公性豪侈，禀赋异于人，才睡则身冷如僵，一如逝者。既觉，须令人温之，良久方能动。人有见其陆行而车相连，载一物巍然，问之，乃绵帐也，以数千两绵为之。常服仙茅、钟乳、硫黄，莫知纪极②。晨朝每食钟乳粥。有小吏窃食之，遂疽发，几不可救。（《笔谈》）

枲耳补益

枲耳，并根苗叶实皆取，濯去砂土，悬阴干，净扫

---

① 治：文渊阁本作"活"。
② 纪极：限度。

地上，烧为灰，汤淋，取浓汁泥，连两灶炼之。灰汁耗，即旋取傍釜中已衮灰汁益之，经一日夜不绝火，乃旋得霜。干瓷瓶盛，每日早晚临睡，酒调一钱匕，补暖、去风、驻颜，不可备言。尤治皮肤风，令人肤革滑净，每洗面及浴，取少许如澡豆用尤佳，无所忌。昌图之父从谏，宜州文学家，居于邕，服此十余年，今七八十，红润轻健，盖专得此药也。(《良方》)

补骨脂丸

唐郑相云：予为南海节度，七十有五。越地卑湿，伤于内外，众疾俱作，阳气衰绝。乳石补益之药，百端不应。元和七年，有诃陵国舶主李摩诃献此方，经七八日而觉应验，自尔常服，其功神验。十年二月，罢郡归京，录方传之。其方用破故纸十两，拣洗为末，胡桃肉去皮，二十两，研如泥，即入前末，更以好蜜炼和均如饴，盛瓷器中，且日以温酒化药一匙服之，不饮酒，熟水下。弥久则延年益气，悦心明目，补添筋骨。禁食芸苔、羊血。番人呼为补骨脂丸。(《本事方》)

用药偏见

蜀人石藏用，以医术游都城，其名甚著。陈承，余杭人，亦以医显。石好用暖药，陈好用凉药。古之良医，必量人之虚实，察病之阴阳，而后投以汤剂，或补

或泻，各随其症。二子乃执偏见于冷暖，俗语曰：藏用担①头三斗火，陈承箧里一盘冰。（《泊宅编》）

遍体尽疼

周离亨尝言，作馆职时，一同舍得疾，遍体疼，每作，殆不可忍。都下医或云中风，或云中湿，或云脚气，用药悉不效。疑血气凝滞所，致为制一散，饮之甚验。予未及问所用药，沉思久之，因曰：据此证非延胡索不可。周君大骇，曰：何以知之？予曰：以意料之，恐当然尔。延胡索、当归、桂等分，依常法治之为末，疾作时，温酒调三四钱，随人酒量频进之，以知②为度。盖延胡索活血化气第一品也。其后赵待制霆，导引失节，肢体拘挛，数服而愈。

功在橘皮

橘皮，宽膈降气，消痰逐冷，有殊功。他药多贵新，唯此贵陈，须洞庭者最佳。外舅莫强中，知丰城县，得疾，凡食已，辄胸满不下，百方治之不效。偶家人辈合橘红汤，取尝之，似有味，因连日饮之。一日坐厅事，方操笔，觉胸中有物坠于腹，大惊，目瞪，汗如雨，急扶归，须臾腹疼，下数块如铁弹子，臭不可闻，自此胸次廓然，盖脾之冷积也。抱病半年，所服药饵凡

---

① 担：原作"檐"，据顾本、吴中珩本、日本本、文渊阁本改。

② 知：顾本、吴中珩本、日本本、文渊阁本并作"止"。

几种，不知功乃在一橘皮，世人之所忽，岂可不察哉！其方橘皮去穰取红一斤，甘草盐各四两，水五碗，慢火煮干焙，捣为末，点服。又古方，以橘红四两、炙甘草一两，为末汤点，名曰二贤散，以治痰特有验。盖痰久为害，有不可胜言者。世医虽知用半夏、南星、枳实、茯苓之属，何足以语此。（同上）

人气粉犀

诸药中犀最难捣，必先镑屑，乃入众药中捣之，众药筛罗已尽，而犀独在。余偶见一医僧元达，为解犀为小块，方半寸许，以极薄纸裹置怀中，使近肉，以人气蒸之，候气蒸熏浃洽，乘热投臼中急捣，应手如粉，因知人气能粉犀也。今医工莫有知者。（《归田录》）

老人疾患

常见世人治年高之人疾患，将同年少，乱投汤药，妄行针灸，以攻其疾，务欲速愈。殊不知上寿之人，血气已衰，精神减耗，危若风烛，百疾易攻。至于视听①不至聪明，手足举动不随，其志身体劳倦，头目昏眩，风气不顺，宿疾时发，或秘或泄，或冷或热，此皆老人之常态也。不须紧用针药，务求痊差，往往因此别致危殆。且攻病之药，或汗或吐，或解或利，缘衰老之人，不同年少，年少之人真气壮盛，虽汗吐转利，未至危困，其老弱之人，若汗之则阳气泄，吐之则胃气逆，泻

---

① 视听：文渊阁本作"听视"。

之则元气脱，立致不可救，此养老之大忌也。大体老人药饵，止是扶持之法。只可用温平顺气，进食补虚中和之药治之，不可用市肆赎买、它人惠送、不知方味及狼虎之药与之服饵，切宜审详。若身有宿疾，或时发动，则随其疾状，用中和汤药，调顺三朝五日，自然无事。惟是调停饮食，依食医之法，随食性变馔治之，此最为良也。(《养老奉亲书》)

物性皆有离合

寻万物之性，皆有离合。虎啸风生，龙吟云起，磁石引针，琥珀拾芥，漆得蟹而散，麻得漆①而涌，桂得葱而软，树得桂而枯，戎盐累卵，獭胆分杯，其气爽有相关感，多如此类，其理不可得而思之。(《本草》)

药议

古方云：云母粗服则著人肝肺，不可去。如枇杷、狗脊毛不可食，皆云射人肝肺。世俗自此之论甚多，皆谬说也。又言人有水喉、食喉者，亦谬说也。世传《欧希范五脏图》亦画二喉，盖当时验之不审耳。水与食同咽，岂能就中遂分入二喉？人但有咽有喉二者而已。咽则纳饮食，喉则通气。咽则下入胃脘，次入胃，又次入肠，又次入大小肠；喉则下通五脏，出入息。五脏之气

---

① 漆：原作"桂"，据顾本、吴中珩本、日本本、文渊阁本改。

呼吸，正如冶家之鼓鞴①。人之饮食、药饵，但自咽入肠胃，何尝能至五脏？凡人之肌骨、五脏、肠胃虽各别，其入肠之物，英精之气味，皆能洞达，但滓秽即入二肠。凡人饮食及服药，既入肠胃，为真气所蒸，英精之气味，以至金石之精者，如细研硫黄、朱砂、乳石之类，凡能飞走融结者，皆随真气洞达肌骨，犹如天地之气贯穿金石土木，曾无留碍。自余顽石草木，则但气味洞达耳。及其势尽，则滓秽传于大肠，润湿渗入小肠，此皆败物，不复变化，惟当退泄尔。凡所谓某物入肝、某物入肾之类，以气味到彼尔，物质岂能至彼哉？此医不可不知也。（《笔谈》）

施药

夫人既以五谷养其生，而亦以药石伐其病。苟无药石，则寒暑劳苦之太过，喜怒饥饱之无节，时令不常，卫生无术，身贫而莫求医药，虽富者或无良剂，或客游半道卧病而无所治疗，如是而丧者亦多矣。且好仁之士有济物之心，或蓄一验方，或有一奇药，计力多寡，精加修制，广行施惠，使沉疴宿疾，苦楚万状，危恶之候，一药能愈，俾呻吟变为和气。虽身贫力微，难以修合济人者，诚能得一奇汤妙剂，随所治之疾，印写千百本，粘之于墙壁道路之间，利亦博矣。

---

① 鞴（gǔ 谷）：古代的鼓风吹火器。

风土不同

夹河风性寒，民多伤风。河洛以东，地咸水性冷，故民虽哺粟食麦，亦无热疾。滑台风水性寒冷尤甚，士民服附子如芋栗。（《琐碎录》）

苍术辟邪

越民高十二，歉岁无食，挈妻儿至德清，雇妻于秀州仓官李深家为乳媪。高得钱还越而死。李仆许八随直在秀，以干归德清，及再来之日，媪患恍惚谵语，作厥夫声，责骂故妻，不为资荐。李问何以得至此，曰：我随许仆船①便，是以得来。李命巫逐，未至，谩烧苍术烟熏燎，鬼遽云：我怕烟气，不敢更留。遂无语，媪病亦差。今人冲恶者必爇术，盖邪鬼所畏也。（《类编》）

阴气所侵

乾道中，江西某②人赴调都下，游西湖，民间一女子明艳动人，求之于其父母，啖以重币，峻郤焉，回家不复相闻。又五年赴调，寻旧游，茫无所睹，怅然空还，忽遇女子于半途，呼揖问讯。士喜甚，扣其徙舍之由。女曰：我久适人，夫坐库事，坐狱未出，能过我啜茶否？士欣然并行，过旅馆，女曰：此可栖泊，无庸至吾家。留半岁，将议挟以偕逝。女始敛衽曰：向自君

---

① 船：原作"射"，据顾本、吴中珩本、日本本、文渊阁本改。

② 某：顾本、吴中珩本、日本本、文渊阁本并作"士"。

去，忆念之苦，感疾而亡，今非人也，无由陪后乘，但阴气侵君深，当暴泻，宜服平胃散，以补安精血。士闻语惊愕，曰：药味皆平，何得功效？女曰：中用苍术，去邪气，乃为上品。（《夷坚志》）

流水止水

孙思邈《千金方》人参汤，言须用流水，用止水即不验。人多疑流水、止水无别。予尝见丞相荆公喜放生，每日就市买活鱼，纵之江中，莫不洋然，唯鳅入江水辄死，乃知鳅但可居止水，则流水与止水果不同，不可不信。又鲫鱼生流水中，则背鳞白；生止水中，则背鳞黑而味恶，此亦一验也。（《良方》）

服雄黄

刘无名尝于庚申日守三尸，服雄黄，后见二鬼，曰：我奉①泰山真符来摄君，见君顶上黄光数尺，不可近，得非雄黄之功乎？（《琐碎录》）

古方无妄用

鄱阳周顺，医有十全之功，云古方如《圣惠》《千金》《外台秘要》所论病源、脉症及针灸法，皆不可废。然处方分剂与今大异，不深究其旨者，谨勿妄用。有人得目疾，用古方治之，目遂突出。又有妇人因产病，用《外台秘要》坐导方，其后反得恶露之疾，终身不差。

---

① 奉：原脱，据顾本、吴中珩本、日本本、文渊阁本补。

曾有士人得脚弱病，方书罗列，积药如山，而疾益甚。余令屏去，但用杉木为桶濯足，及令排樟脑于两股间，以脚褙系定，月余而安健如故。南方多此疾，不可不知。顺固名医，语必不妄，故书以为诫。(《遁斋闲览》)

草药不可妄服

绍兴十九年三月，英州僧希赐往州南三十里洸口扫塔。有客船自番禺至，舟中士人携一仆，仆病脚弱，不能行，舟师悯之，曰：吾有一药，治此病如神，饵之而差者，不可胜计，当以相与。既赛庙毕，饮胙颇醉，乃入山求得药，渍酒授病者，令天未明服之。如其言，药入口，即呻吟云：肠胃极痛，如刀割截。迟明而死。士人以咎舟师，舟师恚曰：何有此？即取昨夕所余药，自渍酒服之，不逾时亦死。盖山多断肠草，人食之辄死，而舟师所取药，为根蔓所缠结，醉不暇择，径投酒中，是以及于祸，则知草药不可妄服也。(《甲志》)

服药次序

病在胸膈以上者，先食后服药。病在心腹以下者，先服药而后食。病在四肢血脉者，宜空腹而在旦。病在骨髓者，宜饱满而在夜。(《本草》)

服饵

凡服药，药气与食气不欲相逢，食气消则服药，药气散则进食。其药有食前食后者，皆宜审此。(《琐碎录》)

五味各有所归

凡药以酸养骨，辛养筋，咸养脉，苦养气，甘养肉，滑养窍。

治胡臭

胡臭，股内阴下恒湿臭，或作疮。青木香，好醋浸，致腋下夹之，愈。（《外台秘要方》）

又

百草灰，主腋臭及金疮。五月五日采，露收之一百种，阴干。烧作灰，以井花水重①团，烧令白，以酽醋和为饼，腋下夹之，干即易。当抽一身痛闷，疮出即止。以水、小便洗之，不过三两度。又主金疮，止血生肌，取灰和石灰为团，烧令白，刮敷疮上。

枳壳散之戒

每人家妇女有孕，则服枳壳散，谓能缩胎，令人易产，乃大不然。凡胎壮则子有力，故易。产村妇平日健唳，其产特易，今服枳壳，反致无力，兼子亦气弱难养也。（《本草衍义》）

---

① 重：文渊阁本作"为"。

疾　证

妄庸议病

世间大有病患，亲朋、故旧、交游来问疾，其人曾不经事，未读一方，自骋①了了，诈作明能，谈说异端，或言是虚，或道是实，或云是风，或云是蛊②，或道是水，或云是疾，纷纷缪说，种种不同，破坏病人心意，不知孰是，迁延未就，时不待人，欻然致祸，各自散走。是故大须好人及好名医，识病深浅，探赜方书，博览古今，是③事明解者看病。不尔，大误人事。（孙真人《千金方》）

病生于和气不须深治

凡人三部脉，大小浮沉迟疾同等，不越至数，均和者，虽病有寒热不解，此为阴阳和平之脉，纵病必愈，此乃感小邪之气，故不可深治。大攻吐泻发汗苦④药势过多，反致危损，切切禁之。脉如应四时气候平均者，虽有小邪寒热，此乃无妄之疾，勿药有喜，不可拘以日数，次第强为攻发，必别致大患。

---

① 骋：顾本、吴中珩本、日本本、文渊阁本并作"夸"。
② 蛊：顾本、吴中珩本、日本本、文渊阁本并作"虫"。
③ 是：顾本、吴中珩本、日本本、文渊阁本并作"事"。
④ 苦：顾本、吴中珩本、日本本、文渊阁本并作"若"。

辨证

山气多男，泽气多女，水气多喑，风气多聋，木气多伛，石气多力，险气多瘿，暑气多残，云气多寿，谷气多痹，丘气多尫，衍气多仁，陵气多贪。脑神曰觉元，发神曰玄华，目神曰虚盐，鼻神曰冲龙，舌神曰始梁。（《琐碎录》）

病名不同

凡古今病名，率多不同，缓急寻检，常致疑阻，若不判别，何以示众？且如世人呼阴毒伤寒最为剧病，实阴易①之候，命一疾而涉三病，以此为治，岂不甚远？而殊不知阴毒、少阴、阴易自是三候，为治全别。古有方症，其说甚明，今乃混淆，害人最急。又如肠风、脏毒、咳逆、慢惊，遍稽方论，无此名称。深穷其状，肠风乃肠痔下血，脏毒乃痢之蛊毒，咳逆者哕逆之名，慢惊者阴痫之病。若不知古知今，何以为人司命？加以古人经方，言多雅奥，以痢为滞下，以蹷为脚气，以淋为癃，以实为秘，以天行为伤寒，以白虎为历节，以膈气为膏肓，以喘嗽为咳逆，以强直为痉，以不语为喑，以缓纵为痱，以怔忪为悸，以痰为饮，以黄为瘅，诸如此类，可不讨论！而况病有数候相类，二病同名者哉？宜其视伤寒、中风、热病、温疫，通曰伤寒；肤胀、鼓胀、肠覃、石瘕，率为水气。疗中风专用乎痰药，指带

---

① 易：顾本、吴中珩本、文渊阁本并作"阳"。本条下同。

下或以为劳疾，伏梁不辩乎风根，中风不分乎时疾。此今天下医者之公患也，是以别白而言之。(《鸡峰方》)

外感内生诸疾

四时之中，有寒暑燥湿风气相搏，喜变诸疾，须预察之，稍失防闲，则并能中人。又有时行疫疠瘴疟等疾，递相传染者。而人之五脏，有大小、高下、坚脆、端正、偏倾，六腑亦有长短、薄厚、缓急，禀赋不同，各如其面目。有疾恙至少者，有[①]终身长抱一疾者；其饮食五味，禽鱼虫菜果实之属，性有偏嗜者；金石草木血肉苦辛之药，素有服饵者；又有贵者后贱，富者乍贫；有常贵常富者，有暴富暴贵者；有暴苦暴乐者，有始乐终苦者；有离绝蕴结，忧恐喜怒者。故常富者恶劳，骄惰者情消，多事则神劳，多语则气诤，多笑则腑伤，多恐则志慑，多乐则意逸，多喜则错忘，多怒[②]则百脉不定，多恶则憔悴无欢，多好则昏迷不定，此又非外邪所中，而得之于内者也。良工必精审察其由，先知病者脏腑经络受病之所由，又别外感内生之所致，则可举万全矣。

取像

古之论疾，多取像取类，使人易晓。以脏腑稀散为鸭溏，或为鹜溏（野鸭谓之鹜），谓其生于水中，屎常

---

① 有：原脱，据顾本、吴中珩本、日本本、文渊阁本补。
② 怒：顾本、吴中珩本、日本本、文渊阁本并作"怨"。

稀散故也。以遇夜目昏不见物为雀目，雀遇昏晚，目不见物故也。以肾气奔冲为奔豚，为①能奔逸而不能远②也。以时气声嘎咽干，欲睡复不安眠为狐惑，以狐多疑惑也。以大便艰难为野鸡痔，谓欲便而复止故也。狼漏始发于颈，肿无头有根，起于阙盆之上，连延耳根肿大，谓其疾来暴猛如狼故也，其源缘忧恚，气上不得下。蛴螬漏始发于颈下，无头尾，如枣核块累移在皮中，谓其无头尾，状若蛴螬故也。

反治法

治病之法，莫不以寒疗热，以热疗寒，通则塞之，塞则通之，益所不胜，损其所胜，气平邪服③，病乃良已。然疾势有小大，药力有重轻，圣贤制方论，必求其所因，以伏其所主。譬犹火也，人间之火，遇草而爇，得木而燔，可以湿伏，可以水灭。疾之小者似之，而疾之大者，则若神龙之火，得湿则焰，遇水则燔，寒与热相拒，热与寒相违，不可以常法治也。故经有热因寒用、寒因热用、塞因塞用、通因通用之法，可使气调，可使必已。治热者，以豆豉浸酒，此因热用寒者也。治寒者，以蜜煎乌头，此因寒用热者也。久痢通滑，必当先去其积，中满实塞，必当峻补其下。经云：寒积内

---

① 为：顾本、吴中珩本、日本本、文渊阁本并作"谓豚"。
② 远：文渊阁本作"速"。
③ 服：顾本、吴中珩本、日本本、文渊阁本并作"伏"。

凝，久痢泄溏，愈而复发，连历岁时，以热下之，结散痢止，此因通治之法也。下虚中满之病，补虚则满甚于中，宣导则转虚其下，故当疏启其中，峻补其下，此因塞治之法也。（同上）

五脏六腑其说有谬

古人论五脏六腑，其说有谬者，而相承不察，今欲以告人，人谁信者？古者，左肾，其府膀胱，右肾命门，其府三焦，丈夫以藏精，女子以系胞，以理言之，三焦当如膀胱，有形质可见，而王叔和三焦有藏无形，不亦大谬乎？盖三焦有形如膀胱，故可以有所藏，有所系，若其无形，尚何以藏系哉！且其所以谓之三焦者，何也？三焦分布人体中，有上中下之异，方人心湛寂，欲念不起，则精气散在三焦，荣卫百骸，及其欲念一起，心火炽然，翕撮三焦，精气流入命门之府，输泻而去，故号此府为三焦耳。世承叔和之谬而不悟，可为长太息也。予甚异其说，后为齐州从事，有一举子徐遁者，石守道之婿也，少尝学医为卫州，闻高敏之遗说，疗病有精思。予为道骧之言，遁喜曰：齐尝大饥，群丐相脔割而食，有一人皮肉尽而骨脉全者，遁以学医，故往视其五脏，见右肾之下有脂膜如手大者，正与膀胱相对，有二白脉自其中出，夹脊而上贯脑，意此则导引家

卷

八

— 315 —

所谓夹脊双关者，而不悟脂膜如手大者之为三焦也。闻①君之言，与所见悬合，可以证古人之谬。(《龙川志》)

六淫之疾

孙尚药曰：夫六淫之气，天之常行者也。盖人无搏节②，伤其气候，暴中邪毒，有疏治疗，转著肢体，或寒温不避，暑湿时伤，忧思喜怒，疾患便起。治疗有差，攻传五脏，遂至转深。医者苟求目前之捷效，不审丸散之误投，刻意世财，动邀富贵，企踵权豪，希图谋进，病者又即吝惜资财，不知其身可贵，委凭庸妄，一③死无生，可不哀哉！凡六淫疾者，切在细明，治疗有中必得十全之效。阳淫热疾，则拒热不前，看虚实以凉之。阴淫寒疾，则怯寒而身拒，须凭温药以治之。风淫末疾，必身强直（末，四肢也），此乃动性不调，须和冷热以平之（在阳则热，在阴则寒）。故寒则筋挛骨痛，热则痿缓不收。雨淫腹疾，濡泄湿气，要凭渗、燥之方，更看冷热之候。晦邪所淫，精神荧惑，当平正气而可瘥。明淫心疾，狂邪重盛，谵妄多言，忧愁转甚，此二气同一，皆引心胸之虚邪。治疗正气，须用至宝之药，平生经验甚多，故集口诀方书，以传于家。孙尚药

---

① 闻：原作"单"，据顾本、吴中珩本、日本本、文渊阁本改。

② 搏节：调理；节制。

③ 一：顾本、吴中珩本、日本本、文渊阁本并作"必"。

曰：夫风者，天地之号令，物性之动气。人虽万物之贵，不能摶节，触冒四时，乘精气虚，邪而入于腠理，积之微末，累伤重并，满而大作。或不慎味欲所伤，又深虚邪实邪以干正气。搏阳经则痿厥而肢体不收，袭阴经则筋挛络急，中风之名，因兹而起，初得小中之候，渐作瘫痪之疾，故风趣百窍，独聚一肢，言语謇涩，形若痴人。医者妄令吐泻，用药躁烦，十无一痊，致使人手足不任，精神昏乱。殊不知内不能通，外不能泄，致瞀闷形死，又不知通泄之药，亦不在大吐大下，似此治疗，往往五死五生，虽其人禀气充实，亦为所苦弥甚，不幸遂至枉死。窃观自古圣贤，治疗有法，十有九验。夫疗病之法，必先准四时虚实，以详中病之由，依绳墨拯济，乃是解死脱厄之路。四时之病，春中时风，自东而来，名曰温风。盖时令不和而伤人也，浮而轻浅，可汗而解，败毒散、羌活、细辛之类。更看发起在阴在阳，随而得效。若其人自虚羸，从后而来，名曰虚风，中①人烦闷，肢体挛痹不任，便可服续命汤、八风汤，成剂顿服，更加灸法，三五日间，势必减退，渐渐调和，以求生路。如从前来，名曰实风，亦主人瞀闷，脉紧浮大，宜以茯神汤、西州续命汤求效，不用火劫，自使势慢，须缓缓治之，故《千金》曰：风者，百病之长。又曰：治风不以续命汤治之，则不为治风，所以见圣人之心矣。（《鸡峰方》同上）

---

① 中：顾本、吴中珩本、文渊阁本并作"主"。

治病有八要

夫治病有八要，八要不审，病不能去。非病不去，无可去之术也。故须审辩八要，庶不违误。其一曰虚，五虚是也，脉细，皮寒，气少，泄利前后，饮食不进，此为五虚；二曰实，五实是也，脉盛，皮热，腹胀，前后不通，闷瞀，此五实也；三曰冷，脏腑受其积冷是也；四曰热，脏腑受其积热是也；五曰邪，非脏腑正病也；六曰正，非外邪所中也；七曰内，病不在外也；八曰外，病不在内也。既先审此八要，参之六脉，审度所起之源，继以望闻问切加诸病者，于（于与乌同）有不可治之疾也。（《本草衍义》）

病不可治者有六失

夫病①不可治者，有六失。失于不审，失于不信，失于过时，失于不择医，失于不识病，失于不知药。六失之中，有一于此，即为难治。非止医家之罪，亦病家之罪也。矧又②医不慈仁，病者猜鄙，二理交驰，于病何益？由是言之，医者不可不慈仁，不慈仁则招祸。病者不可猜鄙，猜鄙则招祸。惟贤者动达物情，各就安乐，亦治病之一说耳。（同上）

妇人以帛幪手臂

治妇人虽有别科，然亦有不能尽圣人之法者。今豪

---

① 病：原脱，据顾本、文渊阁本、吴中珩本、日本本补。
② 又：顾本、文渊阁本、吴中珩本并作"有"。

足之家，居奥室之中，处帷幔之内，复以帛幪手臂，既不能行望色之神，又不能殚切脉之巧，四者有二阙焉。黄帝有言曰：凡治病，察其形气色泽，形气相得，谓之可治，色泽以浮，谓之易已，形气相失，谓之难治，色夭不泽，谓之难已。又曰：诊病之道，观人勇怯，骨肉皮肤，能知其情，以为诊法。若患人脉病不相应，既不得见其形，医人止据脉供药，其可得乎？如此言之，乌能尽其术也。此医家之公患，世不能革。医者不免尽理质问，病家见所问繁，还为医业不精，往往得药不肯服，似此甚多。扁鹊见齐侯之色，尚不肯信，况其不得见者乎？呜呼！可谓难也已。（同上）

勇怒

脉勇怒而面青，骨勇怒而面白，血勇怒而面赤。（《酉阳杂俎》）

郁冒

人平居无苦疾，忽如死人，身不动摇，默默不知人，目闭不能开，口噤不能言，或微知人，恶闻人声，但如眩冒，移时方寤。此由已汗过多，血少，气并于血，阳独上而不下，气壅塞而不行，故身如死。气过血还，阴阳复通，故移时方寤。名曰郁冒，亦名血厥，妇人多有之，宜白薇汤、仓公散。（《本事方》）

尸厥

夫尸厥者，是阴阳气逆也。此为阳脉卒下坠，阴脉卒上升，阴阳离居，荣卫不通，真气厥乱，客邪乘之，其状如死，犹微有息而不常①，脉尚动而形无知也。听其耳内，翛翛有如啸声，而股间暖者是也。虽无啸声而脉动者，故当以尸厥治之。其寸口脉沉大而滑，沉则为实，滑则为气，实气相搏，身温而汗，此为入腑，虽卒厥不知人，气复则自愈。若唇面身青冷，此为入脏，亦卒厥不知人，即死。候其左手关上脉阴阳俱虚者，足厥阴、手少阴俱虚也。病若恍惚，尸厥，不知人，妄有所见也。

外患当以意治

人之疾病，无不自虚实冷热而作，各有形证，可以对治，其用药，不过补泻寒温而已。然亦有不由虚实冷热而致者，如前说是也。又有诸虫入耳喉中，诸鲠、蠼螋溺人影而生疮，目中有眯之类，皆非虚实冷热之病，法当以意治之。如灌牛乳、炙猪肉掩耳上以治诸虫，默念鸬鹚及戴鱼网以治鱼鲠，以象牙末、狐狸骨以治骨鲠，地上画②蠼螋形，取其腹上土，以治溺影疮，以胆汁、鸡肝血，及视水中豆，以治目中眯之类，竹溜牙以治竹刺，此皆以意治之法也。

---

① 常：顾本、文渊阁本、吴中珩本、日本本并作"长"。

② 画：原作"尽"，据顾本、文渊阁本改。

论　医

医

脉之难明，古今所病也。至虚有盛候，大实有羸状，疑似之间，便有死生之异。士大夫多秘所患以求痊，验医能否，使索病于冥漠之中，辨虚实冷热于疑似之间。医者不幸而失，终不肯自谓失也，巧饰遂非，以全其名。间有谨愿者，虽合主人之言，亦参以所见，两存而杂治。吾平生求医，盖于平时默验其工拙，有疾求疗，必尽告以所患，使医了然知患之所在，然后诊之。虚实冷热，先定于中，脉之疑似，不能惑也，故虽中医治吾疾常愈，吾求疾愈而已，岂以困医为事哉。（东坡）

医特意耳

甄权以母疾，与弟立言究习方书，遂为高医。所撰《脉经》《针方》《明堂》等图传于时，后以医显。义兴许胤宗，或劝其著书贻后世，答曰：医特意耳，思虑精则得之。脉之候幽而难明，吾意所解，口不能宣也。古之上医，要在视脉，病乃可识。病与药值，唯用一物攻之，气纯而愈速。今之人不善为脉，以情度病，多其物以幸其功，譬猎不知兔，广络原野，冀一人获之，术亦疏矣。一药偶得，它味相制，弗能专力，此难愈之验也。脉之妙处，不可传，虚著方剂，终无益于世，此吾所以不著书也。（《唐书》本传）

论黄连书

观比闻公以眼疾饵黄连，至十数两犹不已，不知果然否，审如所闻，殆不可也。观顷年血气未定，颇好方术之说。读医经数年，尝记释者云服黄连、苦参久而反热甚，以为不然，后乃信之。盖五味入胃，各归其所喜，故苦先归心，酸先归肝[1]，甘先归脾，辛先归肺，咸先归肾。入肝则为温，入心则为热，入肺则为清，入肾则为寒。入肝则为至阴，而血气兼之，皆为增其气不已。脏气有所偏胜，则必有所偏绝。黄连、苦参，性虽大寒，然其味至苦，入胃则先归于心，久而不已，则心火胜，火胜则热[2]，乃其理也。眼疾之生，本于肝之热。肝与心为子母，夫心为子，肝为母。心火也，肝亦火也。肾，孤脏也。人尝患一水不胜二火。今病本于肝，而久饵苦药，使心有所偏胜，是所谓以火救火，命之曰益多，其不可亦明矣。夫药所以疗疾，其过也，适所以为疾，比闻初作时，十已损其七八，正宜节药，慎护饮食，以俟其自平，非如决疣溃痈，可以忽然一朝去也，辄具以进，惟留意而听之无忽。（秦观《与乔希圣论黄连书》）

---

① 苦先归心，酸先归肝：原作"酸先归心"，据顾本、文渊阁本、吴中珩本、日本本改。

② 则心火胜，火胜则热：原作"则心火之胜火则热"，据顾本、文渊阁本、吴中珩本改。

药用君臣

旧说有药用一君二臣三佐四使之说，其意以谓药虽众，主病者专在一物，其他则节级相为用，大略相统制，如此为宜，不必尽然也。所谓君者，主此一方，固无定物也。《药性论》乃以众药之和厚者定为君，其次为臣，为佐，有毒者多为使，此谬论也。设若欲攻坚积，则巴豆辈岂得不为君也。(《良方》)

须发眉所属

医者所论，人须发眉，虽皆毛类，而所主五脏各异，故有老而须白眉发不白者，或发白而须眉不白者，脏气有所偏故也。大率发属于心，禀火气，故上生。须属肾，禀水气，故下生。眉属肝，禀木气，故侧生。男子肾气外行，上为须，下为势[①]。故女子、宦人无势，则亦无须，而眉发无异于男子，则知不属肾也。(《类苑》)

活人书

朱肱，吴兴人，进士登科，喜论医，尤深于伤寒。在南阳时，太守盛次仲疾作，召肱医而愈。因论经络之要，盛君力赞成书。盖潜心二十年而《活人书》成。道君朝，诣阙投进，得医学博士。肱之为此书，固精赡矣。尝过洪州，闻名医宋道方在焉，因携以就见。宋留

---

① 势：人及动物的睾丸。

肱款语，坐中指驳数十条，皆有考据，肱惘然自失，即日解舟去。由是观人之所学，固异耶。将朱氏之书，亦有所未尽耶。后之用此书者，能审而谨择之，则善矣。

六气六候

男子之生也覆，女子之生也仰，其死于水也亦然。男内阳而外阴，女子反之，故《易》曰：坤至柔而动刚，《书》曰：沉潜刚克。古之达者，盖知此也。秦医和曰：天有六气，淫为六疾。阳淫热疾，阴淫寒疾，风淫末疾，雨淫腹疾，晦淫惑疾，明淫心疾。夫女，阳物而晦时，故淫则为内热蛊惑之疾。女为蛊惑，世知之者众，其为阳物而内热，虽良医未知言也。五劳七伤，皆热汗而蒸，晦①者不为蛊则中风，皆热之所生也。医和之言，当表而出之，读《左氏春秋》书此。（《良方》）

---

① 晦：此下文渊阁本有"淫"字。

卷 九

养生修养调摄

养生

皇甫隆遇青牛道士封君达云：体欲常少劳，无过食，去肥酞①，节酸咸，减思虑，损喜怒，谨房室。

又

《抱朴子》曰：人亦有不病者，各有所制。摄生食不欲饱，眠不欲扇，星下不卧。《刘根别传》曰：取七岁男齿女发，与已头垢合烧，服之一岁，则不知老。常为之使，老有少容也。（《太平御览》）

又

世有尪赢而寿考，亦有盛壮而暴亡。若元气犹存，则尪赢而无害，及其已耗，则盛壮而愈危。是以善养生者，谨起居，节饮食，导引关节，吐故纳新。不得已而用药，则择其品之上、性之良，可以久服而无害者，则五脏和平而寿命长。不善养生者，薄谨节之功，迟吐纳

---

① 酞（nóng 浓）：肥肉，脂肪。

之效，厌上药而用下品，伐真气而助强阳。根本已危，僵仆无日。（苏文）

神气

神者气之子，气者神之母，形者神之室。气清则神畅，气浊则神昏，气乱则神劳，气衰则神去，室空则神腐。人以气为道，道以气为生，生道两存，故长生久视。

内外丹

老君曰：气象天地，变通莫测。阳龙阴虎，木液金精，二气交会，炼而成者，谓之外丹。含和炼藏，吐故纳新，上入泥丸，下注丹田，修运不息，朝于绛宫，采于五石，以哺百神，此内丹也。修道之士，内丹可以延年，外丹可以升仙。内丹成而外丹不应，外丹应而内丹不充，皆未至于升举。

六气

六气者，呬主肺，呵主心，嘘主肝，呼主脾，吹主肾，嘻主三焦。三焦法象于三十六气，分行于六腑，通利水谷，调适形神。

养神

夫欲养神，先须养气，养气先须养脑，养脑先须养精，养精先须养血，养血先须养水。而九还七返者，大而论之一年，小而论之一日，北斗一日一夜一周天，天降地腾，从寅至申为七返，却到坤为九还。

存想

神仙之要，莫大乎存想。存，谓存我之神；想，谓想我之身。闭目见自己之目，收心见自己之心，心目不离我身，不伤我神，则存想之渐也。

养性

养性之道，欲小劳，但莫大疲，及强所不能堪尔。食欲少而不欲顿，常如饱中饥，饥中饱。善养性者，先饥乃食，先渴乃饮，食后当行毕摩腹数百遍。暮卧常习闭口，口开则失气，邪从外入。屈膝仄卧，益人气力，胜正偃卧①。春欲晏卧早起，夏秋欲夜寝早起，冬欲早卧晏起。虽云早起，莫在鸡鸣前；虽云晏起，莫在日出后。莫久行、久立、久坐、久卧、久听、久视；莫强食，莫强酒，饮则不欲多，多则速吐之。养性之士，唾不至远，行不疾步，耳不极听，目不极视，坐不久处，立不至疲，卧不至厌，先寒而衣，先热而解。

吐纳

凡吐者，去故气，亦名死气；纳者，取新气，亦名生气。

和气

彭祖曰：和气导气之道，密室闭户，安床暖席，枕高二寸半，正身偃卧，暝目闭气，以鸿毛著鼻上不动，

---

① 偃（yǎn 衍）：仰面倒下。

卷九

经三百息。耳无所闻，目无所见，心无所思，如此则寒暑不能侵，蜂虿不能毒，寿三百六十岁，邻于真人也。

夜卧

夜卧觉，常扣齿九通，咽唾九过，以手按鼻左右上下数十过。

存心中气

《仙经》曰：常存心中有气，大如鸡子，内赤外黄，能辟众邪，延年益寿。又云：常存心如炎火，如斗，煌煌光明，百邪不敢干①之。

服玉泉

道人蒯京，年百七十八而甚丁壮。言朝朝服玉泉、琢齿。玉泉者，口中唾也。朝旦未起，早漱津令满口，含之，琢齿二七过，名曰练精。（《修真秘诀》）

般运捷法

杨州有武官侍其某者，官于二广十余年，终不染瘴，面红腻，腰足轻快，初不服药，唯每日五更起坐，两足相向，热摩涌泉无数，以汗出为度。欧公平日不信仙佛，笑人行气，晚年云：数年来足疮一点痛不可忍，近有人传一法，用之三日，不觉失去。其法，重足坐，闭目握固，缩谷道，摇飐②两足，如气球状，气极即休，

---

① 干：原作"于"，据文渊阁本、吴中珩本改。

② 飐（zhǎn 展）：颤动。

气平复为之，日七八，得暇即为，乃般运捷法也。文忠痛已即废，若不废，当有益。(《仇池笔记》)

真常子养生

酒多血气皆乱，味薄神魂自安。夜漱却胜朝漱，暮餐不若晨飧。耳鸣直须补肾，目暗必须治肝。节饮自然脾健，少思必定神安。汗出莫当风立，腹空莫放茶穿。

养性之术

杨泉《物理论》曰：谷气胜元气，其人肥而不寿；元气胜谷气，其人瘦而寿。养性之术，常使谷气少，则病不生矣。(《太平御览》)

藏精养神

藏精于晦则明，养神于静则安，晦以蓄用，静以应动，善蓄者不竭，善应者不穷，此君子修身治人之术，唯性近者，得之易也。

养生偈

闲邪存诚，练气养精，一存一明，一练一清。清明乃极，丹元乃生，坎离乃交，梨枣乃成。中夜危坐，服此四药，一药一至，到极则处，几费千息。闲之廓然，存之卓然，养之郁然，练之赫然。守之以一，成之以久。功在一日，何迟之有?

孙真人养生铭

怒甚偏伤气，思多太损神。神疲心易役，气弱病相縈。勿使悲欢极，当令饮食均。再三防夜醉，第一戒晨嗔。亥寝鸣云鼓，寅兴漱玉津。妖邪难犯已，精气自全身。若要无诸病，尝当节五辛。安神宜悦乐，惜气保和纯。寿夭休论命，修行本在人。若能遵此理，平地可朝真。

孙真人养生杂诀

人年四十以上，勿服泻药，常饵补药大佳。人有所怒，血气未定，因以交合，令人发痈疽。远行疲乏，来入房室，为五劳虚损，少子。水银不可近阴，令人消缩。鹿猪二脂不可近阴，令阴痿不起。故善养生者，常少思，少念，少欲，少事，少语，少笑，少愁，少乐，少喜，少怒，少好，少恶，此十二少者，养性之都契也。养性之道，常欲少劳，但莫大疲及强所不能堪耳。且流水不腐，户枢不蠹，以其运动故也。常当习黄帝内视法，存想思念，令见五脏如悬磬，五色了了分明勿辍也。常以鼻引气，口吐气，小微吐之，不得开口。复欲得出气少，入气多。每欲食，送气入腹，气为主人也。凡心有所爱，不用深爱，有所憎，不用深憎，并皆损性伤神。常欲令如饱中饥，饥中饱。盖饱则伤肺，饥则伤气。常须少食肉，多食饭，勿食生菜生肉，令人伤胃。一切肉唯须煮烂，停冷食之，食毕当漱口数过，令人牙齿不败。勿食父母本命所属肉，令人寿命不长；勿食自己本命所属肉，令人魂魄飞扬。勿食一切脑，大损人。忍尿不便，膝冷成痹。忍大便不便，成气痔。大小便不可努，成病，任之佳。凡遇山水坞中出泉者，不可久居，常食令人患瘿病。又深阴地冷水不可饮，必作痎疟。湿衣及汗衣皆不可久着，令人发疮。春天不可薄衣，令人伤寒霍乱。头勿向北卧，头边勿安火炉。夜卧常习闭口，开则失气，且邪恶从口入，及失血色。凡人夜魇，不得燃灯唤之，定死无疑，暗唤之吉，亦不得近而急唤。夜梦恶不须说，清旦以水面东方噀之，咒曰：恶梦著草木，好梦成宝①玉，即无咎矣。又梦之善恶，并勿说为吉。凡冬月忽有大热，夏月忽有大寒，皆勿受之。人有患天行时气，皆犯此也。凡人居处，勿令有小隙，致有风气得入。小觉有风，勿强忍之，久坐须急避之，使人中风。古来忽得偏风，四肢不随者，皆由忽此耳。凡在家及外行，忽逢大风暴雨，震雷昏雾，皆是诸龙鬼神行动经过所致，宜入室闭户，烧香静坐，安心以避之，待过后乃出，不尔损人。

无轻摄养

太平兴国九年，太宗谓宰相曰：朕每日所为，自有常节。辰巳间，视事既罢，便即观书。深夜就寝，五鼓而起，盛暑昼日，亦未尝寝。乃至饮食亦不过度，行之已久，甚觉有力。凡人食饱，无不昏浊，倘四肢无所运用，更便就枕，血气凝滞，诸疾自生，欲求清爽，其可得乎！老子云：我命在我，不在于天。全系人之调适，

---

① 宝：文渊阁本作"珠"。

卿等亦当留意，无自轻于摄养也。（《杨文公谈苑》）

孙真人十二多

多思则神殆，多念则志散，多欲则志昏，多事则形劳，多语则气乏，多笑则脏伤，多愁则心慑，多乐则语溢，多喜则志[1]错昏乱，多怒则百脉不定，多好则专迷不理，多恶则憔悴无欢。

抱朴子十五伤

才不逮[2]强思之，力不胜强举之，深忧重恚，悲哀憔悴，喜乐过度，汲汲所欲，戚戚所患，久谈言笑，寝息失时，挽弓引弩，沉醉呕吐，饱食即卧，跳走喘乏，欢呼哭泣，阴阳不交。（《琐碎录》同上）

摄养

薄滋味，省思虑，节嗜欲，戒喜怒，惜元气，简言语，轻得失，破忧沮，除妄想，远好恶，收视听，勤内顾。（同上）

卫生五事

夫未闻道者，放逸其心，逆于生乐，以精神徇智巧，以忧畏徇得失，以劳苦徇礼节，以身世徇财利，四

---

① 志：顾本、吴中珩本、日本本、文渊阁本并作"忘"。
② 逮：到，及。

徇不置，心为之疾①矣。极力劳形，躁②暴气逆，当风纵酒，食嗜辛咸，肝为之病矣。饮食生冷，温凉失度，久坐久卧，大饱大饥，脾为之病矣。呼叫过常，辩争陪答，冒犯寒暄，恣食咸苦，肺为之病矣。久坐湿地，强力入水，纵欲劳形，三田③漏溢，肾为之病矣。五病既作，故未老而羸，未羸而病，病至则重，重则必毙。鸣呼！是皆弗思而自取之也。卫生之士，须谨此五者，可致终身无苦。经曰不治已病治未病，正为④此矣。

善摄生

善摄生者，不劳神，不苦形，神形既安，祸患何由而致也？夫人之生，以血气为本，人之病，未有不先伤其气血者。世有童男室女，积想在心，思虑过当，多致劳损，男则神色先散，女则月水先闭，何以致然？盖忧愁思虑则伤心，心伤则血逆竭，血逆竭故神色先散，而月水先闭也。火既受病，不能荣养其子，故不嗜食。脾既虚则金气亏，故发嗽。嗽既作，水气绝，故四肢干。木气不充，故多怒，鬓发焦，筋痿。俟五脏传遍，故卒不能死，然终死矣。此一种于诸劳中最为难治，盖病起

---

① 疾：顾本、日本本、文渊阁本并作"病"。

② 躁：原作"譟"，据顾本、吴中珩本、日本本、文渊阁本改。

③ 三田：道家谓两眉间为上丹田，心为中丹田，脐下为下丹田，合称三丹田或三田。

④ 为：文渊阁本作"谓"。

于五脏之中，无有已期，药力不可及也。若或自能改易心志，用药扶接①，如此则可得九死一生。举此为例，其余诸劳，可按脉与症而治之。(《类编》同上)

保养

凡人一日一夜一万三千五百二十息，未尝休息也。减之一息则寒，加之一息则热，脏腑不和，诸疾生焉。故元气在保养，谷神在守护。

调摄

卧处不可以首近火，必有目疾，亦不可当风，必患头风等疾。背受风则嗽，唯胸无禁。善调摄者，虽盛暑，不当风及露下久卧。(《琐碎录》)

真人养生铭

人欲劳于形，百病不能成。饮酒勿大醉，诸疾自不生。食了行百步，数以手摩肚。寅丑日剪甲，头发梳百度。饥即立小便，饱即坐旋溺。行处勿当风，居止无小隙。遇②夜濯足卧，饱食终无益。思虑最伤神，喜怒最伤气。每去鼻中毛，常习不唾地。平明欲起时，下床先左脚，一日无灾殃，去邪兼避恶。如能七星步，令人长寿乐。酸味伤于筋，苦味伤于骨，甘即不益肉，辛多败正气，咸多促人寿，不得偏耽嗜。春夏少施泄，秋冬固

---

① 接：顾本、吴中珩本、日本本、文渊阁本并作"持"。

② 遇：顾本、文渊阁本作"过"。

阳事，独卧是守真，慎静最为贵。钱财生有分，知足将为利。强知是六患，少欲终无累。神静自常安，修道宜终始。书之壁屋中，将以传君子。（《修真秘诀》）

芡能养生

吴子野云：芡实，盖温平耳，本不能大益人，然俗谓之水硫黄，何也？人之食芡也，必枚啮而细嚼之，未有多嚃而亟咽者也。舌颊唇齿，终日嗫嚅，而芡无五味，腴而不腻，是以致玉池之水。故食芡者，能使人华液通流，转相挹①注，积其力，虽过乳石可也。以此知人能澹食而徐饱者，当有大益。吾在黄岗中，见牧羊者必驱之瘠土，云：草短而有味，羊得细嚼，则肥而无疾。羊犹尔，况人乎！（《良方》）

摩面

《太素经》曰：一面之上，两手常摩拭使热，令人光泽，皱斑不生。先摩切②两掌令热，以拭两目，又顺手摩发理栉之状，两臂更互以手摩之，发不白，脉不浮外。

肾神

无锡游氏子，少年耽于酒色。旋得疾，久而弗愈，

① 挹：原作"揖"，据文渊阁本改。
② 切：顾本、吴中珩本、日本本、文渊阁本并作"擦"。

势危甚，忽语家人曰：常见两女子，服饰华丽，其长财①三四寸，每缘吾足而行，冉冉至腰而没。家人以为妖祟，他日名医自远而至，诸游或以扣之，医曰：此盖肾神也，肾气绝则神不守舍，故病者见之。(《癸志》)

心肾肝胆

心之神发乎目，则谓之视；肾之神发乎耳，则谓之听；肝之精发乎鼻，则谓之嗅；胆之魄发乎口，则谓之言。故妄视则伤心，妄听则伤肾，妄嗅则伤肝，妄言则伤胆。

四损

远唾损气，多唾损神，多汗损血，疾行损筋。

精气形

精者神之本，气者神之主，形者气之宅，故神大用则歇，精大用则竭，气大劳则绝。

体欲动摇

《魏志》曰：吴普常问道于华佗，佗谓普曰：人体欲得动摇，但不当使极耳。如动摇则谷气易消，血脉流通，病不得生，譬犹户枢不蠹，流水不腐，以其常动故也。(《史记》)

---

① 财：通"才"，仅仅。顾本、吴中珩本、日本本、文渊阁本并作"可"。

金石药之戒

服丹之戒

士大夫服丹砂死者，前后固不一。余所目击林彦振，平日充实，饮啖兼人，居吴下，每以强壮自夸。有医周公辅，言得宋道方丹砂秘术，可延年而无后害。道方，拱州良医也。彦振信之，服三年，疽发于脑，始见发际如粟，越两日，须颔与胸背略平，十日死。方疾亟时，医使人以帛渍所溃脓血，濯之水中澄，其下略有丹砂，盖积于中，与毒俱出也。谢任伯平日闻人畜伏①丹砂，不问其方，必求之服，唯恐尽，去岁亦发脑疽。有人与之语，见其疾将作，俄顷间形神顿异，而任伯犹未知觉，既觉，如风雨，经夕死。十年间，亲见此二人，可以为戒矣。（石林老人《避暑录》）

五石散不可服

医之为术，苟非得于心而恃②书以为用者，未见能臻其妙。如术能动钟乳。按：《乳石论》曰：服钟乳，当终身忌术。五石诸散用钟乳为主，复用术，理极相反，不知何谓？予以问老医，皆不能言其义。按：《乳

---

① 伏：顾本、吴中珩本、日本本、文渊阁本此下并有"火"字。

② 恃：依赖，倚仗。

石论》云：石性虽温，而体本冷重，必待其相蒸薄然后发。如此，则服石多者，势自能相蒸，若要以药触之，其发必甚。五石散杂以众药，用石殊少，势不能蒸，须藉外物激之令发尔。如火少，必因风气所鼓而后发；火盛则鼓之反为害，此自然之理。故孙思邈云：五石散大猛毒，宁食野葛，不服五石。遇此方即须焚之，勿为含生之害。又曰：人不服石，庶事不佳，石在身中，万事休泰，惟不可服五石散。盖以五石散聚其所恶，激而用之，其发暴故也。古人处方大体如此，非此书所能尽也。况方书仍多伪杂，如《神农本草》最为旧书，其间差殊尤多，医不可以不知也。（刘颖叔《异苑》）

服丹之过

张中书悫，自壮岁时，无日不服丹砂，暮年归福州，身体充脂，饮啖加于人十倍，其家困于供亿①，独一侄与妇竭力祇事，张命以官。每中夜苦饥，但击床屏，须亟以馒头，非五十枚不饱，茹菜必十杆②，常食羊肉必五斤，经年之后，侄家为之椁空。忽发际生疡，浸淫及顶，巍然若高阜，结为三十六疮，旬余爆裂有声，疮翻而外向，如人口反唇而卒。（《庚志》）

服金石药之戒

服金石药者，潜假药力以济其欲，然多讳而不肯

---

① 供亿：按需要供给。

② 杆：顾本、吴中珩本、日本本、文渊阁本并作"把"。

言，一旦疾作，虽欲讳，不可得也。吴兴吴景渊刑部服硫黄，人罕有知者。其后二十年，长子橐为华亭市易官，发背而卒，乃知流毒传气尚及其子，可不戒哉。（《泊宅编》）

金液丹无妄服

金液丹，硫黄炼成，乃纯阳之物，夏至人多服之，反为大患，有痼冷则宜服。（《泊宅编》）

川人服丹

川人好服丹，盖西北方土厚，人禀气盛，可胜丹，不为所反。南方鱼盐阴湿之地，非宜服之，大概脾恶湿，肾恶燥，久服损肾，其害尤大。（《琐碎录》）

秋石不可久服

服秋石久而成渴疾，盖咸能走血，血走令人渴，不能制水妄行。（同上）

丹砂之戒

太学博士李干以进士为鄂岳从事，遇方士柳贲①，从受药法，服之往往下血。比四年，病益急，乃死。其法以铅满一鼎，以物按中为空，实以水银，盖封四际，烧为丹砂云。余不知服食说自何世起，杀人不可计，而世慕向之益至，此其惑也。在文书所记及耳相闻传者不

---

① 贲：顾本、吴中珩本、日本本、文渊阁本并作"泌"。

说，今直取自①见亲与之游而以药败者六七公，以为世戒。工部尚书归登、殿中御史李虚中、刑部尚书李逊、逊弟刑部侍郎建、襄阳节度使工部尚书孟简、东川节度御史大夫卢坦、金吾将军李道古，此其人皆有名位，世所共识。工部既食水银得病，自说若有烧铁杖自颠贯其下者，摧而为火，射窍即以出，狂痛号呼，乞绝。其茵席尝得水银，发且止，唾血十数年以毙。殿中疽发其背死。刑部且死，谓余曰：我为药误。其季建，一旦无病死。襄阳黜为吉州司马，余自袁州还京师，襄阳乘舸，邀我于潇洲，屏人曰：我得秘药，不可独不死，今遗子一器，可用枣肉为丸服之。别一年而病，其家人至，讯之，曰：前所服之药误，方且下之，下则平矣。病二岁，竟卒。卢大夫死时，溺出血，肉痛不可忍，乞死。及金吾以柳贲得罪，食贲药，五十死海上。此可以为诫者也。蕲不死，乃速得死，谓之智，可不可也？五谷三牲，盐醯果蔬，人所常御。人相厚勉，必曰强食。今惑者皆曰：五谷令人夭，不能无食，当务减节。盐醯以济百味，豚鱼鸡三者，古以养老，反曰是皆杀人，不可食。一筵之馔禁忌，十常不食二三，不信常道而务鬼怪，临死乃悔。后之好者，又曰：彼死者，皆不得其道也，我则不然。始动②曰：药动故病，病去药行，乃不死矣。及且死又悔。呜呼，可哀也已。（昌黎文。韩退

---

① 自：顾本、吴中珩本、日本本、文渊阁本并作"目"。

② 动：顾本、吴中珩本、日本本、文渊阁本并作"病"。

之既知其害，而晚年服硫黄而死，详见《渔隐丛话》。）

服水银

侍其傅服水银，久之发痒，爬搔成赤疹，水银随爪出，细如粟颗。建炎中帅杭，已昏，不任事，既罢，疾革，未属纩①，诸姬皆散不禁。可为世戒。（《泊宅编》）

服丹多灸风市穴

江焕言：冯悦御药服伏火药多，脑后生疮，热气冉冉而上，几不济矣。一道人教灸风市穴十数壮，虽愈，时时复作。又教冯以阴炼秋石，以大豆卷浓煎汤下，遂悉平。和其阴阳也。阴炼秋石法，余昔有之，沈所传是也。大豆卷法，大豆于壬癸日浸井花水中，候豆生芽，取皮作汤使之。（《三槐王氏录》）

雷世贤丹药

马军帅雷世贤，家赀富厚，侍妾数十人。出戍建康，一意声色，常饵丹砂、乳药以济其欲。既求诸蜀道，又多市金石珍品，昼夜煎炼，每日服食不去口，使一妾谨信者专掌之。妾父自临安来依其女，雷以近舍屋处之。父苦寒泄，不嗜食，妾取雷所服丹十粒与之，父但进其半，下咽未久，觉脐腹间如火，少焉热不可奈，绕舍狂走且百匝，后有井，径投其中。家人救出之，遍

---

① 属纩：古代汉族丧礼仪式之一。即病人临终之前，要用新的丝絮（纩）放在其口鼻上，试看是否还有气息。属，放置。此一仪式称为"属纩"。因而"属纩"也用为"临终"的代称。

341

身已突起紫泡，如巨李，经日皆陷，凡泡处辄成一穴，深寸许，叫呼六日而卒。雷君平日所饵不啻千计①，了无病恼，此人才吞五粒，旋丧，厥身亦异矣。

服丹自焚

王称定观者，元符殿帅恩之子，有才学，好与元祐故家游。范元实温《潜溪诗眼》中，亦称其能诗。政和末，为殿中监，年二十八矣，眷注②甚渥③。少年贵仕，酒色自娱。一日忽宣召入禁中，上云：朕近得一异人，能制丹砂，服之可以长生久视。炼治经岁而成，色如紫金，卿为试之。定观欣跃拜命，即取服之。才下咽，觉胸间烦躁之甚，俄顷烟从口中出，急扶归，已不救。既殓之后，但闻棺中剥啄之声，莫测所以。已而火出其内，顷刻之间，遂成烈焰，室庐尽焚。开封府尹亟来救之，延烧数百家方止。但得枯骨于余烬中，亦可怪也。（范子济云）

丹发背疽

丁广者，明清里中老儒也。与祖父为辈行，尝任保州教授。郡将武人，而通判者戚里子，悉多姬侍，以酒色沉纵。会有道人过郡，自言数百岁，能炼大丹，服之

---

① 计：文渊阁本作"许"。

② 注：原作"柬"，据顾本、吴中珩本、日本本、文渊阁本改。眷注：关注，眷念。

③ 渥：浓，厚。

可以饱嗜欲而康强无疾，然后飞升度世。守贰^①馆之，以先生之礼事之。选日创丹灶，依其法炼之，四十九日而成。神光属天，置酒大合乐相庆，然后尝之。广闻之，裁书以献，乞取刀圭以养病身。道人者以其骨凡，不肯与。守贰怜之，为请，仅得半粒。广欣然服之。不数日，郡将、通判皆疽发于背。道人宵遁。守贰相继告殂。广腰间亦生疖，甚皇恐，亟饮地浆解之，得愈。明年考满改秩，居里中，疾复作，又用前法，稍痊。偶觉热躁，因澡身，水入创口中，不能起。金石之毒，有如此者，并书之于此，以为世诫。

丹缓其死

宋道方毅叔以医名天下，居南京，然不肯赴请，病者扶携以就求脉。政和中，田登守郡，母病危甚，呼之不至。登怒云：使吾母死，亦以忧去。杀此人，不过斥责。即遣人擒至庭下，呵^②之云：三日之内不痊，则吾当诛汝以徇众。毅叔曰：容为诊之。既而曰：尚可活。处以丹剂，遂愈。田喜甚，云：吾一时相困辱，然岂可不刷前耻乎？用太守之车，从妓乐，酬以千缗，俾群卒负于前，增以采酿，导引还其家。旬日后，田母病复作，呼之，则全家遁去，田^③母遂殂。盖其疾先已在膏

---

① 守贰：指知州、通判等官。
② 呵：原作"荷"，据文渊阁本、吴中珩本、日本本改。
③ 田：文渊阁本无。

卷
九

育，宋姑以良①药缓其死尔。（三说皆汝阴王明清《余话》）

妇　人②

妇人

孙真人云：妇人之病比之男子，十倍难治。以嗜欲多于丈夫，故感病倍于男子。盖以慈恋、爱憎、嫉妒、忧恚③染着坚牢，情不自抑④，因⑤此成疾，实非感冒外邪，饮食起居失节之所致也。诚以情想内结，自无而生有，是以释氏称：谈说酢梅，口中水出。想踏悬崖，足心酸涩。心忆前人，或怜或恨，眼中泪盈，贪求财宝，心发爱涎，举体光润，大率是此。若非宽缓情意，则虽服金丹大药，则亦不能已。法当令病者先存想以摄心，抑情意以养性。葛仙公云：凡妇人诸病，兼治忧恚，令宽其思虑，则疾无不愈。

---

① 良：文渊阁本无。
② 妇人：吴中珩本、日本本并作"妇人之病"。
③ 恚：顾本、吴中珩本、日本本、文渊阁本并作"患"。
④ 抑：原作"逆"，据顾本、吴中珩本、日本本、文渊阁本改。
⑤ 因：顾本、吴中珩本、日本本、文渊阁本此上并有"遂"字。

妇人论

夫天地造端于夫妇，乾坤配合于阴阳，虽清浊动静之不同，而成象效法之有类，原兹妇人之病与男子不同者，亦有数焉。古方以妇人病比男子十倍难治，不亦言之深乎。但三十六病，产蓐一门，男子无之，其如外伤风暑，寒湿内积，喜怒忧思，饮食房劳，虚实寒热，悉与丈夫一同也。依源治疗，可得而知之。

养胎大论

夫养胎须分能所，母为能养，子为所养。名义既殊，致养亦别，故谓之重身。父母交会之初，子假父母精血，投诚于其间，然后成妊。元气，质始之谓也。一月血聚，谓之始胚；二月精凝，谓之始膏；三月成形，谓之始胎。此亦无次第中次第也。道生一，一生二，二生三，三生万物，既以三而成，不得不数月而分也。成形之后，阴阳施化，男女始分，随见外象而有感于内。四月始受少阴君火气以养精，五月受太阴湿土气以养肉，六月受少阳相火气以养气，七月受阳明金气以养骨，八月受太阳水气以养血，九月受厥阴木气以养筋，十月脏腑俱备，神明已全，俟时而生，此皆所养胎息之所成始成终也。

避忌法

一月足厥阴脉养，内属于肝。肝藏血，不可纵怒，及疲极筋力，触冒邪风，亦不可妄针灸其经。二月足少阳脉养，内属于胆。胆合于肝，共荣于血，不可惊动及针灸其经。三月手心主脉养，内属右肾。肾主精，不可纵欲及悲哀，触冒寒冷，亦不得针灸其经。四月手少阳脉①养，内属三焦。三焦精府合肾以养精，不可劳逸及针灸其经。五月足太阴脉养，内属于脾。脾养肉，不可妄思及饥饱，触冒卑湿，亦不可针灸其经。六月足阳明脉养，内属于胃。胃为脏腑海，合于脾以养肉，不得杂食及针灸其经。七月手太阴脉养，内属于肺以养皮毛，不可忧郁及叫呼，触冒烦躁，亦不得针灸其经。八月手阳明脉养，内属于大肠，合肺以养气，毋②食燥物致气涩及针灸其经。九月足少阴脉养，内属于肾以养骨，不可怀恐及房劳，触冒生冷，亦不得针灸其经。十月足太阳脉养，内属于膀胱以合肾，太阳为诸阳主气，故使儿脉续缕皆成，六腑通畅，与母分气，神气各全，俟辰而生。唯不说手少阴心养者，盖心为五脏大主，如帝王不可有为也。若将理得宜，无伤胎脏，更能知转男胎教之法，斯为尽善。

转女为男法

《论》曰：阳施阴化，所以有妊。遇三阴所会，多生女子，但怀妊三月，名曰始胎，血脉不流，象形而变，是时男女未定，故令于未满三月间服药方术，转令

---

① 脉：原脱，据顾本、吴中珩本、日本本、文渊阁本补。

② 毋：原作"母"，据吴中珩本改。

生男也。其法以斧置妊妇床下，系刃向下，勿令人知。恐不信者，令待鸡抱卵时，依此置窠下，一窠尽出雄鸡。此虽未试，亦不可不知。凡受胎三月，逐物变化，故古人立胎教能令生子良善长寿，忠孝仁义，聪明无疾。十月之内，常见好境象，远邪僻，真良教也。

又

妊孕欲得男女，觉有孕未满月，以弓弩弦为带缚腰中，满三月解，转女为男，宫中秘法不传。(《房室经》)

视井生男

《博物志》曰：妇人妊身，三月未满，着婿衣冠，平旦绕井三匝，映水视影，勿反顾，必生男。陈成者，生十女，其妻绕井三匝，咒曰：女为阴，男为阳，女多灾，男多祥。锁井三日不汲，及期果生一男。

天癸

女子二七而天癸至，任脉通，太①冲盛，月事以时下，故有子。丈夫二八，肾气盛，天癸至，精气溢，阴阳和，故有子。年老有子者，气脉常通，肾气有余也。有子，男不过尽八八，女子不过七七，而天地精气竭矣。子寿不过天癸之数。

---

① 太：文渊阁本作"泰"。

十月而生

精神受于天，形体禀于地，一月而膏，二月而胚①，三月而胎，四月而肌，五月而筋，六月而骨，七月而成，八月而动，九月而躁，十月而生。（《淮南子》）

妊孕避忌

妇人妊身，不欲见丑恶物，食当避异常味，不可见兔，令儿唇厥，不可啖姜，令儿多指。（《博物志》）

郝翁医妇人验

郝翁者，名允，博陵人，晚迁郑圃，世以神医目之。里妇二，一夜中口噤如死状，翁曰：血脉滞也，不用药，闻鸡声自愈。一行蹍踔②辄踣③，翁曰：脉厥也，当活筋，以药熨之自快④。皆验。士人陈尧遵妻病，众医以为劳伤，翁曰：亟屏药，是为娠症，且贺君得男子。已而果然。又二妇人妊，一咽嘿不能言，翁曰：儿胞大经壅，儿生经行，则言矣，不可毒以药。一极壮健，翁偶诊其脉，曰：母气已死，所以生者，反恃儿气耳。如期子生母死。翁所治病神异，不可胜纪。（《邵氏后闻见录》）

---

① 胚：原误作"胅"，据吴中珩本、日本本改。

② 蹍踔（chěn chuō 碜啜）：奔跃。

③ 踣（bó 伯）：跌倒。

④ 快：原作"怏"，据顾本、吴中珩本、日本本、文渊阁本改。

妊妇不语

孕妇不语，非病也，闻如此者，不须服药，临产日但服保生丸、四物汤之类，产后便语，亦自然之理，非药之功，岂其功也哉。(《医余》)

半产正产

夫半产、正产，妇人之常事也。然其间多有产后染成大患，忽绝无月行，忽宫脏亏损不禁，忽积成癥瘕，而岁久月深，倾损性命，此无他，轻之以为半产，而不甚将养之所致也。不知半产之后，其将养过当①如正产十倍。正产止血脏空虚，半产即肌肉腐烂。常切譬之，正产有如果中之栗，夫栗之为物，俟其自熟，阴阳气足，则其壳自开，而栗自坠。方是之时，子之与壳两无所损，如妇人怀孕十月已满，阴阳气足，则其子宫自开，而儿子生下。若月未满足，因误服药饵，忽寒邪热毒所伤，忽扶轻举重，忽倒地打伤，其胎脏伤损，胞系腐烂，然后其胎坠下，即有如世人采折新栗，碎其皮壳，就壳中断其根蒂，然后取得栗子，此其半产之喻也。以其胎藏伤损，胞系断去而后胎坠下，则其半产之人，将养调治，得不过如正产十倍者哉？正产之后，补其虚，生其好血，化其恶血，保其脏气，去其风邪，人人无有不安也。半产之后，补其虚，生其肌肉，益其血，穷其所因，解其病，去其风邪，养其脏气，加之将

---

① 过当：顾本、吴中珩本、日本本、文渊阁本并作"当过"。

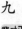

养过如正产十倍，伤损之胎无不平复也。吁，世之人多轻之，至于倾危，不可胜数，得不惜哉。（《琐碎录》）

产难

凡治产难之法有四：一肾为悭藏，其气以悭秘为事，如催生之方，多用滑利迅疾之药，如兔脑、笔头灰、弩牙、蛇皮之类。有水血先下，子道干涩，令儿不能下者，如猪脂蜜酒、葱白、葵子、牛乳、榆白皮、滑石之类。有稽停劳动之久，风冷乘虚客于胞胎，使气血凝滞，涩而不下，如桂、牛膝酒、葱之类，五积散加顺元散煎服尤妙。有触犯禁忌者，如符法，腊月兔脑、朱砂、乳香之类。

催生歌

一乌（梅）三巴（豆）七胡椒，细研烂捣取成膏，酒醋调和脐下贴，便令子母见分胞。（《琐碎录》）

产难厌胜

凡产难，密以净纸，书本州太守姓名，灯上烧灰汤调，即产。此虽厌胜，颇验。（《百一选方》）

产后寒气入腹

妇人产当寒月，寒气入产门，脐下胀满，手不敢犯，此寒疝①也。医将治之以抵党汤，谓其有瘀血。尝教之曰：非其治也，可服张仲景羊肉汤，少减水，二服

---

① 疝：顾本、吴中珩本、日本本、文渊阁本并作"病"。

遂愈。(《本草衍义》)

产妇头疼寒热

有妇人方产一两日①间，头疼发热，或发寒热者，何也？其说有三：一则作奶，二则败血不行，三则伤风。先以手按奶子，奶痛者是作奶也，宜服顺气散及栝蒌末之类，以通其奶，更以温汤洗之，奶通则无事。奶若不痛，即问败血行不行，如败血不行，即是血作也，急服行血药，如黑神散、没药、当归之类。奶既不痛，败血自行，而乃身热头疼，或发寒热，是伤风也，依伤寒法随症治之。(《医余》)

渴饮五味汁

一妇人暴渴，唯饮五味汁。名医耿隅诊其脉，曰：此血欲凝，非疾也。而果孕。古方有血欲凝而渴饮味之症，不可不知也。

产难胞衣不出

陶隐居云：产难，取弓弩弦以缚腰，及烧弩牙令赤，内酒中饮之，皆取发放②快速之义也。(《本草》)

怀子而不乳

菑川王美人怀子而不乳，召淳于意往，饮以莨菪药一撮，以酒饮之，旋乳。意复诊其脉，而脉躁。躁者，

---

① 日：顾本、吴中珩本、日本本、文渊阁本并作"月"。
② 发放：顾本、吴中珩本、文渊阁本并作"法于"。

有余病，即饮以消石一齐，出血，血如豆，比五六枚。（《史记》）

孕妇逆生

孕妇欲产，时遇腹中不肯伸舒行动，多是曲腰眠卧忍痛，其儿在腹中不能得转，故脚先出，谓之逆产。须臾不救，母子俱亡。但用乌蛇蜕一条，蝉蜕二七个，血余一个（小儿胎发），以上三味烧为灰，分为二服，温酒调下，并进二服，仰卧，霎时其儿实时顺生。或用小绢针于小儿脚心刺三七刺，急用盐少许涂刺处，即时顺生，子母俱活也。（刘颖叔《异苑》）

产后瘛疭

妇人疾，莫大于产蓐，仓猝为庸医所杀者多矣，亦不①素讲②故也。旧常见杜壬作《医准》一卷，其平生治人用药之验。其一记郝质子妇产四日，瘛疭载眼，弓背反张。壬以为痉③病，与大豆紫汤、独活汤而愈。政和间，余妻才分娩，犹在蓐中，忽作此症，头足反接，相去几二尺，家人惊骇，以数婢强拗之，不直。适记所云，而药囊有独活，乃急为之召医。未至，连进三剂，遂能直。医到即愈矣，更不须用大豆紫汤。古人处方神

---

① 不：顾本、吴中珩本、日本本、文渊阁本并作"未"。

② 讲：此上文渊阁本有"称"字。

③ 痉：原作"痤"，据顾本、文渊阁本、日本本、吴中珩本、文渊阁本改。

验类矣，不可不广告人。二方在《千金》第三卷。

运闷

凡产后运闷有四种：有下血太多，虚极运闷，宜服羊肉汤兼黑神散。有血下少，血上逆于心，亦令运闷，如心腹刺痛，宜服四物汤加桂、黑神散、芎劳散。有体中素多风疾，因产损伤气血，乘虚而运闷，四物汤加防风、羌活，热多者与独活柴胡汤并治风痰药。有心气将温过度，邪热上乘于心，亦令人言语错乱运闷者，宜服镇心补心丹、生姜生地黄散、至宝丹、桃奴丸。

妇人月水不通及不断

妇人冲任之脉起胞中，为候之海。手太阳小肠之经也，手少阴心之经也，二经为表里，主下月水。月水来如期，谓之月信。其不来者，缘风冷伤本经，故血结在内不通也。或曾经唾血或吐血，致血枯或醉以入室，劳伤肝气，肝脏血竭于内，俱令月水不通。又胃气虚，不能消化水谷，使津液不生血气，亦令月水不通，其候肠中鸣是也，但益津液，则经血自下。久不通者，血结为块，若脾胃虚弱则变为水肿，土不胜水故也。其月水来而断者，由劳伤经脉，冲任气虚，不能制经血也。

漏下带下崩中

妇人冲任二脉，为十二经之海。二经气虚，复为劳伤，则不能制其血，故非时即下，淋沥不断，谓之漏下。其血与秽液相兼带而下，谓之带下。忽然暴下，谓之崩中。其色白为冷，赤为热，赤白相兼有冷热也。
（东虢娄居中《食治通说》同上）

四物汤之功

四物汤，妇人之宝也。洛阳李敏求赴官东吴，其妻病牙疼，每发呻吟宛转，至不能堪忍，令婢辈以钗[①]股按置牙间，少顷银色辄变黑，毒气所攻，痛楚可知也。沿路累易医，殊无效。嘉禾僧惠海为制一汤，服之半年，所苦良已。后因食热面又作，坐间煮汤以进，一服而愈，其神速若此。视药之摽[②]题，初不著名，但云凉血活血而已。敏求报之重，徐以情扣之，始知是四物汤。盖血活而凉，何由致壅滞以生疾？莫强中一侍人，久病经阻，发热咳嗽，倦怠不食，憔悴骨立，医工往往作瘵疾治之，其势甚危惙。强中曰：妇人以血气为本，血荣自然有生理。因谢遣众工，专服此汤。其法㕮咀，每慢火煮，取清汁，带热以啜之，空腹，日三四服，未及月余，经候忽通，余疾如失。（《泊宅编》）

疗师尼寡妇别制方

昔宋[③]褚澄疗师尼寡妇各制方，盖有谓也。此二种鳏居，独阴无阳，欲心萌而多不遂，是以阴阳交争，乍

---

① 钗：原作"叉"，据顾本、吴中珩本、日本本、文渊阁本改。

② 摽：文渊阁本作"标"。"摽"与"标"通。

③ 宋：当作"齐"。褚澄为齐尚书。

寒乍热①，全类温疟，久则为劳。尝读《史记·仓公传》，载济北王侍人韩女，病腰背痛寒热，众皆以为寒热也。仓公曰：病得之欲男子不可得也。何以知欲男子而不可得？诊其脉，肝脉弦出，是以知也。盖男子以精为主，妇人以血为主。男子精盛则思室，妇人血盛则怀胎。夫肝，摄血者也，厥阴弦出寸部，又上鱼际，则阴血盛可知。故知褚澄之言，信有谓矣。(《本事方》)

任氏面疾

兴国初，有任氏，美色，聘进士王公甫，谓公甫不遂寸禄，愁郁不怿，不期面色渐变黑，自惭而归母家，求医治。遇一道人，曰：此乃病也，吾有药可愈。任氏恳求得之，曰：女真散以酒下二钱，日两服。数日间，面微微变白，一月如旧。厚赂而得其方，用黄丹、女菀②二物，等分为末尔。(《名医录》)

妊子

妇人手少阴脉动甚者，妊子也。少阴脉，掌后陷者中，当小指动而应手者也。

又

正月十五日灯盏，令人有子。夫妇共于富家局会所盗之，勿令人知之，安卧床下，当月有娠。

_____

① 乍寒乍热：顾本、吴中珩本、日本本、文渊阁本并作"作寒作热"。

② 女菀：顾本、吴中珩本、日本本、文渊阁本并作"女葳"。

卷　十

小　儿

小方

孙思邈《千金方》曰：小儿六岁以下，黄帝无说。中古有巫妨，始撰《颅囟经》以占寿夭，自兹始有小方，则小儿方药始于巫妨也。

善医小儿

杜任郎中善医。里人王奉职宗简时仕于汶阳，时有郡人孟生，家甚温厚，唯一子方数岁抱疾，他医数人治之无验。召任治之，数日而良已，逾月而平复。人询任曰：君以何药主之？任语之故，其人惊曰：公所言，皆药之至温者也。他人不取，君用之能起其疾，其义可闻乎？任曰：孟生，富家也，而众医皆用犀珠金银主之，其性至凉，久①则寒其胃，又从而投之，由是多不喜食，日益羸瘠，则溃其元，失其本矣。吾之剂先温其胃，使其饮食如故，然后攻其他疾，是以先壮其本而无失者焉。又知杜君之善医也如此。（《青箱杂记》）

---

① 久：顾本、吴中珩本、日本本、文渊阁本并作"多"。

疮豆禁鸡鸭子

疗病豌豆疮，欲无瘢，频揭去痂，勿令隐肌，乃不成瘢。纵揭伤有微血，但以面膏涂，无苦也。疮家不可食鸡鸭卵，即时盲瞳子如卵白，其应如神，不可不戒。（《良方》）

小儿夜啼

井口边草，主小儿夜啼，着母席荐下，勿令知之。（《酉阳杂俎》）

小儿不可食鸡

《养生论》曰：鸡肉不可令小儿食，食之令生蛔虫，又令体消瘦。（《杜阳杂编》）

治儿语迟

社坛余胙酒治孩儿语迟，以少许吃，吐酒喷屋四角，辟蚊虫。（《本草》）

儿得母寒下痢

东阳陈叔山小儿，二①岁，得下痢，尝先啼，日以羸困，问华佗。佗曰：其母怀躯，阳气内养，乳中虚冷，儿得母寒，故令不时愈。佗与四物女苑②丸，十日即除。（《魏志》）

---

① 二：顾本、吴中珩本、日本本、文渊阁本并作"一"。
② 苑：顾本、吴中珩本、日本本、文渊阁本并作"菱"。

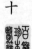

小儿感冷身热

有小儿感冷，身大热恶寒，此有表症，用发汗药，汗出遂凉。过一日复热，医谓表解里未解，验之，服四顺饮子，利动脏腑，一行遂凉。隔一日又再热，医云经热未解，验之小便赤，故知心热未解，服生气汤遂凉。过二日又热，其家无所措手，医曰：脉已和，非病也。既发汗，又利大小便，其儿已虚，阳气无所归，皆见于表，所以身热。以和胃气药，如六神散之类，加乌梅煎，令微觉有酸味，收其阳气归，自此全愈。

小儿粪青

此脾虚生风之症也。脾属土，其色黄，粪黄则是脾家正色。今乃青，肝木克脾也。肝属木，其色青。肝盛脾虚，受肝之克，故粪青也。当服①益脾去风药，如半硫丸加白附子、蝎梢，可以治之。虽然小儿青粪，抛下便青者，是风冷也，良久然后青者，非病也，小儿粪自然如此。

小儿泻后脚弱

小儿因患泄泻或疳气，服药泻止②，却患咳嗽，治得咳嗽少愈，以③五六岁，脚弱不能行。师曰：脾传肺，故咳嗽；肺传肾，故不能行。脾属土，土生金，金生

---

① 服：顾本、吴中珩本、日本本、文渊阁本并作"用"。

② 止：顾本、吴中珩本、文渊阁本并作"之"。

③ 以：顾本、吴中珩本、日本本、文渊阁本并作"已"。

水，故传之肾。肾主腰脚，故不能行。因用猪腰子煎汁，服五疳保童丸，半月遂能行。

小儿得地气方行

小儿未会行能坐，不可常常抱在手中，可以入坐车。能独坐，春夏坐于地上，寒则以荐席衬之，人得地气方能行，惜之过当，常抱持之，所以当行而不能行也。万物非土不生，故小儿亦要得地气也。（以上《医录》）

小儿初生畏寒

小儿初生候浴，水未得，且以绵絮包裹，抱大人怀中暖之，及浴了亦当如此，虽暑月亦未可遽去绵絮，渐渐去之，乍出母腹，不可令冒寒气也。预煎下沸汤以瓶①收之，临时渐暖，不犯生水则儿不生疮，如此一月为佳。

小儿初生回气

小儿初生气欲绝，不能啼者，必是难产或冒寒所致。急以绵絮包裹抱怀中，未可断脐，且将胞衣置炭火炉中烧之，仍燃②大纸灯蘸油点之，于脐带上往来，遍带燎之。盖脐带连儿，脐得火气，由脐入腹，更以热醋汤捋洗脐带，须臾气回，啼哭如常方可浴，洗了即断

① 瓶：顾本、吴中珩本、日本本、文渊阁本并作"器"。
② 燃：顾本、文渊阁本作"撚"。

脐带。

小儿初生服药

小儿初生，急以绵裹指，拭尽口中恶血，若不急拭，啼声一出，即入腹，成百病矣。亦未须与乳，且先与拍破黄连，浸汤取浓汁，调朱砂细末，抹儿口中，打尽腹中旧屎，方可与乳。儿若多睡，听之，勿强与乳，则自然长而少病。

小儿初生通大小便

小儿初生，大小便不通，腹胀欲绝者，急令妇人以温水先嗽口了，吸咂儿前后心并脐下、手足心共七处，每一处凡三五次，漱口吸咂取红赤为度，须臾自通，不尔无生意，有此症遇此法，可谓再生。

小儿夜啼有四证

小儿夜啼有四症：一曰寒，二曰热，三曰重舌口疮，四曰客忤。寒则腹痛而啼。面青白，口有冷气，腹亦冷，曲腰而啼，此冷症也。热则心躁而啼。面赤小[1]便赤，口中热，腹暖，啼时或有汗，仰身而啼，此热症也。若重舌口疮，则要乳吃，口到乳上便啼，身额皆微热，急取灯照，口若无疮，舌必肿也。客忤者，见生人气忤犯而啼也。

---

[1] 小：顾本、吴中珩本、日本本、文渊阁本无。

小儿伤乳食发热

小儿伤乳及食者，或时发热，热有退时，热退①后，但肚热或夜间热者，此伤乳食也，其粪有酸臭气异常，千金紫丸主之。

小儿发热治法

小儿积热者，表里俱热，则遍身皆热，颊赤口干，小便赤，大便焦黄，先以清凉四顺饮子，利动脏腑，热则去。既去复热者，里热已解而表热未解也。当用惺惺散或红绵散内加麻黄，微发汗，表热乃去。表热去后又发热者，何也？世医到此尽不能晓，或再用凉药，或再解表，或以谓不可医，误致夭伤者甚多。此表里俱虚，气不归元而阳浮于外，所以再发热，非热症也。只用六神散入粳米煎，和其胃气，则收阳气归内，身体便凉。热重者，用银白散。

小儿血热

小儿血热者，每早②食后发热，夜则凉，世医多谓虚劳，或谓疳热，此血热也，宜用猪胆丸。

急慢惊风

小儿发痫，俗云惊风，有阴阳症。因身热面赤而发搐搦，上视牙关紧硬者，阳症也。因吐泻，或只吐不

---

① 热退：顾本、吴中珩本、文渊阁本并作"退热"。
② 早：顾本、吴中珩本、日本本、文渊阁本并作"旦"。

泻，日渐面色白，脾虚成①冷而发惊，不甚搐搦，微微目上视，手足微动者，阴症也。阳症用凉药，阴症用温药，不可一概作惊风治也。又有一症欲发疮疹，先身热惊跳，或发搐搦，此非惊风，当服发散药。

小儿吐泻用药

小儿暑月多吐泻，其症不一，宜详审，用药不可差谬。有伏暑吐泻，小水必不利，宜服五苓散、香薷散。有伤食吐泻者，其吐及粪皆有酸臭气，宜服感应丸。三方易知，今不复载。泻多日，口唇白，及粪色亦白，及泻粪颇多者，因而成冷也，宜以前方六神散，每二钱匕，加附子末一钱匕，煎作三四服，以防变痫也。

小儿泻痢

小儿暑月多泻者，一则伏暑，心藏热，小水不利，清浊不分，因成泄泻，可服五苓散或大顺散，二药皆用沸汤调。若小水快而泻者，冷泻也，宜于六神散内加附子煎服。若肚大，泻色白者，疳泻也，宜服官局六神丸。泻者不可急以热药止之，若以热药止之，便变成痢。凡病痢者，皆因有积。赤痢，热积也。白痢，冷积也。赤白痢，冷热不调之积也。赤多白少者，热多而冷少也。白多赤少者，冷多而热少也。

---

① 成：顾本、吴中珩本、日本本、文渊阁本并作"或"。

小儿解颅

小儿解颅，曾有人作头巾与裹遮护之，久而自合，亦良法也。

疮疹

小儿生未有不发疮疹，自一岁至十岁，至十二三岁，须发一次。家有数小儿，一儿病此，余即次第皆及之，便当防慎。其症有身热头痛如伤寒状，但不恶风，唯恶热，所以异于伤风者。唇红，尻骨及耳尖皆冷，或腹痛眼涩，及口舌皆痛。腹痛者腹中先出，眼涩者眼中先出，咽喉及口舌痛者，皆先有疮也。或如沙如粟米状，或为隐疹如风泛状，皆其症也。热轻者，疮亦轻，热重者，疮亦重。方其身热时，疮未出，直待身凉方出，亦不可不知。其未出亦须服药，唯是认得症候分明以投汤剂，庶不误人性命也。未出时，只可服升麻汤、红绵散、地龙散、消毒饮，此皆平平药。或见儿身不甚热，即饮少酒，热甚者，不可饮酒。

疮疹有表里证

小儿疮疹有表里证。其疮皮不薄，如赤根白头，渐渐赤肿而有脓差迟者，谓之木豆，此里症，发于脏也。其疮皮薄如水泡，破即易干者，谓之水豆，此表证，发于腑也。发于脏者重，发于腑者轻。热重者，至有见鬼神，目上视，发搐搦，如惊痫之状，世人误认惊痫，投

卷
十

363

以冷药，无不为害者，不可不慎也。如觉热太①盛，涩壅，平平药不可攻者，宜以雄黄解毒丸利之，以减其毒，须遍身以灯照，仔②细看觑，如未有红点子出者，可下之，既出则不可利，恐蓄伏也。

疮疹黏衣用牛粪

小儿疮疹，出了变身溃脓，沾黏衣衾，睡卧不得者，用腊月黄牛粪，日干烧灰，铺一寸许在床上，令卧之其间。疮有大成片，无皮及有成豆痈者，皆用牛粪灰掺之，即愈。

剥疮痂免成瘢

小儿面上疮子才脓出，急以真酥润之，频润为佳。才有疮痂，急剥去，更润之。痂硬不落，有碍肉生，遂成瘢子，此理昭然，人多不晓，反谓剥早成瘢，甚误也。

疮疹不可洗面

小儿疮疹不可洗面，生水入眼，即损眼也。唯要忌口，止可食粥及鲫鱼、青鱼、鹁子之类，余鱼及猪羊肉皆不可食，恐损眼也。

疮疹用胭脂涂眼

小儿疮疹未出，认得是此症，急以胭脂涂眼周回，

---

① 太：顾本、吴中珩本、文渊阁本并作"大"。
② 仔：原作"子"，据文渊阁本改。

令疮不入眼，亦甚妙。

疮疹后服清凉饮子

小儿疮疹皆出尽，身已凉，喜食物，亦稍能转动，以清凉饮子浓煎，量儿大小与之，须利三二行，即安乐，后不发热，不肿腮①，不鼻衄，不患痢，世人不用此法者，于此数证，恐不能免也。

小儿丹毒

小儿丹者，风热积毒所成。冬间火烘衣，藉不候冷以衣儿，或夜间盖覆太暖，日间亲火，或奶娘②喜食烧灸物饮酒之类，皆致儿病丹也。或发于手足，或发于头面胸背。其热如火，轻轻着手，则痛不可忍，急为砭出血为上策。《千金》有服食并揭③汤，皆可用。（以上皆李左司《保生要方》）

小儿吐泻后成慢惊

小儿吐泻或成慢惊，昏睡，手足似搐而不甚，搐金液丹半两，白丸子三钱，同研极细，生姜米饮调下三钱，多服乃效，服至一二两无害，候胃气已生，手足渐暖，渐减金液丹，增白丸子，以意详之。

---

① 腮：顾本、吴中珩本、日本本、文渊阁本并作"眼"。
② 娘：原作"儿"，据文渊阁本改。
③ 揭：原作"榻"，据顾本、吴中珩本、日本本改。

小儿初生不饮乳

小儿初生不饮乳及不小便，奶汁二合，葱白一寸，分四破，上以银石器煎取一合，注子灌，立愈。(《集验方》)

儿脐血出

小儿初生未满月，多啼叫，致脐中血出，以白石脂末贴之即愈。未愈，微微炒过，放冷再贴，仍不得剥揭。

儿脐久不干

当归焙干为末，右着脐中，频用自差。予家小儿病脐湿出脓及清水者五十余日，一敷而干，后因尿入疮复病，又得敷愈。(《良方》)

薏苡浴儿

薏苡叶煎汤浴初生婴儿，一生少病。暑月可作熟水暖胃益气血。(《琐碎录》)

脐风撮口

小儿初生一七内，忽患脐风撮口，百无一活。坐视其毙者皆是，良可悯。有一法极验，世罕有知者，凡此儿齿龈上有小泡子如粟米状，以温汤蘸熟帛裹手指轻轻擦破即口开，便安，不用服药，神妙。(《保生方》)

疮

疡生于颊

雄黄治疮疡尚矣。《周礼》疡医：凡疗疡，以五毒攻之。郑康成注云：今医方合五毒之药，用黄蝥置石胆、丹砂、雄黄、矾石、磁石其中，烧之三日三夜，其烟上着，以鸡羽取之以注创，恶肉破骨则尽出。杨大年尝笔记其事，族人杨嵋①，年少时有疡生于颊，连齿辅车外肿若覆瓯，内溃出浓血不辍，吐之痛楚难忍，疗之百方，弥年不差。人语之，依郑法制药成，注之疮中，少顷，朽骨连两牙溃出，遂愈，后更安宁。信古方攻病之速也。黄蝥即瓦合也。（《本事方》）

木痴成疮

南方多雨，有物曰木痴，其大概类鼻涕，积阴而生于古木之上，闻人气则闪闪而动，人过其下，有堕于人体间者，即立成疮，久则遍其肌体。时有客患其木痴之疮，遇一道士，谓曰以朱砂、麝香涂之当②愈。客如其言，果愈。

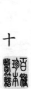

---

① 嵋：顾本、吴中珩本、日本本、文渊阁本并作"峤"。
② 当：文渊阁本作"即"。

耳塞敷疮

郑师甫云：尝患足上伤作①疮，水入肿痛，不可行步。有丐者，令以耳塞敷之，一夕水尽出，愈。（《邵氏见闻录》）

壁土治疮烂

暑月肌肤疮烂，或因搔成疮者。林才中尝暑中②卧病，肌肤多疮，烂汁出，有一乳姥曰：此易差也。取干壁土，揉细末敷之，随手即差。（《良方》）

治疮久不合

露蜂房、蛇蜕皮、乱发各烧灰存性，取一钱匕，酒服，治疮久不合。（《东坡大全》）

治下疳疮

有富家子唐靖，年十八九未娶，忽于阴头上生疮，初只针眼来大小，畏疼不敢洗刮，日久攻入皮肉，连茎烂一二寸许，医者止用膏药贴之，愈疼，亦无人识此疮。有贫道周守真曰：此谓下疳疮，亦名妒精疮。缘为后生未娶，精气溢③盛，阳道兴起，及当泄不泄，不泄强泄，胀断嫩皮，怕疼痛失洗刮，攻入皮内，日久遂

---

① 作：原作"手"，据顾本、吴中珩本、日本本、文渊阁本改。

② 中：顾本、吴中珩本、日本本、文渊阁本并作"月"。

③ 溢：顾本作"益"。

烂，有害却命者。靖告先生为治之，守真曰：若欲治此疾，须是断房事数日，先用荆芥、黄皮、马鞭草、甘草，锉，入葱煎汤洗之，去脓黡①，以诃子烧灰，入麝香，干掺患处，令睡，睡醒服冷水两三口，勿令阳道兴起，胀断疮黡，黡坚即效②。（《庚志》）

遍身患疮

凡人患疮遍身，有百药不效者，用槟榔一个，为细末，生硫黄一钱，同研细，入腻粉一钱，和均，每用一钱，安手心内，油调，涂外肾，不得洗手，但擦手令干可也。一两日间，疮便愈。

臁疮

有一肿臁疮，赤肿而痛，用黄连、黄蘗之类，皆凉药也。久而不愈，其疮冷矣，却当用温药，如鹿角灰、头发灰、乳香之类，治之当愈。此阴阳寒暑往来之理也。（《医余》）

釁③疡

人身血气，周身不知几千息。人血行而拥，则疮疖

---

① 黡（yǎn眼）：原作"厴"，据文渊阁本、吴中珩本、日本本、文渊阁本改。下同。《一切经音义》卷六十一："黡，《韵英》云：身上黑子。"

② 效：原作"较"，据顾本、吴中珩本、日本本改。文渊阁本作"愈"。

③ 釁（xìn信）：玉的裂缝。

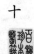

于虚穴处，则生核，谓之瘰疬。瘰，疮生也。疮差，核亦消。（东坡《物类相感志》）

獭髓补疮

吴孙和宠邓夫人，尝醉舞如意，误伤邓颊，血流，娇惋弥苦，命太医合药，言得白獭髓，杂玉与琥珀屑，当灭此痕。和以百金购得白獭，乃合膏。琥珀太多，及差，痕不灭，左颊有赤点如痣。（《酉阳杂俎》）

石菖蒲愈疮

有人患遍身生热毒疮，痛而不痒，手足尤甚，然至颈而止，粘着衣被，晓夕不得睡，痛不可任。有下俚教以菖蒲三斗锉，日干之，舂罗为末，布席上，使病患恣卧其间，仍以被衣覆之，既不粘着衣被，又复得睡，不五七日之间，其疮如失。后自患此疮，亦如此，应手神验。其石菖蒲络石者节密，入药须此等。

风热细疹

有人病遍身风热细疹，痒痛不可任，连胸胫脐腹及近隐处皆然。痰涎亦多，夜不得睡，以苦参末一两，皂角二两，水一升，揉滤取汁，银石器熬成膏，和参末为丸，桐子大，三二十丸温水下，食后次日便愈。

风毒湿疮

有妇人患脐下、腹上、下连二阴遍满生湿疮，如马瓜疮，他处并无，痒热而痛，大小便涩，出黄汁，食亦减，身面微肿。医作恶疮治，用鳗鲡鱼、松脂、黄丹之类。药涂上，疮愈热，痛愈甚，治不对故如此。问之，此人嗜酒贪啖，喜鱼虾发风之物。急令用温水洗拭去膏药，寻以马齿苋四两，烂研细，入青黛一两，再研均，涂疮上，即时热减，痛痒皆去，仍服八正散，日三服，分散客热。每涂药得一时久，药已干燥，又再涂新湿药，凡如此，二日减三分之一，五日减三分之二，自此二十日愈。既愈而问曰：此疮何缘至此？曰：中下焦蓄风热毒气，若不出，当作肠痈内痔，仍须常禁酒及发风物。然不能禁酒，果然患内痔。（三说《本草衍义》）

患疮

践坏灶土，令人患疮；踏鸡子壳，令人得白癜风。

鱼脐疮

皇祐中，学究任道腿间患一疮，始发赤肿，复绝，便变黑，后穴则有黄水出，四边浮浆起，累治不差。医王通看之，此疮狭长，似鱼脐下疮也，遂以大针针四向并中，随针有紫赤水汁出如豆汁，言此一因风毒蕴结而成，二因久坐血气凝涩而致，三因食肉，有人汗落其间也。道曰：素好读书而久坐，此疾数岁前夏月，道中买猪脯味水饭，疑似人肉，食以后得斯疾。通曰：与误食人汗不远矣。以一异散子，用鸡子清调敷其疮，日三易，数日得愈。道坚求其方，通曰：止用雪玄一味。自后累访名医，求其雪玄何物，医皆不识。道因至许郑间，会医者郝老，曰：尝记《圣惠》有一方治此疾，用腊月猪头烧灰，以鸡子清调敷，此乃是也雪玄。非郝老

博学多记，后医岂不惑耶。(《名医录》)

头疮禁用水银

小儿头有疮有虱，切不可用水银擦，自疮而入经络，必缓筋骨，百药不能治。医方并云：人有患漆疮者，不可以朱漆器炙热熨之，恐朱中有水银入经络也。黑漆器则不妨。此方正类以生草乌涂白秃，以巴豆熏痔而致死者。(《琐碎录》)

治恶疮

南丰市民严黄七，两足生疮，臭秽溃烂，众皆驱斥，不容迹出。货角器于村野，而旅邸又不容。至京，潜投宿于五夫人祠下，夜半遭黄衣吏诃逐，曰：何人敢以腐秽脚触污此间？谢曰：不幸缠恶疾，无处见容，冒死来此。纷拿次，夫人抗声令勿逐，且呼使前，曰：吾授汝妙方，用漏芦①子一枚，生干为末，入腻粉少许，井水调涂，当效。严拜谢，依而治之，果愈。(《类编》同上)

治善恶疮

仁宗在东宫时，尝患诈②腮，命道士赞能治疗，取赤小豆四十九粒咒之，杂他药为末敷之而愈。中贵任承亮在傍知状。后承亮自患恶疮，滨死，尚书郎敷求授以

①　漏芦：原作"漏蓝"，据顾本、吴中珩本、日本本、文渊阁本改。

②　诈：顾本、吴中珩本、日本本、文渊阁本并作"胙"。

药，立愈。问其方，赤小豆也。承亮始悟道士之技，所谓诵咒，乃神其术尔。久之，沿官过豫章，或苦胁疽，几达五脏，医者治之甚捷。承亮曰：君得非用赤小豆邪？医惊拜曰：某用此活三十口，愿勿复宣言。周少隐病，宗室彦符传之曰：善恶诸疮，无药可治者，皆能治。有僧发背，状如烂瓜，周邻家乳婢复疽作，用之皆如神。其法，细末水调敷疮及四傍赤肿，药落再敷之。（同上）

搔发际成窍出血

顷有一人，指缝中因搔痒，遂成疮，有一小窍，血溅出不止，用止血药及血竭之类亦无效，数日遂不起。后有一人，于耳后发际搔痒，亦有一小窍出血，与前相似，人亦无识者。适有一道人，言此名发泉，但用多年粪桶箍晒干，烧灰傅之当愈。果如其言，使前指缝血出遇此，亦必愈。

病肥脉

许慎云：人病肥脉瘟疹，当取人姓曹氏帛布拭之则愈也。

傅疮

灯花末傅金疮，止血生肉，令疮黑，令烛花落，有喜事，不尔，得钱之兆也。（《本草》）

病癞

赵瞿病癞历年，医不差，乃赍①粮弃送于山穴中。瞿自怨不幸，吁叹涕泣经月。有仙人经穴见之②，哀之，具问其详。瞿知其非常人，叩头自陈，乞命。于是仙人取囊中药赐之，教其服百余日，疮愈，颜色悦，肌肤润。仙人再过视之，瞿谢活命之恩，乞遗其方，仙人曰此：是松脂，彼中极多，汝可炼服之，长服身转轻，力百倍，登危陟险，终日不困，年百岁，齿不堕，发不白，夜卧尝见有光大如镜。（《抱朴子》）

脚疮

有人患脚疮，冬月顿然无事，夏月臭烂，疼痛不可言。一道人视之，曰：尔因行草上，惹着蛇交遗沥，疮中有蛇儿，冬伏夏出，故疼痛也。以生虾蟆捣碎傅之，日三四换，凡三日，有一小蛇自疮中出，以铁钳取之，其病遂愈。（《摭青杂说》）

黄连愈癣

指挥使姚欢，年八十余，须发不白。自言年六十岁患癣疥，周匝顶踵，或教服黄连，遂愈。久服，故发不白。其法以宣连去须，酒浸一宿，焙干为末，蜜丸桐子大，日午③、临卧酒吞二十粒。（《东坡大全》）

---

① 赍（jī 鸡）：携带。
② 之：顾本、吴中珩本、日本本、文渊阁本并作"而"。
③ 午：顾本、吴中珩本、日本本、文渊阁本并作"乾"。

五 绝 病

五绝

五绝病者，一曰自缢死，气已绝；二曰墙壁屋崩压死，气已绝；三曰溺水死，气已绝；四曰鬼魇死，气已绝；五曰产乳死，气已绝。并能救治之。问葛生授何人得此神术，能活人命？生曰：我因入山采药，遇白衣人，问曰：汝非葛医生否？我乃半夏之精，汝遇人有五绝之病，用我救治即活。但用我作末，水丸令干，入鼻中即生矣。(《名医录》)

治卒死

刘太丞，毗陵人。有邻家朱三，只有一子，年三十一岁，忽然卒死，脉全无。请太丞治之，取齐州半夏细末一大豆许纳鼻中，良久，身微暖，气更苏，迤逦无事。人问：卒死，太丞单方半夏如何活得死人？答曰：此南岳魏夫人方，出《外台秘要》。

冻死

人路逢凄风苦雨，繁霜大雪，衣服沾濡，冷气入脏，令阴气闭于内，阳气绝于外，荣卫结涩不复通，故致噤绝而死。若早得救疗，血温气通，则生。又云：冻死一日，犹可活，过此则不可也。

溺死

人为水所没，水从孔窍入，灌注脏腑，其气壅闭，故死。若早拯救，得出则泄沥其水，令气得通，便得活也。又云：半日及一日，犹可活。气若已绝，心上暖，亦可治。

自缢

人有不得志意者，多生忿恨，往往自缢。若觉早，虽已死，徐徐捧下，其阴阳经络虽暴壅闭，而脏腑真气未尽，所以犹可救。若遽断其绳，则气不能还，不得生。又云：自旦及暮，虽冷犹可活；自暮至旦，则难活。此谓昼则阳盛，其气易通，夜则阴盛，其气难通。又云：夏热易治，气虽断而心微温，一日以上犹可活。

夏月热倒人法

暑月热倒人，昏迷闷乱，急扶在阴凉处，切不可与冷饮，当以布巾衣物等蘸热汤覆脐下及气海间，续续以汤淋布巾上，令彻脐腹，但暖则渐醒也。如仓卒无汤处，掬道上热土于脐端，以多为佳，冷则频换也，后与解暑毒药。若才热倒，便与冷饮，或用冷水淋之类，即死。旧有一法，或道涂无汤去处，即掬热土于脐上，仍拨开作窝子，令众人旋溺于其中，以代热汤，亦可取效。解暑用白虎汤、竹叶石膏汤之类，凡觉中暑，急嚼生姜一大块，冷水送下，如已迷闷，嚼大蒜一大瓣，冷水送下，如不能嚼，即用水研，灌之立醒。路中仓卒无

水，渴甚，急嚼生葱二寸许，和津同咽，可抵饮水二升。（《集验方》）

疝瘅痹

涌疝

齐郎中令循病，众医皆以为蹶，入中而刺之。淳于意诊之，曰：涌疝也。令人不得前后溲。循曰：不得前后溲三日矣。意饮以火齐汤，一饮得前溲，再饮大溲，三饮而疾愈。病得之内。所以知循病者，切其脉时，右口气急，脉无五脏气，右口脉大而数，数者，中下热而涌。左为下，右为上，皆无五脏应，故曰涌疝。中热故溺赤也。

气疝

齐北宫司空命妇出于病，众医皆以为风入中，病主在肺，刺其足少阳脉。淳于意诊其脉，曰：病气疝，客于膀胱，难于前后溲而溺赤，病见寒气则遗溺，使人腹肿。出于病得之欲溺不得，因以接内。所以知出于病者，切其脉大而实，其来难，是蹶阴之动脉也。脉来难者，疝气之客于膀胱也。腹之所以肿者，言蹶阴之络结小腹也。蹶阴有过则脉结动，动则腹肿。意即灸其足蹶阴之脉，左右各一所，即不遗溺而溲清，小腹痛止。即更为火齐汤以饮之，三日而疝气散，即愈。

牡疝

安陵阪里公乘项处病，淳于意诊脉，曰：牡疝。牡疝在膈下，上连肺。病得之内。意谓之：慎无为，劳力事则必呕血死。处后蹴踘要蹶寒，汗出多即呕血。意复诊之，曰：当旦日日夕死。即死。病得之内。所以知项处病者，切其脉得番阳。番阳入虚里，处旦日死。一番一络者，牡疝也。意曰：他所诊期决死生及所治已病众多，颇忘之，不能尽识，不敢以对。

肺消瘅

齐章武里曹山跗病，淳于意诊其脉，曰：肺消瘅也，加以寒热。即告其人曰：死，不治。适其共养，此不当医。治法曰：后三日而当狂，妄起行，欲走，后五日死。即如期死。山跗病得之盛怒而以接内。所以知山跗之病者，意切其脉，肺气热也。脉法曰：不平不鼓，形弊。此五脏高之远数以经病也，故切之时不平而代。不平者，血不居其处；代者，时参击并至，乍躁乍大也。此两络脉绝，故死不治。所以加寒热者，言其人尸夺。尸夺者，形弊；形弊者，不当关灸镵石及饮毒药也。臣意未往诊时，齐太医先诊山跗病，灸其足少阳脉口，而饮之半夏丸，病者即泄注，腹中虚，又灸其少阴脉，是坏肝刚绝深，如是重损病者气，以故加寒热。所以后三日而当狂者，肝一络连属结绝乳下阳明，故络绝，开阳明脉，阳明脉伤，即当狂走。后五日死者，肝与心相去五分，故曰五日尽，尽则死矣。

肾痹

齐王黄姬兄黄长卿，家有酒召客，召淳于意。诸客坐，未上食，意望见王后弟宋建，告曰：君有病，往四五日，君腰胁痛不可俯仰，又不得小溲。不亟治，病即入濡肾。及其未舍五脏，急治之。方今客肾濡，此所谓肾痹也。宋建曰：然。建故有腰脊痛，往四五日，天雨，黄氏诸倩（倩者，女婿也）见建家京下方石（京者，仓廪之属），即弄之，建亦欲效之，效之不能起，即复置之。暮，腰脊痛不得溺，至今不愈。建病得之好持重。所以知建病者，臣意见其色，太阳色干，肾部上及界要以下者枯四分所，故以往四五日知其发也。意即以柔汤使服，十八日所而病愈。

胸痹

古有患胸痹者，心中急痛如锥刺，不得俯仰。蜀医为胸府有恶血故也。遂取生韭数斤，捣汁，令[1]服之，即果吐出胸中恶血，遂差。又萧炳[2]谓小儿初生，宜与韭根汁灌之，吐出恶血，长则无病。验韭能归心气而去包中恶气，治胸中也。（《名医录》）

---

① 令：原作"今"，据顾本、文渊阁本、吴中珩本、日本本改。

② 炳：原作"病"，据顾本、文渊阁本、吴中珩本、日本本改。

热病气

齐中御府长信病，淳于意入诊其脉，告曰：热病气也。然暑汗，脉少衰，不死。曰：此病得之当浴流水而寒甚，已而热。信曰：唯，然。往冬时，为王使于楚，至莒县阳周水，而莒桥梁颇坏，信则揽车辕未欲渡也，马惊，即堕，信身入水中，几死，吏即来救信，出之水中，衣尽濡，有间而身寒，已热如火，至今不可以见寒。意即为之液汤火齐逐热，一饮汗尽，再饮热去，三饮病已。即使服药，出入二十日，身无病者。所以知信之病者，切其脉时，并阴。《脉法》曰：热病阴阳交者死。切之不交，并阴。并阴者，脉①顺清而愈，其热虽未尽，犹活也。肾气有时间浊，在太阴脉口而希，是水气也。肾固主水，故以此知之。失治一时，即转为寒热。

脾气

齐丞相舍人奴从朝入宫，淳于意见之食闺门外，望其色有病气。意即告宦者平。平好为脉，学臣意所，意即示之舍人奴病，告之曰：此伤脾气也，当至春膈塞不通，不能食饮，法至夏泄血死。宦者平即往告相曰：君之舍人奴有病，病重，死期有日。相君曰：卿何以知之？曰：君朝时入宫，君之舍人奴尽食闺门外，平与仓公立，即示平曰，病如是者死。即召舍人奴而谓之曰：

---

① 脉：原作"服"，据文渊阁本、日本本改。

公奴有病不？舍人曰：奴无病，身无痛者。至春果病，至四月泄血死。所以知奴病者，脾气周乘五脏，伤部而交，故伤脾之色也，望之杀然黄，察之如死青之兹。众医不知，以为大虫，不知伤脾。所以至春死，病者胃气黄。黄者，土气也。土不胜木，故至春死。所以至夏死者，《脉法》曰：病重而脉顺清者曰内关，内关之病，人不知其所痛，心急然无苦。若加以一病，死中春，一愈顺，及一时。其所以四月死者，诊其人时愈顺。愈顺者，人尚肥也。奴之病得之流汗数出，灸于火而以出见大风也。（以上《史记》）

脾瘅

有病口甘者，土①气之溢也，名曰脾瘅。有病口苦者，名曰胆瘅。

胃疸

已食如饥者，胃疸，胃热则消谷也。面肿曰风。足胫肿曰水。目黄曰黄胆。

医功报应

许学士

许叔微少尝以登科为祷。一夕梦神告曰：汝欲登

---

① 土：原作"五"，据顾本、文渊阁本、吴中珩本、日本本改。

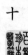

科，须凭阴德。叔微自念家贫无力，惟医乃可。于是精意方书，久乃通妙，人无高下，皆急赴之，既而所活愈多，声名益著，复梦其神受以一诗，曰：药有阴功，陈楼间处，堂上呼卢，喝六作五。是年登第六名进士第。上一名陈祖言，下一名楼材。及注阙，用升甲恩，如第五名授职官以归，与诗中之言无一字差，此则济人之病急者也。

聂医善士

仪州华亭人聂从志，良医也。邑丞妻李氏病，垂死，治之得生。李氏美而淫，慕聂之貌，他日丞往旁郡，李伪称疾，使邀之，伺其至，语之曰：我几入鬼录，赖君复生。顾世间物无足以报德，愿以此身供枕席之奉。聂惊惧，趋而出，迫夜，李复盛饰而就之，聂绝袖脱去乃止，亦未尝与人言。后岁余，仪州推官黄靖国病，阴吏逮入冥证事，且还。行至河边，见狱吏捽①一妇人，剖其腹，濯其肠而涤之。傍有僧语曰：此乃子同官某之妻也，欲与医者聂生通，聂不许，可谓善士。其人寿止六十，以此阴德，遂延一纪，仍世世赐子孙一人官。妇人减算如聂所增之数，所以荡涤肠胃者，除其淫也。靖国素与聂善，既苏，密往访之。聂惊曰：方私语时，无一人闻者，而奔来之夕，吾独处室中，此唯妇人与吾知尔，君安所得闻？靖国具以告。聂死后一子登

---

① 捽（zuó 昨）：方言，揪；抓。

科，其孙图南，绍兴中为汉中雒县丞，属仙井喻迪孺汝砺作隐德诗数百言，以发潜德，此不复载。（《夷坚志》）

用诡道以劫流俗

王居安秀才久苦痔疾，闻萧山有善工，力不能招致，遂命舟自乌程走钱塘，舍于静邸中，使人迎医。医绝江至杭，既见，欣然为治药饵，且云：请以五日为期，可以除根本。初以一药放下大肠数寸，又以一药洗之，徐用药线结痔，信宿痔脱，其大如桃，复以药饵调养数日，遂安。此工初无难色，但放下大肠了，方议报谢之物，病者知命悬其手，尽许行囊所有为酬，方肯治疗。又玉山周仅调官京师，旧患膀胱气，外肾偏坠。有货药人云：只立谈间可使之正，约以万钱及三缣之报。相次入室中，施一针，所苦果平。周大喜，即如数负金帛而去。后半月，其疾如故，使人访医者，已不见矣。古之贤人，或在医卜之中，今之医者，急于声利，率用诡道以劫流俗，殆与穴坏挟刃之徒无异。予目击二事，今书之以为世警。（《泊宅编》）

徐楼台

当涂外科医徐楼台孙大郎，于绍兴八年，疗溧水县蜡山富民江舜明背疽，因邀谢钱三百千之外，复觅银二十五两未许，遂以纸捻点药入疮，痛甚致毙。不一年，徐病热，哀叫不绝，但云舜明莫打我，数日死。其子随母改嫁，其医遂绝。（《丁志》）

符助教

宣城符里镇人符助教，治痈疽，操心亡状。病者疮不毒，先以药发之。忽一黄衣卒来，持片纸示之，云阴司追汝，以藤杖点其背，符大叫痛。黄衣曰：汝元来也知痛。随手成大疽而死。

水阳陆医

宣城管内水阳村医陆阳，字义若，以技称。建炎中，朱莘老编修妻，避寇惊忧致疾，陆误投以小柴胡汤杀之。溧水高淳镇李氏子病瘵，召之用功未效，从出娼家饮，索钱并酒馔。不与。投以刚剂数十粒，又杀之。绍兴九年，陆暴病，呼曰：朱宜人、李六郎休打我，我便去也。旬日死。（同上）

医僧瞽报

温州医僧法程，字无枉，少瞽，百端治之不愈。但昼夜诵观世音菩萨名号，如是十五年，梦中闻菩萨呼之使前，若有物縶其足，不可动。菩萨叹曰：汝前世为灸师，误灸损人眼，今生当受此报，叹以免。但吾怜汝诚心，当使汝衣食丰足。遂探怀中，掬宝珠满手与之。既寤，医道大行，衣钵甚富，至七十余犹在。（《甲志》）

下胎果报

京师有一妇人姓白，有美容，京人皆称为白牡丹，货下胎药为生。忽患脑疼，日增其肿，名医治之皆不愈。日久溃烂，臭秽不可闻，每夜声唤，远近皆闻之。

一日，遂说与家中云：我所蓄下胎方，尽为我焚之。戒子弟曰：誓不可传此业。其子告母云：我母因此起家，何弃之有？其母曰：我夜夜梦数百小儿呃我脑袋，所以疼痛叫唤，此皆是我以毒药坏胎，获此果报。言讫遂死。（《名医录》）

段承务

宜兴段承务，医术精高，然贪顾财贿，非大势力者，不能屈致。翟忠惠公居常熟，欲见之不可，逶平江守梁尚书邀之始来。既回平江适，一富人病，来谒医。段曰：此病不过汤药数剂可疗，然非五百千为谢不可。其家始许半酬，拂衣去。竟从其请，别奉银五十两为药资。段求益至百两，乃出药为治。数日愈。所获西归中涂，夜梦一朱衣曰：上帝以尔为医，而厚取贿赂，殊无济物之心，命杖脊二十。遂敕左右而鞭之。既寤，觉脊痛，呼仆视之，捶痕宛然，还家未几而死。（《己志》）

鲍君大王

明州人家女既嫁归宁，媵外家幽兰从群婢往后园挑菜，忽闷眩仆地，言语无伦，如有凭附，扶至房，半日方醒。问其故，曰：吾必死矣。吾前生是河北眼科医，有村媪独处，病赤目，吾阴利其赀，投转药杀之，尽掩室中之藏，外无一知者。媪诉诸东岳，命逮治，而吾冥数未竟，不可寻索。后二十年，前身死，又注生此州。媪久抱恨泉壤，复往诉。岳帝怜之，择健驶赍文书，诣天下郡县，求访殆遍，末乃到浙东。既至此，将入城，阍卒呵问，示以文书。卒曰：是檄城隍符耳。吾城中事，乃鲍君大王主之，城隍无预，拒不得入。驮与媪迤逦至城外三十里高桥下，潜伏累日，别有鬼吏从西来，亦驻桥边，与岳驮更问讯。吏曰：吾正隶鲍君，为急足，近往洞庭君山庙投书回，幸此相遇，吾极念汝，能从吾行，当祈城卒令入也。二人拜谢偕往，果得入，径诣鲍君殿下，呈檄。鲍君展视，曰：此檄城隍神也。汝何自而入？驮悉以实告，鲍君呼囊吏，曰：只差汝同追。吏声喏。挟驮媪同出，数日不值。一夕，到秋家巷①，闻老妇烧夜香者，祝云：有女子在某宅，为从嫁，其词云云。媪欣然曰：冤家可得矣。趋至吾居而门神不纳，又伏藏后园，适方审认，已为冥中所录，行且就逮，宿世冤债，定无脱理。家人欲召巫史救之。未暇，媵自持刀，剔双目而死。（《戊志》）

医不贪色

宣和间，有一士人抱病经年，百治不瘥。有何澄者善医，其妻召至，引入密室中，告之曰：妾以良人，抱疾日久，典卖殆尽，无以供医药之资，愿以身相酬。医正色拒之，曰：小娘子何为出此言，但放心，当为调治取效，切不可以此相污，万一外人知之，非独使某医药不效，不有人诛，必有鬼责。未几，其夫疾愈。何澄一

---

① 到秋家巷：吴中珩本、日本本并作"中秋街"。顾本、文渊阁本作"中秋街巷"。

夕梦人①引入神祠，有判官语之：汝医药有功，不于艰急之际，以色欲为贪，乱良人妇女。上帝令赐汝钱五万贯，官一资。未数月，东宫得疾，国医不能治，有诏召草泽医，澄乃应诏，进剂而愈。朝廷赐钱三千贯，与初品官。自后医道盛行京师，号为何药院家。

医以救人为心

医者当自念云：人身疾苦，与我无异，凡来请召，急去无迟，或止求药，宜即发付，勿问贵贱，勿择贫富，专以救人为心，冥冥中自有祐之者。乘人之急，故意求财，用心不仁，冥冥中自有祸之者。吾乡有张彦明，善医，僧道、贫士、军兵及贫者求药，皆不受钱，或反以钱米与之。人来请召，虽至贫下亦去。富者以钱求药，不问多寡，必多与药，期于必愈，未尝萌再携钱来求药之心。病若危笃，亦多与好药，以慰其心，终不肯受钱。予与处甚久，详知其人，为医而口终不言钱，可谓医人中第一等人矣。一日城中火灾，周回蓺尽，烟焰中独存其居。一岁牛灾尤甚，而其庄②上独全，此神明祐助之。其子读书，乃预魁荐。孙二三人，皆庞厚俊爽，亦天道福善之，信然也。使其孜孜以钱物为心，失此数者，所得不足以偿所失矣。同门之人，可不鉴哉。

---

① 人：顾本、文渊阁本、吴中珩本、日本本并作"神"。

② 庄：同"庄"。

彭　跋①

　　伏读张君季明《医说》，无非济人挟物之事，而将之以②至诚。三世授受，相传一脉，是可嘉尚也已。余来新安，恨识之晚，将虚心而访，以求卫生之经云。

　　嘉定甲申春三月中浣星江彭方书于古歙岁寒堂

李　跋

　　医，意也。果可以纸上索乎？虽曰不知书，而曰我知医，余不信也。知书矣，而未之广，犹不知书也。张君季明，示余医书一编，载古今事迹至纤悉。盖其生平目览耳听，凡涉于医者必录，录必以其类。今老矣，搜访尚不辍，将成一家之书以传于世。张世以医名世者，季明用心之勤如此，其能世其世可知也。季明有子，字

---

　　① 彭跋：彭方跋见于底本、顾本、日本本，今据底本录入，原文无标题，今补。自此以下五篇跋文文渊阁本、吴中珩本均无。

　　② 以：原作"目"，据日本本改。《广韵》：目，古文"以"字。

九万，隶业郡庠，性敏而能文，使以季明勤于医之心而勤于学，其能为张氏大门户，亦可知也。噫，季明之用心如此，其必有子以大门户，又可知也，是则季明末编报应之说。

嘉定甲申首夏末浣四明李（以制）书

江　跋

　　上，张季明《医说》。季明，儒生也。集是说以传于世，人多笑其流于伎，不知真儒生之用心也。使世医者皆以季明之心为心，虽庸医足以为良医。苟以驵侩之心处之，虽良医且庸矣，况本庸耶？近世士夫所以每叹所在无良医，人之疾病不得尽其理而死者亦众。然岂真无良医耶？不仁之心坏之也。季明之伯祖子充，以医术受知于忠宣范公，名满京洛，察脉语症，妙出意表，略无毫发隐情，诸公待之如神人，盖已能儒其心矣。季明父祖能世其业，季明又能力学以求古人之用心，则凡有可以广人之闻见，使其知所趋避，以自免于疾，与夫参稽已验之效，有疾而自能处其疾，不为庸医所误，是季明之仁术也。则是说之集，安可以伎而笑之耶？况季明之于医，自有得其伯祖之秘传，以是心而行是伎，季明其儒医之良者也。使其得科第而登仕籍，其仁民之心，又当如何耶？此予所以喜之而与题其后云。

开禧丁卯七夕建安江畴跋

跋

——389——

徐 跋

余曩①读《千金方》，间遇一二奇症，扣诸医莫能识，疑蓄既久，因念华佗不世出，将终无所质究。及分教新安，始得张君季明所谓《医说》者而阅之，于是前者之疑涣然释、豁然悟，而且叹曰：是说其有济于世也。博矣！按其伯祖子充，生于皇朝元符间，尝从蜀王朴学《太素》，能知人贵贱祸福，受其衣领秘藏《素书》甚详，后以此活人，不可胜计。季明，其传也。夫奈近世医道之坏谬，悠无耻之徒崇饰疑误，援据臆说，欺世盗名，至附以隐僻奇怪，使人不易通晓。季明疾之，因博采传记，考古援今，远追昔人《素书》之遗，近质当世謏②闻之妄，推见至真，开悟后学，纪次殆千余条。或由梦感，或与神遇，积众口已效之传，而病证方论，若合符契，略无一事牴牾，其视余子之浅近迂诞者，不可同年而语矣。昔杨子云悯百氏之争鸣，独推五经，以为众说郛，然则季明之书，其亦说郛之谓欤。若夫用志之勤，推心之厚，增衍阴骘，以昌大厥嗣，是又无可疑者。故书此以遗之。

　　　　　宝庆丁亥十二月望日东阳徐杲书

---

① 曩（nǎng 攮）：先时，以前。

② 謏：小。

诸 葛 跋

　　越帅待制汪公，镇越累年，未尝不以济人救物为心，兴利除害为事。一日以张氏《医说》巨编示兴，俾校正其讹谬，将锓梓以广其传，兴因整襟肃容而观之。见其叙医家之本末，疾病之精微，无虑数十万言。吁，何其详且博也。夫医之道大矣。自神农、黄帝、岐伯、雷公而下，无非圣哲开其源，贤智导其流，故能拯黎元之疾苦，赞天地之生育。世道既降，士大夫以此为技艺，不屑为之，而畀①之凡流，故以至精至妙之理，而出于至卑至浅之思，其不能起人之疾，反以夭其命者多矣，此范文正公所以自谓不遇则顾为良医。前辈亦云治病而委之庸医，比之不慈不孝也。抑兴思之，自昔卓然名家者，如和、缓、扁鹊、淳于意、张仲景、孙真人及《脉诀》等书，其论医也，莫不以保养为先，药石为辅，至于察形诊脉，必致办于毫芒疑似之末，而深痛夫世之医者苟简虚骄之习也。是书所载大略举矣，而以序冠其前者，顾乃以医之伐病，如将之伐敌，当用背水阵以决胜，是徒见夫华佗之说时出其间，而或有以奇捷之方，拯人之危者尔。愚观近世贤士，有为《证类本草》者，

---

① 畀：给与。

跋

其说谓道经略载扁鹊数法，其用药犹是本草家意，至汉淳于意及华佗等方，今时有存者，皆条理药性，唯仲景一部，最为众方之祖，但其善诊脉，明气候，以意消息之尔，至如刳肠剖膻，刮骨续筋之法，乃别术，所得非神农家事。至哉，为论足以发明是书之大旨矣。兴既为辨其舛误，芟其芜类，而间以所闻于记录者，稍附益之，且以其管见复于公，庶几不负委属之意云。

绍定改元孟夏望日门下士山阴诸葛兴谨书

柳　　跋[①]

张杲《医说》十卷，四库著录。自明以来，翻刻改订者，有嘉靖癸卯邓正初本，嘉靖甲辰顾定芳本，嘉靖丙午沈藩本，万历己酉张尧直本，朝鲜活字本，日本翻印本，周恭续编本。其宋刊原本，见于著录者，只此黄尧圃、汪阆源、丁松生旧藏，今在盉山书库之十卷；及群碧楼鬻之中央研究院之九卷；《经籍访古志》所载九、十两卷，今存日本图书寮者耳。邓正暗得于厂肆者，无第二卷，以明刻配补，固不逮丁书之具足十卷。丁书亦有残损，尝以它本抄补，字迹既劣，与目录亦不尽合。丁氏尝以沈藩十行本，与此宋刊对勘，惜其未见顾定芳

---

① 柳跋：此跋只见于底本。

本，不能推见诸刻递嬗之迹也。今年春馆中又购得顾本，其行格一准宋本，参校三书，得失具见，爰就宋本阙字，依顾本补写，其全叶均脱者，以顾本配之，亟付景印以饷学者，傥亦黄、丁诸先生所欣许乎。呆之家世，见第三卷太素之妙条，可补《宋史·方伎传》。是书取材之富，椠印之精，《提要》及《访古志》言之綦详，固今日治国医、研故书者所当胝[①]沫。抑吾闻时贤盛倡抽印《四库》珍本之说，妄谓阁书迻录、校勘率未精采，似宜依据《提要》，访求公私藏皮初刻精印，为之流布，当愈于《四库》抄胥之本，谨举此以为先河云。

癸酉夏五月镇江柳诒征

---

① 胝（zhī 知）：手脚掌上的厚皮。俗称老茧。

续 医 说

明·俞弁 著
曹 瑛 校注

校注说明

《续医说》为明代俞弁撰，仿照宋代张杲《医说》的体例，补充引录历代文献中的医学掌故而成。

《续医说》现存主要版本有：明嘉靖十六年丁酉（1537）序刻本、明新安吴中珩校正刊本（实即吴勉学刊本）、日本万治元年戊戌（1658）刻本、清宣统三年辛亥（1911）上海文明书局铅印本以及抄本两种。其中，日本万治元年刻本及两种抄本所据均为吴勉学刊本。通行本为上海科技出版社1984年出版的《中国医学珍本丛书》本，该本系日本万治元年刻本的影印本，原本在上海中医药大学图书馆收藏。

本次校勘以中国中医科学院图书馆馆藏明嘉靖十六年丁酉（1537）序刻本为底本；以明新安吴中珩校正刊本为主校本，简称吴本；以清宣统三年辛亥（1911）上海文明书局铅印本为参校本，简称文明书局本。

《续医说》内容皆属作者择录历代书籍而成，并注明出处。凡原书现存者，择通行本作适当他校；原书已佚者，不作他校。

凡底本文字不误，而校本误者，一律不改动原文，亦不出注；凡底本文字有误，而校本无误者，改后出注说明；凡底本、校本不同，又不能判断是非者，底本不改，出注列出异文，以备参考。

底本之繁体字，一律按国家颁布之《简化字总表》、

《现代汉语通用字表》等规范化简体字排印。

　　底本中尚有很多古字，常见于古医籍中，已形成惯用写法，有时甚至与今字并用，如差（瘥）、藏（脏）等，今一如底本，不作改动。

　　底本中的异体字、俗写字，如唯（惟）、詫（托）等，今一律径改为通行的简化字。底本中尚有很多古通用字，如已（以）、辩（辨）等，也一律径改为通行的简化字。底本中明显的文字笔画错误，如"巳"（已、己）等，不影响文义者，径改不注。通假字不改，不常见者出注。

　　对于原文中的冷僻字词等，酌情予以注释，以助阅读理解。

　　底本中使用不规范字的药名、方名、人名，一律径改为规范字，如"耆"改作"芪"、"斑猫"改为"斑蝥"，不再出注。

　　底本目录有与正文标题不尽符合之处，本次校勘对其均一一核对，做到目录与正文统一。凡目录文字有误，而据正文改目录者，目录径改，不出注，如《续医说》目录卷二作"古今明医"，据正文径改为"古今名医"，未出注。《续医说》底本目录有个别处脱落篇名，今据正文补齐。

　　原文小字均改为统一字号，均用圆括号标识。

　　由于校者水平有限，遗误之处在所难免，祈请方家指正。

校注者

目　录

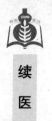

续
医
说

目录

目
录

续医说

陆　序[①]

　　太史公作《史记》，传淳于公，备书其所奏治病死
生验者，主名病状，诊候方药，具悉不遗。夫史，必关
天下之故，而书纪传所略者亦众矣，而何独详于一艺
焉？嗟乎！人之所病，病疾多；医之所病，病道少。苟
有明效大验，章章若是，而可不大而传之乎？盖将以析
同异，极变化，决嫌疑，定可治。求合先圣之道，以立
度量于万世，轩、岐、尹、鹊之空言，由是不诬。其所
关岂小小哉！

　　余友俞子容氏，好数喜书，其身所取效者，无虑数
十，既皆表而籍之，乃益取近世名人文集杂纪有裨于医
者，及耳目所睹，记得失论而附焉，名曰《续医说》，
来求余为序。余以自汉以还，良工数人，代有作者，论
针砭则祖《素》《难》，言本草则宗《汤液》，说脉法则
推叔和，述方论则称仲景，涂[②]辙虽殊，要皆有利于物。
然学者视为术数小道，致远恐泥，缙绅先生不道焉。而
仓公独赖史迁之文，至今交于学士大夫之口，是知为术

　　①　陆序：原题"续医说叙"，吴本同，文明书局本作"又
叙"。吴本、文明书局本均在吴序之后。
　　②　涂：同"途"。

虽精，取效虽多，诊籍虽详，非文无以传也。今子容所纂，其大者既有以拾四子之遗，探三圣之奥，析①同异，极变化，决嫌疑，定可治，而尤不专于一方一论之微，每于先正巨儒之言有取焉，可以知其志之所尚矣。视夫医案脉旨歌括图说之流，果何如哉？其传盖可必矣。

嘉靖丁酉春三月既望
赐进士出身承德即礼部仪制清吏司②
主事管理制敕长洲陆师道书

---

① 析：原作"祈"，据吴本、文明书局本改。
② 清吏司：明代制度，中枢六部均分司办事，各司分别称为某某清吏司。

吴　序[①]

御寇[②]有言：医者，理也；理者，意也。何稽乎？理言治，意言识。得理与意，料理于未见，曰医。超然望闻者，无几也。降则不理、不治、不识、不明。斯二者，不言不详，以故圣人尚乎辞说者，谓经始于轩、岐、缓、鹊辈，识其意者也。仲景下，代有名士，有方，有论，有原，有辨，有法，耿耿[③]与繁星并丽而不磨者。圣人以道仁天下，起危而养安，斯已矣。而又立言，以匡扶百代，其为虑不广且勤哉！神而明之在人，子容氏有意焉久矣。苦心探赜，学以聚之，问以辨之，精思以强勉之。董生曰：强勉学问，则闻见博，知益精。然会博而归约，则君子贵乎详说也。

是书述古法今事，积有岁月，得理与意者，纂载不遗，子容之用心亦勤矣。病其繁也，故略节取之，以讲于家塾，有就有道，意盖以人之司命，不敢肆然而轻耳。考其言，有先经以始事，有后经以终义，则系之以

---

① 吴序：原题"续医说序"。吴本、文明书局本均在陆序之前。

② 御寇：指战国时人列御寇，即列子。

③ 耿耿：明亮；显著；鲜明。

"经曰"，示无专也。有以脉而辨证，有以证而辨剂，的之己见者，则系之以"余曰"，示无私也。得之前烈，参之时贤者，则系之曰"某人曰"，示无掩焉。盖得于意则见于言，本始以清其源，推委以别其流，酌中随时，以明其宜，以通其变，而参伍设置，尚其权也。有论而无方，神其用也。祖乎帝，继其志也。征诸今，尚时也。文以足志，达其意也。削屡而成什，要诸理而止也。博而要，辨而精，简而覈①，迹其所到，真可究之施行者矣。殆与医案、医原相胜负，其可也。鬼神泄其秘于此矣，子能秘之家塾，不布百代耶？噫，熟知无是心也。俟乃绵邈，光于世世，则后起者，吾谅其惑焉。子容姓俞，名弁，以翁约斋号，故自附曰"守约"云。

嘉靖甲午乡贡进士白海吴恩序

---

① 覈：核实，检验。

自　序^①

　　齐梁之人有言曰：不明医术者，不得称为孝子。此过论也。宋儒谓：治病委之庸医，比之不慈不孝，事亲者不可不知医。斯言旨哉！昔之名医，若甄权、许智藏、李明之、朱彦修，咸以母病习医，研精覃^②思，遂究奥妙，盖君子之存心，无所不用其至也。弁虽不敏，癖于论医，或闻师友讲谈之余，或披阅诸史百家之文，凡有会于心者，辄手抄以备遗忘，积久成帙，劙^③为十卷，名曰《续医说》云。匪敢与古人颉颃^④，将来好事者共之。

壬午七月望日叙

---

　　① 自序：底本在目录之后，原题"续医说叙"。吴本亦作"续医说叙"，文明书局本作"又叙"。

　　② 覃（tán 谈）：深。

　　③ 劙（lí 离）：割；劈。

　　④ 颉颃（xiéháng 协航）：对抗。颃，原作"顽"，据《医籍考》四十九卷改。

卷　一

原　医

至人隐医

医之为道，由来尚矣。原百病之起愈本乎黄帝，辨百药之味性本乎神农，汤液则本乎伊尹。此三圣人者，拯黎元之疾苦，赞天地之生育，其有功于万世大矣。万世之下，深于此道者，是亦圣人之徒也。贾谊曰：古之至人，不居朝廷，必隐于医卜。孰谓方伎之士岂无豪杰者哉。

国朝医学

今世之业医者，挟伎以诊疗者，则有之矣。求其从师以讲习者，何鲜也。我太祖内设太医院，外设府州县医学，医而以学为名，盖欲聚其人以教①学，既成功而试之，然后授以一方卫生之任，由是进之，以为国医，其嘉惠天下生民也至矣。某尝考成周所以谓之医师，国朝所以立为医学之故。精择使判以上官，聚天下习医

---

① 教：教导。

者，俾其教之、养之，读轩岐之书，研张孙之技，试之通而后授之职，因其长而专其业，稽其事以制其禄，则天下之人皆无夭阏①之患，而跻仁寿之域矣。是亦王者仁政之一端也。（《大学衍义补》）

古之良医

《物理论》曰：夫医者，非仁爱不可托也，非聪明理达不可任也，非廉洁淳良不可信也。是以古之用医，必选名姓之后，其德能仁恕博爱，其智能宣畅曲解，能知天地神祇之次，能明性命吉凶之数，处虚实之分，定逆顺之节，原疾疢②之轻重，而量药剂之多少，贯微达幽，不失细小。如此乃谓良医，岂区区俗学者能之哉。（《初学记》）

医儒同道

金华戴叔能曰：医以活人为务，与吾儒道最切近，自《唐书》列之技艺，而吾儒不屑为之。世之习医者，不过诵一家之成说，守一定之方，以幸其病之偶中，不复深探远索，上求圣贤之意，以明夫阴阳造化之会，归又不能博极群书，采择众议，以资论治之权变，甚者至于屏弃古方，附会臆见，展转以相迷，而其为患不少

---

① 夭阏（è 厄）：又作"夭遏"，夭亡，夭折。
② 疢：原作"疢"，文明书局本作"疹"。疢，"疢"的俗字。疹，同"疢"，病也。

矣。是岂圣贤慈惠生民之本意哉！（《九灵山房集》）

医不三世

宋景濂云：古之医师，必通于三世之书。所谓三世者，一曰《针灸》，二曰《神农本草》，三曰《素问》《脉经》。《脉经》所以察证，《本草》所以辨药，《针灸》所以祛疾，非是三者，不足以言医。故记礼者有云：医不三世，不服其药。而传经者，乃以父子相承为三世，何其惑欤？噫！古之豪杰自振者不能悉举，若李东垣、朱丹溪、滑伯仁辈，皆非世传，而精造医术，屡起危殆，著书立言，为后学楷范，初不闻其父子相传也。是知医在读书，而不在于三世明矣。

医贵权变

王忠文公（祎）云：李明之弟子多在中州，独刘守真之学传之荆山浮图师，师至江南，传之吴①中人罗知悌，而南方之医皆宗之矣。及国朝，天下之言医者，非刘氏之学弗道也。刘、李之法，虽攻补不同，会而通之，随证而用之，不行②其存乎？近时吾吴中，称良医师，则以能持东垣者谓之王，持张、刘者谓之伯。噫！尧舜以揖让，汤武以干戈，苟合道济世，何必曰同。余

---

① 吴：原作"宋"，据文明书局本改。吴本为缺文。
② 行：原作"存"，据吴本、文明书局本改。

卷

一

尝病世之专于攻伐者，邪气未退，而真气先薾然①矣。专于补养者，或致气道壅塞，为祸不少，正气未复，而邪气愈炽矣。古人有云：药贵合宜，法当应变。泥其常者，人参反以杀人；通其变者，乌头可以活命。孙真人所谓：随时增损，物无定方。真知言哉。

视时盛衰

葛震父云：为医当视时之盛衰。刘守真、张子和辈，值金人强盛，民悍气刚，故多用宣泄之法。及其衰也，兵革之余，饥馑相仍，民劳志苦，故张洁古、李东垣辈多加补益之功。至若宋之季年，医者大抵务守护元气，而不识攻伐之机，能养病而不能治病，其失在于不知通变也。王好古云：大定间，医者用防风通圣散，盛行于世而多效，何哉？虽市井之徒，口腹备，衣服全，心志乐而形不苦，是以多效而少失。或遇扰攘之世，饥馑之年，齑②盐糟糠犹不能充，况加以值天地肃杀之运，岂可一例用凉药如承平之时、丰稔③之岁哉？殊不知张仲景用桂枝于当汉之末，韩祗和则戒用桂枝于当宋之隆，此亦因时而用药者也。

轻自制方

东垣、丹溪之书大行于世。今之医者，见其不用古

---

① 薾然：疲困的样子。
② 齑：捣碎的姜、蒜、韭菜等。
③ 稔（rěn 忍）：年。

方，率皆效颦，辄自制方治病。药性不明，处方无法，卤莽乱投，反致变证多端，遂难识治。若非平日熟读《本草》，深究《内经》，而轻自制方者，鲜不误人也。（王汝言《续医论》）

医　书

《痘疹全书》

痘疹，自汉以前，方书不载，至拓拔魏时，始有方药。自唐迄宋，有董汲、钱乙，挺然独出，著方立论，羽翼圣经，最为有功。近时慈溪赵继宗著《小儿痘疹全书》，板行于世，余始读其序，窃谓继钱乙之后者一人，及读至终篇，详加考究，与序大异。其书总出六十二方，其间喜用紫草、蝉壳、大力子、露蜂房四味，如是者凡四十六方，抑何其偏庚如此耶？若小儿气实，有风邪热毒者，用之可也。设使气虚血虚，表里不实，大便自利灰白色，顶陷，咬牙，寒战等证，其可轻用之乎？按胡大卿《痘疹方论》云：紫草虽是疮疹家圣药，然性寒，利大肠，若大便结者可用。又云：蝉壳八日之后忌用。鼠粘子即大力子，有虚寒者禁之。按：《本草图经》云：露蜂房，味苦咸，气平，有毒，主惊痫、蛊毒、肠痔、肿毒、风牙等证。并不及小儿痘疹。赵氏每方用之，此用药之一误也。小儿柔脆弱质，前哲用药恒少，剂不过三四钱，赵氏动辄用一两六七钱，此用药之二误

卷　一

也。或内虚泄泻，或头温足冷，或烦渴，或腹胀，或气喘，或寒战咬牙，此表里俱虚也。赵氏则曰：不可便谓之里虚，乃伤食伤冷所致。既曰伤食伤冷泄泻，主治仍用鼠粘子、紫草，此用药之三误也。甚至痒塌内虚作泻气促者，复投寒凉之剂，此用药之四误也。赵氏既云寒战咬牙，脾胃受冷，鼠粘子、紫草、苦参更不忍舍，殊不知寒凉①太过，脾胃清纯之气宁无损乎？经曰：五脏皆禀气于胃。胃者，五脏之本。胃气一虚，其死可立而待。杨仁斋有云：诸热不可骤去，宜轻解之。盖痘疮无热则不能起发，比之种豆值天时暄暖则易生。古人用药，审度寒暄，推详运气，苟执一偏之见，其误人也必矣。余岂好辩哉，亦幼吾幼之意云尔。

《格致余论》

丹溪，医之圣者也。其为《格致余论》一书，超迈今古，奚容轻议。然沉潜反覆，窃有可疑者焉。论中左大顺男、右大顺女之说，丹溪独指气血之阴阳，反遗脉位之阴阳，乃以医人之左右手立论，有戾经旨，可疑者一也。醇酒宜冷饮之论，吾见世人饮热酒者亦无恙，饮冷酒者虽盛暑亦致病焉，可疑者二也。至如倒仓一法，且丹溪自云，得之西域异人，近世余目击士夫数人，信行此法，死者相继，可疑者三也。噫！西域之人，殊方异域，风气不同，禀赋亦异，此法岂可行于东南柔弱之

---

① 凉：吴本、文明书局本并作"冷"。

人乎？门人误录于劳瘵吐血门中，为祸甚大。且劳瘵咳血，真阴亏损，藏府脾胃虚弱，津液枯竭，不宜吐泻。昔徐文伯治范云之疾，有取汗之戒，尚促天年，况吐下之法施于劳损之人可乎？或以是罪，余轻议前人者，余应之曰：孙真人《千金方》有房中补益法，丹溪辩之曰：苟无圣贤之心、神仙之骨，未易为也。又曰：若以房中为补，杀人多矣。丹溪能为孙公之忠臣，余顾不能为丹溪之忠臣乎？语曰：不以人废言。使丹溪复生，其殆不废余言矣。

《和剂局方》

或问曰：《和剂局方》，丹溪发挥辨之详矣，戴原礼乃丹溪高弟，今观其所著《证治要诀方论》，皆祖《局方》，何也？余曰：《局方》亦何负于人哉？前后活人不知其几。丹溪但辨其用药者误耳，非方之罪也。血虚证不宜用香燥之剂，痿痹证不可混作风治，亦何尝屏弃之乎？今人遂以《局方》例不可用，或者有宜北不宜南之说，殊不知《内经》治寒以热，治热以寒，微者逆之，甚者从之，权变得宜，消息以为治，安可限以南北之分，而无寒热之异哉？原礼盖得丹溪之心法者，其有取于《局方》，非苟然也。

《苏沈良方》

《苏沈良方》十卷，前有永嘉道士林灵素序，余家有宋刻本。窃意灵素在二公文集中，或杂记或笔谈等书抄出，汇成一编，附托二公之盛名，以行其方耳。李东垣谓《苏沈良方》犹唐宋类诗，何也？盖言不能诗者之集诗，犹不知方者之集方也。一诗之不善，止不过费纸而已，不致误人；一方之不善，则其祸有不可胜言者矣。噫！后之集方书者，尚慎之哉。

《中藏经》辨

《中藏经》八卷，相传华元化撰。按《唐书·艺文志》有吴普集元化药方，别无"中藏"之名。普，广陵人，亲授业于元化之门，以术艺知名。今集中诸论，非普不能作。灵洞道士邓处中自序，元化外孙因吊①寝室，得此书于梦中。余窃疑其妄诞。论后附方意者，皆邓生增入之耳。如地黄煎丸，内有山药，古方名薯蓣，为避宋英宗讳，故易名山药。烧肝散内有白术、苍术，《本草》及古方书止云术，不分苍白二种。牢牙地黄散细注云：此方见僧文莹《湘山野录》。文莹，宋僧。三者可证其出于邓生之手，览者当自知之。

《十药神书》

葛可久《十药神书》，其方治劳损吐血，颇有功效。但疑太平丸后跋语云：此方利人甚众，所得贶②不可胜纪，未尝妄传非人。余渐老恐致泯失，由是编次，与子

---

① 吊：凭吊。
② 贶（kuàng 况）：赠赐之物。

孙济人无穷之利云。观此等语，知其非葛氏之书矣。可久，豪杰士也，虽医术亦所不屑为之，岂区区言利者哉。《姑苏志》有可久传，称其著书有《医学启蒙》《经络十二论》，而不载《十药神书》，非其所著也明矣。

《明医杂著》

凡人血病，则当用血药。若气虚血弱，又当从气[①]虚，以人参补之。阳旺则能生阴血也。东垣曰：血脱益气，古圣人之良法，补胃气以助生发之气。故曰：阳生阴长，用诸甘剂为之先务。举世皆以为补气，殊不知甘能生血，此阳生阴长之理也。故先理胃气，人之身内以谷气为宝。近时医者多执王汝言《明医杂著》云：阴虚误服甘温之剂则病，日增服之，过多则死。由是一切脾胃饮食劳倦之证，认为阴虚，惟用四物汤加苦寒之药。吾恐地黄、当归多能恋膈，反伤胃气，所谓精气、血气何由而生？血未见生，而谷气先有所损矣。昔一士人，形肥而色白，因见《明医杂著》所载补阴丸，服之数年，形瘦短气。蜀医韩天爵，用辛热剂决去其滞，余而燥其重阴，然后和平无恙。此则未达方书而轻率自误，可不戒哉。

《儒医精要》

夫人之一身，阴常不足而阳常有余，故丹溪谆谆勉

① 气：原作"血"，据吴本、文明书局本改。

人，养阴以配阳实，非欲补阴以胜阳也。余近见赵继宗《儒医精要》一书，驳丹溪专欲补阴以并阳，是谓逆阴阳之常经，决无补阴之理；二辨王叔和命门属火之误；三辨张仲景伤寒无汗、吐、下法；四辨张洁古无中暑、中热之分；五辨中风无火、气、湿三者之论；六辨十二经之脉差缪[1]。赵公偏执己见，妄立邪说以欺人，乖悖经旨，得罪于名教多矣。噫！仲景、叔和，医之圣也，百世之师也。继宗何人，而敢轻议如此，多见其不知量也。

牛黄清心丸

《和剂局方》皆名医所集，可谓精矣。其间差舛者亦有之。且如牛黄清心丸一方，用药二十九味，药性寒热交错，殊不可晓。昔见老医云，此方止是黄芩、麝香、龙脑、羚羊角、牛黄、犀角、雄黄、蒲黄、金箔九味而已，自干山药以后二十一味，乃《局方》补虚门中山芋丸，当时不知何故，误作一方。以上载周密《癸辛杂志》。余始得此说，甚未以为然，及考诸方书，果信二方之合而为一也，志之以俟博洽者订焉。

内外伤辨

李东垣《内外伤辨》，先欲理脾胃极本之论也，未

---

① 缪：错误。

免药伤于杂。前辈谓其如韩信之用兵，多多益善①，盖讳之也。朱彦修医推于儒，其识见颇高于杂病，伤寒之旨恐非其长。国朝名家作手②，唯③戴原礼、赵良仁二人，之外落莫无闻也。近代王汝言似窥庭户，得前人之糟粕，或者谓其议论，名浮于实。要之，成功则难矣哉。（石门刘桂《医论》）

---

① 善：此上原衍一"便"字，据吴本、文明书局本删。
② 作手：能手。
③ 唯：原作"帷"，据文义改。

卷

一

卷 二

古今名医

盛启东

盛御医启东。永乐中，东宫妃张氏，十月经不通，众医以为胎而胀。一日上谓曰：东妃有病，往视之。东宫以上命医也，导之惟谨。既诊，出复曰，使长①病状早若何，晚若何，一如见。妃闻之曰：朝廷有此医者，不早令视我，何也？出而疏②方，皆破血之剂。东宫视之，大怒，曰：好御医早晚当诞皇孙，乃为此方何也？遂不用。数日病益急，乃复诊之曰：再后三日臣不敢用药矣。仍疏前方。乃锁之禁中。家人惶怖，或曰死矣，或曰将籍没家矣。既三日，红棍前呼，赏赐盛甚。盖妃服药下血数斗，疾遂平矣。既而上亦赐之，曰：非谢医，乃压惊也。(《王文恪公笔记》)

孙景祥

长沙李文正公（东阳），自言三十九岁时患脾病，

---

① 长：吴本、文明书局本并作"上"。

② 疏：分条记录。

其证能食而不能化，因节不多食，渐节渐寡，几至废食，气渐薾，形日就惫。医咸谓瘵也，以药补之，病愈剧。岁将暮，医曰：吾伎且穷矣。若春木王，则脾土必伤重，吾父闻之甚忧，会有老医孙景祥来视，曰：及春而解。因怪问之，孙曰：病在心火，故得木而解，彼谓脾病者，不揣其本故也。子得非有忧郁之患乎？曰：嘻，是也。盖是时有丧妻亡弟，悲怆交集，积久成病，非惟医不能识，而自亦忘之矣。于是尽去旧药，悉听孙说，三日而一药，药不过四五剂，及春来差。因自叹曰：医不能识病，而欲拯人之危，难矣哉。又叹曰：世之徇①名遗实，以躯命托之庸人之手，亦岂少矣哉。向不此医之值，而徒托诸所谓名医，不当补而补，至于羸惫，而莫知悟也。因录以自戒。（《麓堂文集》）

盛文纪

盛文纪以医名。吴中有谢训导，病头疼②，发热恶寒，初作外感治，或以风治，见热则退热，痛则止疼，或又以气虚治，由是病转剧，人事不省，饮食已绝，家人意其必死。谢曰：吾病惟盛文纪不曾视脉。命其子延至，盛乃诊视曰：君几误死，法当先去其滞。遂用二陈汤加大黄六七钱，令守者曰：急煎俾服，至夜分左眼若动，肝气乃舒，大泄，则有可生之机矣。至夜半时觉腹

---

① 徇：谋求，营求。
② 疼：文明书局本作"痛"。

卷二

中有声，左眼果开，遗秽物斗许，中有坚硬如卵之状，以竹刀剖视之，即痰裹面食也，既而气舒结散，津液流通，即索食矣。众医问故，盛曰：谢君，北人也。久居于吴，饮酒食面皆能助湿，湿能伤脾，脾土一亏，百病交作。有是病服是药，更何疑焉。众医咸服。

刘宗序

斡门仰同知（璇），喜看方书，凡遇家人有病，辄自料理。其姊六月间劳倦中暑，自用六和汤、香薷饮之类，反加虚火上升，面赤身热。后邀刘宗序诊视，六脉疾数，三部豁大而无力，刘曰：此病先因中气不足，内伤瓜果生物，致内虚发热，非六和、香薷所能治疗，况夏月伏阴在内，重寒相合，此为阴盛隔阳之证。急用补中益气汤加附子三钱煨、干姜一钱同煎，置冰中浸，冷服之。其夜得熟寐，至天明微汗而愈。仰拜谢曰：伏阴之说已领教矣，但不解以药冰之何也？刘曰：此即《内经》热因寒用、寒因热用之义，何难之有？仰大叹服。

史载之

宋蔡元长苦大便秘，国医用药俱不能通利，盖元长不肯服大黄故也。时史载之未知名，往谒之，阍者①龃龉②久之乃得见，既而诊脉，史欲出奇，曰：请求二十文钱。元长问何为，曰：欲市紫菀耳。史遂以紫菀末之

---

① 阍（hūn 昏）者：守门人。
② 龃龉（jǔ yǔ 举与）：抵触。

而进，须臾大便遂通。元长惊异，询其故，曰：大肠，肺之传送。今之秘结无他，以肺气浊耳。紫菀能清肺气，是以通也。自此医名大著，元长深敬服之。（施彦执《北窗灸輠》）

王时勉

常熟徐氏病中气不足，延王时勉治脉，曰：此证宜补剂，当用参芪[①]，譬如筑基造屋，不可以时日计其成绪，须服药百裹[②]，乃可望愈。一至于十，病不少减。更谋一医，病势增剧。复请于王，王脉之曰：尔信道不笃[③]，又更别药，以致增剧。徐莫讳，乃曰曾服利气之剂，王曰：必如吾言则生，否则非吾所能也。从之，果及期而愈。余尝见《格致余论》载：浦江郑君仲夏患痢，丹溪煎人参膏与服，至五斤而痢止，十斤而病安。今人轻身重财，不顾体之强弱，病之浅深，亟于求效，况谋利嗜贿之徒，动辄便施刚峻劫剂，至于轻病变重、重病至危往往有之。古人有言曰：不死于病而死于医。可不慎欤。

张养正

元杜清碧学道武夷，至婺源，病脑疽，自治不愈，

---

① 芪：原作"蓍"，吴本、文明书局并作"耆"，今改为中药通用字。

② 裹：量词，付。

③ 笃：疑为"笃"字之误。

朱丹溪往视之，曰：何不服防风通圣散？清碧曰：已服数四矣。丹溪曰：盖以酒制之。清碧乃悟，服不尽剂而愈，自此心服丹溪。弘治乙丑岁，吾苏儒学闻教谕恭遭羸疾，吴医治之，率用三白汤，无奇效。一日谒张养正求治，亦用三白汤，家人曰：前医用之多矣。养正正色曰：子勿哓哓①，吾用汤使不同。遂投熟附二三片煎，俾服之，即瘥。

黄师文

宋②人施彦执《北窗炙輠》载：黄师文治一妇人，卧病垂三年，状若劳瘵，名医皆以虚损治，不差。师文往视之，曰：此病食阴物时或遭大惊也。问之，其妇方自省悟曰：曩者食水团时，忽人报其夫坠水，由此一惊，病延至今不能愈。师文以青木香丸兼以利药一帖与之，须臾下一块，抉之乃痰包一水团耳。盖当时被惊，怏怏在下而不自觉也。其后安康无恙。近时小儿医陈日新形体尪羸，常日病热，至暮尤甚，医以阴虚治，或以劳瘵治，荏苒半载，病势转危。日新谓其父曰：欲得大黄通利大肠，为之一快，虽死无憾。其父龃龉久之，姑从其请，遂以导痰汤入硝黄剂煎服。自辰至申，下结粪一块，如核桃许，抉开视之，乃上元看灯时所食粉饵也，因痰裹在外，不能消化，由是致热，日渐销铄耳。

---

① 哓（xiāo 消）：唠叨。

② 宋：原作"家"，据吴本、文明书局本改。

向使日新不自知药性，则久为泉下人矣，谁谓刘张之法无补于世哉。

蒋仲宾

蒋仲宾，江阴人，精于医，后来，吴中人未知奇。有老兵行泣道上，问之，曰：吾子为鬼魅所凭，医莫能治，今垂绝矣。仲宾往视之，其子方裸体瞠目大诟[1]且欧人，人不可近。仲宾即令其家取大蚯蚓数十条，捣烂投水中，去泥，以水遥示病者，病者见水遽起，持饮未尽，帖然安卧，更与药泻之而愈。由是名著吴下。（王止仲《半轩文集》）

王光庵

金华戴原礼，学于朱彦修，既尽其术，来吴中为木客[2]。吴人以病谒者，每制一方，率银若干。王仲光时为儒，未知医也，慕[3]而谒焉。因咨学医之道，原礼曰：熟读《素问》耳。仲光归而习之三年，原礼复来见仲光，谈论大骇，以为不如，恐坏其技，于是登堂拜母以定交。时仲光虽得纸上语，未能用药。原礼有彦修医案十卷，秘不肯授仲光。仲光私窥之，知其藏处，俟其出也，径取之归。原礼还而失医案，悔甚，叹曰：惜哉，吾不能终为此惠也。于是仲光之医名吴下。（杨南峰

---

① 诟：原作"垢"，据吴本、文明书局本改。诟，怒骂。

② 木客：伐木工。

③ 慕：原作"暮"，据吴本、文明书局本改。

《苏谈》）

蒋用文

淮南蒋用文，儒而医，老益精练，由戴原礼荐入为御医。永乐中，升院判，极蒙宠异。仁宗特加院使，赐谥恭毅。国朝太医院官赐谥，唯公一人而已。吾乡沈以潜，宣德间征入为医士，未甚知名。会院判蒋用文病，上遣中使问之曰：卿既死，谁可代者？用文书以潜名进，即擢为御医，进对称旨。上谓用文能知人，以潜为不负所举矣。观此则知前辈忠厚之风，互相推荐，有如是夫。

张彦明

鲁[①]德显云：人有恒心，践履端谨，始可与言医道矣。凡有请召，不以昼夜、寒暑、远近、亲疏、富贵、贫贱，闻命即赴，视彼之疾举切吾身，药必用真，财无过望，推诚拯救，勿惮其劳，冥冥之中，自有神祐。如临安张彦明，为医未尝计利，应有求药，期于必效。一日城中火灾，周围爇尽，烟焰中独存其居，厥后子孙荣显。以此见天道好还，信不诬矣。（《活幼心书》）

---

① 鲁：吴本、文明书局本并作"曾"。

厚　德

钱朱谦德

昔钱乙在宋神宗时，治皇子仪国公病瘛疭，国医莫能治，乙进黄土汤遂愈。神宗问曰：黄土汤何以愈斯疾？乙对曰：以土胜水，木得其平则风自止，且诸医所治垂愈已，小臣适当其愈耳。神宗悦其对，赏赉甚厚。余近见丹溪先生《诲子十说》，其一云：同道中切宜谦和，不可傲慢于人，年尊者恭敬之，有学人师事之，倘有医类但当义让，不可攘夺致怨招谤。经云：礼之用，和为贵。噫！观二公之谦德，足以为后学之楷范。

王李义让

李某，文江人，医名甚著，家业饶裕。崇仁县有富民病笃，邀李医治之，约病愈当以钱五百千为谢。李疗拯旬日不瘥，李告归。病家以其不效，聊赠二百千酬之而去。复延临川王医，李询王所之，以富民之疾委曲相告，王曰：君既不能治，吾亦徒往耳。李曰：不然。吾得其脉甚精，处药甚当，奈何主人病不愈者，盖吾之运蹇，不胜享其钱物耳。余药尚在，君往视之，其疾必愈。王素敬李，诊脉用药一如其说，惟易汤使而已。越三日，富人病痊，阖家大喜，酬以五千缗。王归郡即往诣李，以所得分赠其半，李坚辞不受，乃曰：愈病得酬物，君之功也，于吾何有？二人相让逾时，人咸叹服。

吁！与世之毁谤同道，妒贤嫉能者，有间矣。(《择从录》)

张陈二医

吾乡张御医致和，为人治疾，有召即往，往则必为之尽力。一日有老媪拜于途，泣而告曰：妾有子病，滨于死，贫无药资，公能恤之乎？致和忻然①往，视其脉，授以药，又封裹数服，嘱之曰：旬日后启之。及愈后，启其封，乃楮帛②也。媪往问之，致和曰：若子之疾，积忧所致耳。今虽愈，安知不以贫苦而复作也。吾为此计，欲慰尔子之心，俾尔衰年有所倚赖耳。母子感泣，拜谢而去。近时陈聘夫征，先君至友也，博通诸家医书，融会精彻，处方制剂率与众异，每应人之求，不择贫富。尝有一妇人产后得奇疾，邀陈疗治，愿以首饰三十金致谢。陈许诺，及病瘳，其夫置酒携所约之物至，陈曰：前所以相诺者，欲取信于君之夫妇也，首饰乃妇人所爱，吾安忍取之邪？固却之而去。噫！世之乘危射利之徒，闻二公之行，其颡③得无有泚④乎。

---

① 忻 (xīn 欣) 然：愉快貌。
② 楮帛：旧俗祭祀时焚化的纸钱。
③ 颡 (sǎng 嗓)：头部。此应指脸。
④ 泚 (cǐ 此)：汗出貌。

卷 三

辨 惑

论弦脉

四明张世贤《医学百问》云：弦之一脉，在仲景则以为阴，在叔和则以为阳。吾苏卢丹谷谓：世贤议论牴牾，其说不归于一定，决无为阳之说。丹谷据《脉经》"弦为阴"三字辟①之，余窃疑焉。按：《六经病篇》曰：尺寸俱弦者，少阳受病。按此以弦为阳也。切详仲景以弦为阴，而又为阳者，何谓也？许叔微曰：夫仲景之意，以弦脉为阴者，兼合乎众脉而言。且浮大者阳也，兼之以动滑数之类，安得不为阳；沉②细者阴也，兼之以涩弱弦微之类，安得不为阴也。又《少阴病篇》曰：手足寒，脉弦迟者，阴也。盖此亦兼迟而言之，乃为阴证宜矣。若夫沉微而弦，沉伏而弦，沉涩而弦，沉细而弦，皆为阴证之脉也。盖少阳之脉弦者，按仲景之意，以一脉而言之也。然少阳之气通于春，春脉弦者，

---

① 辟：驳斥。
② 沉：原作"沈"，据吴本、文明书局本改。

以应春阳时令之脉也，岂得不为阳也。如浮大而弦，洪长而弦，浮滑而弦，浮数而弦者，皆为阳也。夫仲景以弦脉分阴阳，二用之理，其义微也。王叔和以弦脉为阳，而不言弦为阴者，是以独指一脉而为杂病也。故仲景之脉，不可与杂病同日而语也。丹谷驳之太过，例以《脉诀》为高阳生之赝本，不足取信，亦难矣哉。

三焦有形状

王叔和言，三焦无状，空有名。千载之下，议论不一。至宋陈无择之通达，尚惑徐遁之荒唐，且曰：三焦有脂膜如掌大，正与膀胱相对，有二白脉自中出，夹脊而上贯于脑。何其谬也！按：《内经·六节藏象论》曰：胆、胃、大肠、小肠、膀胱、三焦者，仓廪之本，营之居也，能化糟粕转味而出者也。《五脏别论》曰：夫胃、大肠、小肠、膀胱、三焦，此五者天气之所生也，其气象天，故泻而不藏。此受五脏浊气，名曰转化之府。由是观之，圣人且以三焦为有形状矣。又按蔡西山《脉经》，其间有论三焦一篇，后引《礼运记》曰：上焦若窍，中焦若编，下焦若渎。然未曾发明其义。新安孙景思氏，因推其义而解之，曰：上焦若窍，窍者，窍漏之义，可以通达之物，必是胃之上脘。经曰：上焦在胃之上口，主纳而不出，是也。中焦若编，编者，编络之义，如有物编包之象。胃之外有脂①如网，包罗在胃之

---

① 脂：原作"指"，据吴本、文明书局本改。

上，以其能磨化饮食，故《脉诀》云膏凝散半斤者，此也。必是脾之大络，此为中焦，经曰：主腐熟水谷，是也。下焦若渎，渎者，沟渎之义，可以决渎，可以传道，乃是小肠之下，曰阑门。泌别水谷自此，而厘清浊之所，此为下焦。经曰：在膀胱上口，主泻而不藏。又曰：主出而不内。又曰：下焦为传化之府。又曰：三焦曰水谷之道路，气之所终始也。盖水谷之所入，水自上而中，自中而下，至于糟粕转输传道而下，一无底滞，如此尤可表其为有形明矣。所谓形者，非谓藏府外别生一物，不过指其所而为形耳。或曰：经之本文乃中焦若沤，今改作编字，于理未安。愚谓蔡西山据《礼运记》[①]而言，又按《白虎通·性情篇》：沤亦作编，二说安得俱误，恐沤与编殆相似而讹之耳。

冲为血海

《甲乙经》曰：丈夫以右为命门，左为肾；女子以左为命门，右为肾。无求子曰：男子得阴以生，先生右肾；女子得阳以长，先生左肾。是以女右手命门为子宫，左手肾为血海。二说不同，何也？张洁古云：妇人皆左为肾，右为命门。男子主藏精者，气海也。女子主系胞者，血海也。所主者异，受病则一也。此说当为定论。《灵枢经》曰：冲为血海，任主胞络。血海者，冲脉也。

---

① 礼运记：原作"理运记"，据文义改。

胃家湿热

近世方书，唯戴原礼①《证治要诀》议论切当，有益后学。但其间有云：诸血药中，半夏、陈皮自不可少。余窃疑之。半夏性燥，功能去湿健脾，古人发渴者尤且禁用，恐其性燥，损耗血分耳，唯气证发渴者，不在此例。当时原礼，必因好酒之人胃气湿热而致吐血者，用之则宜，若云诸血药中自不可少，恐非原礼之言，或门人误记之耳。

转矢气

张长沙用大承气汤，必转失气则可服。此失字之义，其意何也？曰：仲景云，伤寒潮热，大便六七日不行，先服小承气汤，若腹中转失气，此有燥粪，方服大承气汤。盖转失气是下焦泄气，俗云去屁也。考之《篇》《韵》，屎矢通用，窃恐传写之误矢为失耳，宜从转矢气为是，且文理颇顺，若以失字，则于义为难训矣。（《医学全书》）

心胞络

越人以手心主之经谓之心胞络，且人之心为君主之官，不受邪气凌犯，其所以致病者，心包络也，故经曰：真心不受邪者，此也。或谓心包络乃胸中之脂膜，或又谓之裹心之肉，皆非也。乃裹心之黄脂膜，包于心

---

① 戴原礼：原作"戴元礼"，据文义改，下同。

外，似脂非脂，似肉非肉，外则有细筋膜如系，与心肺相连者，此则是心包络也。余谓诸兽之内景，大概亦与人相同，观其心形，亦略可见矣。（孙景思《医论》）

食挂

朱思，古眉州人，年三十岁时得疾，不能食，闻荤腥即呕，唯用大铛旋煮汤沃淡饭，数数食之，医莫能治。史载之曰：俗辈不读医经，而妄欲疗人之疾，可叹可骇，君之疾正在《素问》经中，名曰食挂。凡人之肺，六叶舒张而盖下，覆于脾，子母气和则进食，一或有戾，则肺不能舒，脾之为敝，故不嗜食。遂授之一方，以清气润肺为治。服之三日，病者鼻闻肉味觉香，取啖之甚美。此事宋人载于传记，余考之岐黄书，皆无食挂之说，或记者假托耳，或史公妄言以欺世惑人欤？二者皆未可知也。

社日受胎

今人指须、眉、发如雪而肌肉纯白者，以为社日受胎，故男曰社公，女曰社婆，此说非也。按：徐巽《胎育产化论》云：受胎之时，母之经水正行，荣血泛溢，是以成胎，则肌肉色白。《褚氏遗书》所谓血先肌肤则身白者是也。或又问曰：毛发皆白，目视眈眈①者何也？经曰：毛发者，血之余。又云：肝受血而能视。今值水月方行，血耗肝虚，毛发失所润，目睛失所养故也。此

---

① 眈：目不明。

卷

三

理晓然，足以破愚者之惑。(《席上辅谈》)

通则不痛

王荆公解痛字云：宜通，而塞则为痛。今医人凡痛，须用通利脏腑，故曰诸痛为实痛，随利减。世俗以利为下也。假令痛在表者，实也；痛在里者，实也；痛在血气者，亦实也。故在表者汗之则愈，在里者下之则愈，在血气者散之、行之则愈，岂可以利为下乎？宜作通字训则可，故经曰：通则不痛，痛则不通。此之谓也。

抑阳扶阴

空同子曰：夏月阳气发散在外，伏阴在内，谓丝丝未绝之阴，潜伏待时，夏至为姤[①]，如冬至之复也。验之井泉，则阴之伏，亦九渊之底。而病暑者，以大顺散治之，姜桂大热，意为过饮冰水瓜果者，设非谓伏阴而用之也，正丹溪所谓阴字有虚之义，若作阴冷看，其误甚矣。经云：春夏养阳，秋冬养阴。王太仆[②]注：春食温，夏食寒，所以抑阳扶阴之义也。

圣散子方

圣散子方，因东坡先生作序，由是天下神之。宋末辛未年，永嘉瘟疫，服此方被害者不可胜纪。余阅叶石

---

① 姤：相遇。
② 王太仆：原作"王仆太"，据吴本、文明书局本改。

林《避暑录》，云：宣和间，此药盛行于京师，太学生信之尤笃，杀人无数，医顿废之。昔坡翁谪居黄州时，其地濒江，多卑湿，而黄之居人所感者，或因中湿而病，或因雨水浸淫而得，所以服此药而多效，是以通行于世，遗祸于无穷也。弘治癸丑年，吴中疫疠大作，吴邑令孙磐令医人修合圣散子，遍施街衢，并以其方刊行，病者服之十无一生，率皆狂躁昏瞀而卒。噫！孙公之意，本以活人，殊不知圣散子方中，有附子、良姜、吴茱萸、豆蔻、麻黄、藿香等剂，皆性味燥热，反助火邪，不死何待？若不辨阴阳二证，一概施治，杀人利于刀剑。有能广此说以告人人，亦仁者之一端也。

祝由科

《外台秘要》载祝由一科，丹溪谓之移精变气，祝说病由而已，可治小病。若内有虚邪，外有实邪，当用正大之法。然符水唯膈上热痰一呷凉水，胃热得之岂不清快，亦可取效。若内伤涉虚之人，及冬天严寒之时，符水下咽，胃气受伤，反致害者多矣。予考之《文献志》，云：祝由，南方神也。或以"祝"训"断"，谓但断绝其受病之由。二说两存之，未知孰是。

从乎中治

王好古《此事难知》云：从乎中治。中治者，少阳也。又云：寒热俱伤，必当从乎中治。中治者，温之也。一书两出而各异，余切有疑焉。后阅东垣先生《医学发明》，云此中字，盖欲医人临病，消息酌中用药耳，是《中庸》所谓君子而时中之义也，此说明白。

草庐论运气

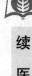

世之言运气者，率以每岁大寒节为今年六之气所终，来年一之气所始，其终始之交，隔越一气不相接续。余尝疑，于是后见杨子建《通神论》，乃知其论已先于余，余请以先天后天卦以明之。夫风木冬春之交，北东之维艮震也；君火春夏之交，东南之维震巽也；相火正夏之时，正南方之离也；湿土夏秋之交，南西之维坤兑也；燥金秋冬之交，西北之维兑乾也；寒水正冬之时，正北之方坎也，此主气之定布者也。地初正气子中而丑中震也，地后间气丑中而卯中离也，天前间气卯中而巳中兑也，天中正气巳中而未中乾巽也，天后间气未中而酉中坎也；地前间气酉中而亥中艮也，地终正气亥中而子中坤也，此客气之加临者也。主气土居二火之后，客气土行二火之间，终艮始艮，后天卦位也。始震终坤，先天卦序也。世以岁气起大寒者，似协后天终艮始艮之义，然而非也，子建以岁气起冬至者，冥契先天始震终坤之义，子午岁之冬至起燥金而生丑中之寒水，丑未岁之冬至起寒水而生丑中之风木，寅申岁起风木，卯酉岁起君火，辰戌岁起湿土，巳亥岁起相火，皆肇端于子半，六气相生，循环不穷，岂岁岁间断于传承之际哉。然则终始乎艮者，可以分主气之所居位，而非可以论客气所行之序也。（《草庐文集》）

解《内经》义

《内经》云：天明则日月不明。近见虞天民解云：君火太过，热令早行，火为离明之象，故曰明淫。观其所释，终不了然。偶阅《医垒元戎》，云：天明则日月不明，邪害空窍，天所以藏德者，为其欲隐大明，故大明见则小明灭，故大明之德不可不藏，天若自明，则日月之明隐矣。所论者何言？人之真气亦不可大泄露，当清净法道以保天真，苟离于道，则虚邪入于空窍，风热之害人，则九窍闭塞，雾露之为病，则掩翳精明。取类者，在天，则日月不光；在人，则两目隐耀也。

褚氏转语

《褚氏遗书》其论男女之脉，与叔和大异，不知有所据否。如《本气篇》中有一转语云：心以役气，肺以通气，脾以养气，肾以泄气，唯肝不用。愚谓肝非无用也。《素问》云：肝者，将军之官，谋虑出焉。四藏皆与气相关，不以肝而节度谋用焉，则必至于太过不及之患矣。《黄庭内经》云：肝藏胆府最为紧切，如变化设施，断谋远虑，其功有过于四藏者。但以心主血、肝藏血者，收藏之义，大抵血随气行，不以气而制驭之，则血妄行，若言肝与气不相关，则不可也。

肝常有余

近时医者，多执前人肝常有余、肾常不足之说，往往举手便用平肝之剂。按：《圣济经》云：原四时之所

卷

三

—— 439 ——

化，始于木；究十二经①之所养，始于肝。女子受娠一月，是厥阴肝经养之。肝者，乃春阳发动之始，万物生长之源，故戒怒养阳，使先天之气相生于无穷，所以肝主色，气和则体泽，气伤则枯槁，故养肝戒忿是摄生之切要也，不可专泥前说。

饮食入肝

《证治要诀·伤食门》有云：人之饮食下咽而入肝，由肝而入脾，由脾而入胃。因食所伤，肝食不理，故痰涎壅塞，如中风状，有半身不遂者，肝主筋故也，治以风药则误矣。余谓此论甚正，但云食下咽而先入肝，次入脾，再次入胃之语，未免有疑。按：《存中笔谈》云：凡人之有咽有喉二者而已，咽则纳饮食，喉则通气。咽则下入胃脘，次入胃，又次入肠，又次入大小肠；喉则下通五脏，出入息五脏之气，呼吸正如冶家之鼓鞴②。人之饮食药饵，但自咽入肠胃，何尝能至五脏？凡人之肌骨、五脏、肠胃，虽各别其入肠之物，英精之气味皆能洞达，但滓秽即入大小肠矣。凡所谓某③物入肝，某物入肾之类，以气味到彼尔，物质岂能至彼哉。余因未谙前说，而书此以证之，或原礼别有一说也。

---

① 经：原脱，据《圣济经》补。

② 鞴（bài 败）：皮鼓风囊，即风箱。

③ 某：原作"其"，据吴本、文明书局本改。

卷 四

格 言

异法方宜

近时医者偏执己见，或好用热药，或好用凉药。然《素问》有异法方宜论，抑何尝偏执邪？古之良医，必量人之虚实，察病之阴阳，而后投以汤剂，或补或泻，各随其证。若的是阳虚失血，治以干姜、附子；诸虚百损，补以人参、黄芪；痰热壅嗽，清以芩、连；大便结热，利以硝、黄。其法岂尽废乎？许叔微有云：形有寒邪，虽婴孩亦可服金液；脏有热毒，虽老羸亦可服大黄。至哉，通变之说也。

正治反治

病有正治，有反治。然正治之法，人皆知之；反治者，从顺病气之法也。假如治热证，不可纯用寒凉，佐以辛温之药为之向导；治寒证不可纯用温热，佐以辛凉之药为之向导。否则病拒药而扞格不入，其病反纵，反纵则痛发尤甚。丹溪治疝，用山栀除湿热，佐以乌头散寒郁。古方以蜜煎附子，葱白散加大黄之属，即经所谓用寒远寒、用热远热之意云。

权变处治

昔闻老医云：治北方之疾，宜以攻伐外邪为先；治南方之疾，宜以保养内气为本。盖北方风气浑厚，禀赋雄壮，兼之饮食倍常，居室俭素，殊少戕贼元气之患，一有疾病，辄以苦寒疏利之，其病如脱，而快意通神矣。若夫东南之人，体质柔脆，腠理不密，而饮食色欲之过侈，与西北之人迥异，概以苦寒之剂攻之，不几于操刃而杀人乎？余因其言而推广之曰：北人禀气固厚，安能人人皆实？南人禀气虽薄，安能人人皆虚？学者当以权变处治，因其虚实而药之，斯无一偏之弊矣。

治病六难

嘉禾周伯器（鼎）云：唯贵势人之病难治者有三：群医争，欲售所能，攻补杂施，一难也。遇下不以礼自重者，不苟往所往者，非所重，二难也。唯唯取悦，孰得尽禁其欲，三难也。余亦有三难，以补周之未备：朝病暮药，速欲求效，四难也。猎涉方书，有病自治，五难也。不信服药，唯仗鬼神，六难也。

元气为本

脾土上应于天，亦属湿化，所以水谷津液不行，即停聚而为痰饮也。夫人之病，痰火者十之八九。老人不宜速降其火，虚人不宜尽去其痰，攻之太甚，则病转剧而致危殆，须以固元气为本。凡病推类而治之，亦思过半矣。（空同子）

处方贵简

医者识脉方能识病，病与药对，古人唯用一药治之，气纯而功愈速。今之人不识病源，不辨脉理，品数多每至十五六味，攻[1]补杂施，弗能专力，故治病难为功也。韩天爵《医通》云：处方正不必多品，但看仲景方何等简甚，丹溪谓东垣用药如韩信用兵，多多益善者，盖讳之也。

心腹内虚

夏文靖公云：夫人之痈疽伏于身，未溃则忧不测，已溃则可缓治，宜进和平之剂，加之资补，俟血气调和而自愈。若不小忍，而唯毒之是攻，侵淫不已，心腹内虚，恐患复生于他处，不可不虑此。虽文靖借喻国政之言，深得病情，故表出之。

形证脉病

医乃人之司命，不可妄意为之，须心中晓然，指下明白，以形证脉，以脉究病，按指当有法，而指无大遽，病必有源，而病必详推，然后察人之虚实，视时之寒燠，体之肥瘠，以至风土异宜。如西北之地，山广土厚，其俗所食黍麦粱肉，故其禀差[2]壮而多风痹之疾；东南之地，土薄水深，其俗所食粳稻鱼虾，故其禀受差

---

① 攻：原作"玫"，据吴本、文明书局本改。

② 差：副词，相当于"颇"。

卷

四

弱而多脾胃之疾。苟能察此用药，则庶乎可以言医矣。

附子单服有毒

吴球《诸证辨》云：处州地阜岚气湿热，每行辛凉之药多效，金华连境，相隔百余里，民俗有病，动辄便施附子、姜、桂以为常事。地之相近，尚且不同，况南北之地相去千里者乎？余尝闻台州村落愚民，有病单服附子，是以患喉证死者多矣。陈无择《三因论》有云：附子不宜单服，须佐以人参、甘草、生姜方可，以制其毒。经云：六分热①来一分寒。故热病多而寒病少也。医者用姜、桂、乌、附僭燥之药，不审寒热虚实，岁运迁移，犹如抱薪救火，为害滋甚，可不慎乎！

学贵知要

世医治病，不先理脾胃及养血安神，是不明标本之理也。凡人病脾虚发热，痰气壅塞，不审虚实寒热，动辄牛黄清心丸，一概施治，殊不知药性稍凉，胃气受伤，失其本矣。唯宜温养其胃，使其饮食少进，而后攻其他疾，是之谓标本之理也。前辈有云：学贵知要，不在贪多；用贵适时，不专泥古。正此谓欤？

脾胃属土

经云：脾为黄婆，胃为金翁，主养五脏六腑。若脾

---

① 热：原作"分"，据文义改。

胃全①固，则津液通行，气血流转，使表里冲和，一身康健。若脾胃一虚，何病不起？盖脾胃属土，万物资生。李空同曰：五行木、金、水、火四气不纳邪，邪入则坏。唯土纳汗，汗变则化，化则神，是故贯四时而独功也。在人，脾为土，游溢精液，输灌肺、肾、肝、心，不然百物食之，腥荤臭味秽杂于胃中，何以发神明而行变化？《庄子》曰：神化则臭腐，臭腐复为神化②。盖言土也。

真元根本

五劳者，五藏之劳，皆因动作勉强，用力过度，曰劳。《索矩新书》云：受气贪欲则为劳。夫人身之真元根本，气血、精液是也。世之劳瘵之证，最为难治，盖因人之壮年，恣意酒色，以致耗散真元，不生津液，遂至呕吐血痰，骨蒸体热，肾虚精惫，面白颊红，白浊遗精，及痰涎咳嗽，谓之火乘金，候重则半年而死，轻则一年必危。俗医不究其源，苦以大寒大热之药，妄投乱进。殊不知大寒则气愈虚，大热则血愈竭。是以世之犯此疾者，多不能免于死，由医之不得其人也，良可悯哉。

① 全：吴本、文明书局本并作"坚"。

② 神化则臭腐，臭腐复为神化：《庄子·知北游》作"臭腐复化为神奇，神奇复化为臭腐。"

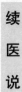
用药有权

震泽王文恪公云：今世医者，率祖李明之、朱彦修，其处剂不出参、术之类，所谓医之王道也，信知本者矣。然病出于变，非参、术辈所能效者，则药亦不得不变。可变而不知变，则坐以待亡；变而失之毫厘，则反促其死，均之为不可也。故曰：可与立，未可与权，药而能权，可谓妙矣。明之、彦修未尝废权也，世医师其常而不师其变，非用权之难乎。（《震泽文集》）

寒热折衷

东嘉项昕氏云：坚痛为热，本指疮疡而言。经曰：诸痛痒疮、疮疡皆属心火。盖心主热化，故痛属热，即不以寒言。至于急痛因寒，故《举痛论》诸痛为寒之说。经曰：寒淫于内，以辛热散之，佐以苦寒。张长沙以辛热之剂，散其错乱风寒之气，良以此耳。凡所临证，固当察脉之阴阳，验人之虚实，不可专以为有热而无寒，亦不可专以为有寒而无热，斯能尽折衷之道也。

妄　治

刘文泰

弘治末年，孝宗皇帝之崩病热也，院判刘文泰误以热剂进，上服之渴甚，索水饮，文泰执不可，内侍有进西瓜者，上啖之，仅能出言，召大臣刘健等受顾命，于是文泰下狱，然仅谪广西，戍而死。昔后周姚僧坦，名医也，帝因发热欲服大黄药，僧坦曰：大黄乃快药耳，至尊年高不宜轻用，帝不从，服之遂至不起。及明帝有疾，诸医皆谓，至尊至贵，不可轻脱，宜用平药。僧坦曰：脉洪而实，必有宿食，不用大黄，必无差理。帝从之，果下宿食乃愈。医者当先明强弱虚实，又察脉之沉浮，非大黄之罪，医者之误也。

刘观妄对

太医院院判刘公（观），常侍太宗左右。大暑中，上方束一带，乃片脑合成者，问观曰：此带何如？观对曰：片脑性寒伤肾，唯有香耳。上遽命解去。按：《本草》云：片脑性大辛，善走，故能散热。今刘谓之性寒，何也？丹溪云：龙脑属火，诸香皆属阳，岂有至香之物而反寒乎？噫！刘观漫言，盖不学无术之过欤。

医僧庸妄

陈汝中尝病脾胃郁火之证，求治于盛用美。盛诊其脉曰：如此治可生，如彼治可以死，如此治可以少生，如彼治可以速死。既而治之，汝中迟其效，或以浮屠善医荐者，汝中惑其说，遂求治，饮其药，呕血一升，遂死。噫！医以用药，药以攻疾，疾不能去而反以致死，则何以医药为哉！彼浮屠者，乃庸妄人也，目不知医经，口不辨药性，指不察脉候，人之虚实，病之新久，一切置之不问，而唯药攻击之，其杀人盖亦多矣。予咎汝中之不善择医而致速死，书此以为世轻服药者之戒。

（吴文定《家藏集》）

妊妇药误

昆山周知县（景星）家，一妇病腹中块痛，有产科专门者，诊之为气积，投以流气破积之剂，令人以汤饼轴熨之，不效。后得一医，诊之乃曰，此胎气也，用四物汤安之而愈。后果生一男。又南京户部主事韩文亮妻，病腹中作痛，按之若有物，在脐之左右，适浙中一名医至京，请诊视之，云是癥瘕，服三棱、蓬术之剂，以其不效乃止。旬余腹渐觉大，至数月生二男。噫！此皆有命而然，可不慎哉。（《菽园杂记》）

无病服药

浙人柯敬仲、陈云峤、甘从化三人，自恃禀气强盛，预防痈疽之患，皆好服防风通圣散，每日须进一服，以为快，其后三人不及中寿之年，无病暴亡。噫！岂非好服凉药太过，销铄元气，急无所救者欤？欲求益生，反致殒命。嗟夫！张洁古有云：无病服药，乃无事生事。可不戒哉。（杨太史《山居新话》）

木鳖子有毒

木鳖子不可服，与猪肉相反，犯之立死。余尝见刘绩《霏雪录》载：一富人生二子，皆钟爱之，恣其食啖，遂成痞块。其父得一方，用木鳖子煮猪肉同食之，其幼子当夜死，明日长子死。近见山塘吴氏子年二十余，患便毒，清晨服木鳖子药，至午饱饷①猪肉，须臾叫噪而死。是以益信刘之所记不妄云。

世医好奇

老人痰气，及小儿慢惊，脾风欲绝之时，虚痰上攻咽喉，引气粗大，脉来浮数，是谓阴盛格阳，或误认为阳气已复；又有喉中痰响如锯，一二日间但闭目不开，此虚极之故。医者不识覆灯将灭之证，反行下痰之药，往往痰随气下，气随痰绝，医者慎之。顷岁吴士黄得之妻病羸疾，绝食骨立，延世医治，遂用猪尾膏疗之，药才入咽立毙。余见《颅囟方》书，猪尾膏主治痘疮血疱，旬日后不结脓窠痂疕②，心火炎燥，气喘妄言，如见鬼物者用之。今乃以治气血久虚之人，致其速死。观此医其可以世论耶？书此以警好奇者。

药　戒

矾石有毒

余读《淮南子》曰：人食矾石而死，蚕食之而不饥；鱼食巴豆而死，鼠食之而肥。类不可必推也。昔见宋人记，洪文安公亦信庸医，误服矾石丸，竟至精液皆竭，七窍流血而死。《淮南子》之言亦有征矣。

卷

四

---

① 饷：吴本、文明书局本作"啖"。
② 疕（bǐ 比）：疮上结的薄壳。

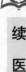

寒食散猛毒

魏晋间人喜服寒食散，即五石散是也。孙真人载于《千金方》中，而皇甫谧因试其药，遂为废人，隆冬裸袒食冰，当暑畏热悲恚，欲自杀。噫！服此散者，不闻有利于人，其为害甚多。余读《晋史》载裴秀服此散，遂致暴死。裴秀不足较，若皇甫谧谙药性、著医书而亦误服，何哉？故颜之推深戒子孙，不可轻服古方，乃援引皇甫谧、殷仲堪，为戒者此也。（石林《避暑录话》）

戒服松脂

颜之推尝戒儿辈有曰：凡欲饵药，必须精审，不可轻妄。近有王爱州在邺，曾服松脂不得其法，服之肠塞而死。为药所误者甚多，汝曹不可不深戒也。余尝见东坡《志林》，备载服松脂法，称此方有牢牙、驻颜、乌须之功，惜坡翁未深考焉。

卷　五

养生杂言

不处大室

　　室大则多阴，台高则多阳，多阴则蹶，多阳则痿，此阴阳不适之患也。是故先王不处大室，不为高台，味不众珍，衣不炟①热。炟热则脉塞，脉塞则气不达；味众珍则胃克，胃克则中大鞔，大鞔则气不达。以此求长生，其可得乎？（《吕氏春秋》）

七十悬车

　　礼年七十悬车。悬车者，以年薄虞渊②，如日之仄③，体气就损，神候方落，不可复劳形，驱于风尘，役方寸于外物矣。（陶隐居《真诰》）

形神福全

　　导筋骨则形全，翦情欲则神全，靖言语则福全。（《亢仓子》）

---

　　①　炟：热甚；过度。
　　②　虞渊：古代神话传说中日没处。谓黄昏。
　　③　仄：偏斜。

养蔬养果

灌园所以养蔬也，驱禽所以养果也。养生之士，岂不如养蔬、养果之人乎？较其理之轻重何如哉。(《耄智余书》)

保养为本

天地以生成为德，有生所甚重者，身也，身以安乐所可致者，以保养为本。世之人必本其本，则本必固；本既固，疾病何由而生，夭横何由而至？此摄生之道，无逮于此。(《养生杂抄》)

四养

养耳力者常饱①，养目力者常瞑，养臂指者常屈信②，养股趾者常步履。(《褚氏遗书》)

修昆仑

发宜多梳，齿宜数叩，液宜常咽，气宜精炼，手宜在面。此五者，所谓子欲不死，修昆仑耳。(《黄庭内经》)·

五难

养生有五难：名利不灭，此一难也；喜怒不除，此二难也；声色不去，此三难也；滋味不绝，此四难也；神虑精散，此五难也。五者必存，虽心希难老，口诵至

---

① 饱：满足；饱满。
② 信：通"伸"。

言，咀嚼英华，呼吸太阳，不能不夭其年也。五者无于胸中，则信顺日深，玄德日全，不祈喜而自福，不求寿而自延，此养生大理之所归也。（嵇康《养生论》）

明目化痰

食后以小纸捻打喷嚏数次，气通则目自明，痰自化。（《琐碎录》）

存泥丸

早起东向坐，以两手相摩令热，以手摩额上至顶上，满二九止，名曰存泥丸。（《太平御览》）

菊花枕

菊花枕久之令人脑冷，以决明子置之枕中，最能明目。（《琐碎录》）

叩齿得寿

夜行常琢齿，琢齿亦无正限数也，煞鬼邪，鬼常畏琢齿声，是故不得犯人也。若兼之嗽液祝说亦善。昔鲍助者，都不学道，亦不知法术，年四十余，忽得面风气，口目不正，气入口，而两齿上下恒相切叩，甚有声响，如此昼夜不止，得寿年一百十七岁。（《真诰》）

阴阳失和

凡人饮食，恣意膏粱，阴阳失和，最为百病之本，致使七情内损，六气外侵，所以共成其害。如此，唯当勤于药术疗理，岂得倚仗于神明乎？所谓鬼道显，医道

卷

五

微，可慨也夫。（《真诰》）

公度知道

柳公度年八十余，步履轻健。或求其术，曰：吾无他术，但未尝以元气佐喜怒，气海常温耳。盖知道之士，怒不见于色；而暴悍之夫，动辄忿戾，其所伤多矣。摄生者宜以此为戒。

奉养倒置

进士刘遁遇异人，曰：世人奉养，往往倒置，早漱口不若将卧而漱，去齿间所积，牙亦坚固。（《云笈七签》）

移心法

张畈苦痁疾，既瘳，谒九河公，公曰：子于病中曾会移心法否？畈对曰：未也。公曰：人能于病中移其心，如对君父，慎之静之，不药而愈。（张畈《语录》）

生子不备

雷电交合之子必病癫狂，故曰：有不戒其容止者，生子不备也。（《玄女中房经》）

肠胃虚薄

尊年之人，不可顿饱，但频频与食，使脾胃易化，谷气长存。若顿令饱食，则多伤满，老人肠胃虚薄，不能消纳，故成疾患。为人子者，深宜体悉，此养老之大要也。（《奉亲养老书》）

思邈论养性

凡人饱暖、安乐、纵情、恣意以致夭折者多矣。使

辛苦忧畏拂乱心志，能谨畏，无意外事，可以永年。孙思邈论养性，以忧畏为本，其言反复切甚，正此谓也。（《猗觉寮杂记》）

养生小劳

善养生者，形要小劳，无至大疲。故水流则清，滞则浊矣。养生之人，欲其血脉运动如水之流，坐不欲至倦，行不欲至劳，频行不已，然宜稍缓，即是小劳之术也。嵇①康有云：流水不腐，户枢不蠹。谓其运动而然耳，养生者识之。

汤 名

越脾汤

《金匮要略·水气门》越婢一汤，成②无己注云：脾治水谷，为卑脏，其职若婢，故名越婢。杨善注云：脾，裨③也，在胃之下，裨助胃气，生化水谷。二说皆非，余阅赵良仁《金匮衍义方论》云：越婢之一汤，婢当作脾，然甘者是土之本味，所以脾气不和，和以甘热，胃气不清，清以甘寒，故以石膏、麻黄、甘草行其津液，所以发越脾气，以散皮肤间风水，越脾之名盖有

---

① 嵇：原作"稽"，据吴本、文明书局本改。
② 成：原作"陈"，据吴本、文明书局本改。
③ 裨：原作"俾"，据吴本、文明书局本改。

自云。

三建汤

三建汤所用附子、天雄、川乌，而莫晓其命名之义。比见一老医云：川乌建上，头目虚风者主之；附子建中，脾胃虚寒者主之；天雄建下，腰肾虚惫者主之，故名之曰三建汤是也。（《癸辛杂志》）

承气汤

凡人胃气为湿热所伤，必泻其土①实而元气，乃得上下同流，此承气之所由名也。

泻心汤

或曰：吐血、衄血之证，乃心气不足所致。仲景治法，不用补心汤，而反用泻心汤，何也？余曰：若心气独不足，则不止吐衄也，此乃邪热因不足而客之，则虚火妄动，故有吐衄之证。得大黄之寒，以苦泄其热，以苦补其心，则火亦有制，而无妄动之害，一举而两得之矣，岂末学所能知哉。

达生散

古人汤散命名，必有取义，如催生方名为达（音脱）生散，何也？羊初生曰达，羊子易生，无留难也，故取其易生，而无产难之义。《诗经·生民》篇云：诞弥厥月，先生如达，是也。

---

① 土：原作"上"，据吴本、文明书局本改。

卷　六

伤　寒

传经失次

戴原礼辨《伤寒论》中所谓传经，一日太阳，二^①日阳明，三日少阳，岂有第二日病在里，而第三日又在半表半里者，何也？以五行生克论之，阳主生则水生木，太阳膀胱阳水合传之少阳胆木，兼太阳在表，少阳表里之间，阳明在里，自外渐入于内次第，正当阳明居少阳之次。此说实前人之所未发，陶节庵《伤寒琐言》未之及，何耶？

退阴回阳

近世患阴证伤寒，往往疑似参差，初便不敢用附子，直待阴极阳竭而用之，则为迟矣。大抵治法，有是病而投是药，岂可狐疑而误治也哉。且夹阴伤寒，先因欲事伏阴于内，却又着寒内外皆阴，阴气独盛则阳气以衰，故脉沉而足冷也，必须急用人参健脉，以益元气为主，佐以附子，温肾经，散寒邪，以退阴而回阳也。若

---

① 　二：原作"明"，据吴本、文明书局本改。

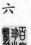

舍此二味不用，将何以救之哉。近见一人病阴证伤寒，先因感寒湿，既而发热不食，数日后不省人事，语多错乱，神思昏迷，面青齿露，人谓其必死。张致和诊之，两手脉沉细，先以小柴胡汤与之，急以四君子汤加炮附子数片，煎成药置盆中，以水制其热性，少时令温与服，其脉渐回，神思亦爽，更用他药调理而愈。

仲宾治伤寒

一人病伤寒期月，体兢兢①而振，齿相击不能成语。医环视束手，仲宾后至，诊之曰：急取羊肉来。群医哈②曰：伤寒大忌羊肉。仲宾曰：诸君无哓哓。以羊肉斤许，熟之，取中大脔，别用水煮良久，取汁一升，与病人服，须臾战止，汗大出而愈。（《王止仲文集》）

秀州医僧

平江张省干病伤寒，眼赤舌缩，唇口破裂，气喘失音，大便自利，势甚危笃。诸医皆欲先止其泻。适有秀州医僧宝鉴者过苏，张延视诊脉，乃投以茵陈五苓散、白虎汤而愈。诸医问故，僧曰：仲景云五脏实者死，今大肠通更止之，死可立待，五苓以导其小便，白虎以导其邪气，此则医家之通晓也，何难之有？（《云麓漫抄》）

---

① 兢兢：原作"竞竞"，据吴本、文明书局本改。兢兢，战栗貌。

② 哈（tái 台）：嘲笑。

伤寒坏证

世谓伤寒汗、吐、下三法差谬，名曰坏证。昔张致和，用独参汤救治一人垂死，手足俱冷，气息将绝，口张不能言，致和以人参一两去芦，加附子一钱，于石铫①内煎至一碗，以新汲水浸之若冰冷，一服而尽，少顷，病人汗从鼻梁尖上涓涓如水，此其验也。盖鼻梁上应脾，若鼻端有汗者可救，以土在身中周遍故也。近陆同妇产后患疫证二十余日，气虚脉弱，即同坏证，亦以此汤治之，遂愈。孙真人云：人参汤须得长流水煎服，若用井水则不验。盖长流水，取其性之通达耳。

头痛头风

头痛治验

世俗尝言：头无寒疼，腹无热痛。此不经之说也。黄帝问曰：病头痛，以数岁不已，此何说？岐伯对曰：当有所犯大寒，内至骨髓，髓者以脑为主，脑逆故令头痛，齿亦痛也。余昔治杨氏妇，年五十余，病头痛历岁侵久，或治以风，或治以痰，皆不效。余脉之，左寸沉迟②而芤，曰：此气血两虚也。用当归二两，附子三钱，一服减半，二服其病如失，更不复发。用药对证，不啻

---

① 铫：原误作"姚"，据文义改。文明书局本作"锅"。

② 左寸沉迟：原作"左沉寸迟"，据吴本、文明书局本改。

影响有如是乎。一妇人偏头痛久不愈，医用大承气汤即瘥，何也？盖阳明燥金胜，乘肝气郁，气郁则血壅，血壅则上下不通，故燥结，以承气汤疏通之，则气血流行而肝气通矣。《伤寒治例》云：少阳偏头痛，多便闭，宜下之。此为新病者，设若久病，元气不足者，更作处治。

膈噎诸气

气主生化

天地之气，万物之祖也。是故气化则物生，气变则物易，气盛则物壮，气弱则物衰，气正则物和，气乱则物病，气绝则物死。是故先天而天弗违，后天而奉天时，在乎善养之而无暴云耳。《内经》曰[①]：百病皆生于气。良有以哉。

形小气大

俗儒谓形实气虚，虚如何载得实？殊不知形小气大，形亦是气之所凝结者也。气虽运乎形之外，而实未尝不行乎形之中，若非气之至健，则形虽实，岂能以自立哉。气在天地，则该乎万物而言；在人身，则该乎一体而论。夫人之一身，所以能运动奔走者，莫非气之所载，及其此气一绝，则形即仆矣。是气之健，非形之健

---

① 曰：吴本、文明书局本并作"云"。

也，虚能载实，此之谓也。(《理学类编》)

七气汤

诸气成疾，有若同门失欢，唯和而已，若用峻剂下之，则元气受伤，变证百出矣。余尝治周时中，内伤七情，腹中有块，坚牢如杯，或上或下，小腹绞痛，气奔息急，七日不食，别无他证，此名奔气。古人虽有奔气汤，与脉不对，只宜加减七气汤，大剂与服，至夜半稍定，明旦又进一服，气平如故。若不论其虚实，概以耗气破坚之剂投之，则元气愈伤，而气喘愈急矣。所谓差之毫厘，失以千里也。

猫胎治噎

猫生子胎衣，阴干，煅存性，酒调服之，治膈噎病极有效。尝闻猫生下子后，即食胎衣，若欲取之，必候其生时，急令人取可得，若稍迟则落其口矣。(《菽园杂记》)

喘嗽痰火

附子治嗽

吾乡沈方伯良臣，患痰嗽，昼夜不能安寝，屡易医，或曰风，曰火，曰热，曰气，曰湿，汤药杂投，形羸食减，几至危殆。其子恳求治于张致和，张脉之，乃曰：脉沉而濡，湿痰生寒，复用寒凉，脾家所苦，宜用理中汤加附子。其夜遂得贴枕，徐进调理之剂，果安。或曰：痰证用附子，何也？殊不知痰多者，戴原礼常用附子疗治①，请观②《证治要诀》。

积痰类祟

昔刘子正妻病气厥，笑哭不常，人以为鬼祟所凭。后遇儒医倪惟德，朒③其左右手曰：脉俱沉，胃脘必有所积，有所积必作疼。遂以二陈汤导之，吐痰升许，病果愈。

单方愈嗽

仇山村少时尝苦嗽疾，百药不瘳。有越州学录者，教其取桑条向南嫩者，不拘多寡，每条约寸许，用二十一枝纳于沙石锅中，用水五碗，煎至一碗，遇渴饮之，服一月而愈。（仇远《稗史》）

火有虚实

盘溪周训导舜卿年五十，时患痰火之证，外貌虽癯，禀气则厚，性不喜饮。请朱医视脉，孟浪指为虚火，用补中益气汤加参、术各五钱，病者服药逾时，反致气喘上升，喘息几不能活。复延钱中立视之，曰：此实火也，宜泻不宜补，痰气得补，火邪愈炽，岂不危殆？先用二陈汤探吐，出痰碗许，其夜安寝，平明仍用

---

① 治：此后吴本、文明书局本均有一"之"字。
② 观：此字原脱，据文明书局本补。吴本作"出"。
③ 朒：同"诊"。

二陈去半夏加朴硝、大黄，下结粪无数，其热始退，更用调理药，旬日始安。吁！不识病机，妄施补泻，鲜不败事者矣。

麻油化痰

苏合香丸，古方多以酒调服，是以往往服者不能奏功，若以人参汤佐之，其功倍于常也。凡中风不省人事，牙关紧急者，用此丸旋加麝香一二分，以真麻油调灌之，无不吐痰而苏者。盖麻油最能化痰，试滴痰上，须臾痰化为水。若口开脉绝者不救。

泄泻痢疾

理脾安肾

凡病人汤饮入胃，就觉至脐下，便欲小便，由精气不输于脾，不归于肺，则心火上攻，使口燥咽干，是阴气太甚也。饭后随即大便，乃脾肾之疾。夫脾肾交济，所以有水谷之分，脾气虽强而肾气不足，故饮食下咽而大腑为之飧泄也。治法宜理脾安肾。盖脾肾之气交通，则水谷自然克化，此所谓妙合而凝者也。（《仁斋直指方》）

痢疾治验

一人大醉，饮水与冷茶无数，后病，便血甚鲜。先以吴茱萸丸，翌日又与平胃、五苓散各半，三大服，血止。复变白痢，又与神应丸四服，白痢乃止，安和如故。或问曰：何不用寒凉解毒？所用者，温热之剂。医曰：若用寒凉药，其疾大变难疗。寒毒内伤，复用凉药，非其治也。况血为寒所凝，侵入大肠间，而滞下作痛，得温乃行，所以用温热，其血自止。经曰：治病必求其本。此之谓也。（《医垒元戎》）

脾胃伤冷

吾邑陆炳文，本富家子，年三十岁时，七月间患血痢，日夜百余度，肚腹疗痛。医悉用芩、连、阿胶、粟壳之剂，皆不效，其病反剧。家人惊怖，邀老医刘宗序脉之，曰：脾胃受伤，苦用寒凉，病安得愈？投以四君子汤加干姜、附子，其夕病减半，旬日而愈。或问其故，刘曰：病者夏月食冰水、瓜果太多，致令脾家伤冷，血不行于四肢八脉，渗入肠胃间而下。吾所用附子、干姜，补中有发散，其所伤冷毒，故得愈也。王汝言《杂著》有云：芩、连、芍药为痢疾必用之。岂其然乎？

食蟹致痢

宋孝宗尝患痢，众医不效，德寿忧之，过青宫偶见小药肆，遣使问之能治痢否，对曰：专科。遂宣之至。请得病之由，语以食胡蟹多，故致此疾。遂令诊脉，曰：此冷痢也。遂进一方，用莲藕一味，不拘多寡，取新采者为佳，细捣汁，以热酒调服，捣时用金杵臼，酒调数次而愈。德寿大喜，就以金杵臼赐之，仍命医以

官，至今呼为金杵臼严防御家，可谓不世之遇。（仇远《稗史》）

涩剂禁用

仲景治痢法，可下者十法，可温者五法。谓之下者，率用承气汤加减；谓之温者，率用姜附汤，何尝以巴豆、粟壳之剂乎？俗医见自利而渴，烦躁不眠，手足微冷者，皆用苦剂攻之。殊不知阴盛发燥，欲坐井中，故前哲用吴茱萸汤，甚者用四逆汤，经曰阳虚阴乘之谓也。丹溪用吴茱萸汤治霍乱、吐泻、转筋者，亦此意也。近时医人，不审痢之赤白，病之新久，骤用罂粟壳、石榴皮之类，以为秘方，其功但施于久痢洞泄者则宜，若初起者用之，闭塞积滞，变生别证，以致经年累月，谓之休息痢者是也。世俗但知涩剂之能塞，不知通剂之能塞也。后之学人，贵在变通，不可执一而治。

冷酒致痢

参政陆公（容）尝于客座，闻一医者云酒不宜冷饮，陆颇讶之，谓其未知丹溪之论而云然耳。二三年后，秋间，陆公偶得痢疾，延此医治之，云：公得非多饮凉酒乎？陆以实告，遵信丹溪之言，暑天常饮冷醇酒。医云：丹溪但知热酒之为害，而不知冷酒之害尤甚也。服药数帖而止。余阅《儒门事亲》云：张戴人治一人病危笃，戴人往视之。其人曰：我别无病，三年前当隆暑时，出村野，有以煮酒馈余者，适村落无汤器，冷饮数升，便觉左胁下闷，渐作痛，结硬如石，至今不化，针灸磨药殊无寸效。戴人诊其两手脉，俱沉实而有力，先以独圣散吐之，一涌二三升，气味如酒，痛即止，后服和脾安胃之剂而愈。始知冷酒之致病也如此。

血痢治验

王一山年六十余，因多食蟹，蓄毒在脏，秋患大便脓血，日夜三四十度，医率用止血之剂不效。延至半载，气血渐弱，饮食渐减，肌肉渐瘦，服热药则腹愈痛，血愈下，服凉药则泻注，诸医技穷，束手待尽而已。所亲邀余治之，遂用人参一两，椿白皮五钱，甘草一钱五分，一服减半，二服渐可，三服脓血顿止，大便见粪矣。后加调理，半月颜貌腴泽，精神倍强，饮食如故，脉息平和矣。

疟　疾

疟禁劫药

疟之为疾，寒热并作，谓之疟，二日一发谓之痁，经年累月谓之痎。《内经》问答详尽，今人未尝深究，但持无痰不成疟之说传习。砒黄、豆粉为丸，衣以朱砂，谓之疟丹；或以常山一味为君，名为疟药，不问虚实，概行施治，或偶与痰疟相投，暂得取效。若脾虚气弱之人，疟不因痰而或七情所致者，投之大作呕吐，精源髓海倒流逆动，病势转增，为祸不浅。妇人所畏者吐耳，尤难遽投，当详其病源，有暑、风、湿、痰、食、老疟之不同。若贫贱之人，其身虽苦，其志则安，虽用砒石、朱砂有毒之药，以热攻热，亦能取效。至于富贵之人，往往役心大甚，加之奉养过厚，内火与外火俱动，以热攻热，变为吐血、泻血、疮疡、呕吐之证，岂可以一概而治之哉。

附子愈疟

岭南一大商病疟，胸中痞闷烦躁，昏不知人，愿得凉药，清利上膈。其证上热下寒，脉沉而微，以生姜、附子作汤，浸冷俾服，逾时苏醒，自言胸膈疏爽，然不知实用附子也。若庸工见其胸中痞闷，投以凉药下之，十无一生。然此法唯山岚瘴气所致下体虚冷之人宜施，若暑疟、痰疟，则别处治可也。

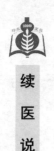

卷 七

仙 方

纯阳仙方

吴中王省干遇仙丹，治风淫末疾。而四肢为四末也，脾主四肢，风邪客于肝则淫脾，脾为肝克，故疾在末。若风、寒、湿痹而气滞不行，或麻木作痛，手足不仁，此为有余之证，法当行气胜湿，服此丹有功。若痿痹之证，得之血虚所致，认作有余而治，去生不远。或有问余曰：此方纯阳，真人所授，何西北之人服者多效，东南之人服者几危？其理殆不可晓。余曰：西北水深土厚，禀气盛，是以乌、附、姜、桂之剂可以胜之，脾恶湿，得燥则愈；南方禀气弱，木动火明，阳气易升，投之为害甚矣。故曰：天有四时寒暑迭用，地有五方高下随宜。此之谓欤？

张景芳遇仙

成化丁酉年七月间，钦天监张台官景芳领朝命，往陕西秦邸兴平王治葬。张至半途，偶获腹胀之证，医莫能疗，寓居卧龙寺，待尽而已。抵夜见庞^①眉一叟忽过访，自云能治此疾。张延诊。视两手脉，即口授一方，以杏仁、陈皮、海螵蛸等分为细末，佐以谷树叶、槐树叶、桃树枝各七件，翌日正午时，汲水五桶，煎三四沸，至星上时再煎一沸，患者就浴，令壮人以手汤中按摩脐之上下百数，少时转矢气，病即退矣。张领教一如其法。黎明此老复至，病去十之七八矣。酬以礼物，纤毫不受。是夕肿胀平复，此老更不复见矣，或谓张景芳遇仙云。（《客座新闻》）

医者得道

昔有贵人病，而天方不雨，更十数医，皆莫效，最后一人至，脉已则以指计甲子，曰某夕天必雨，竟出，不言治疾之方。贵人疑之曰：岂谓吾疾不可为耶？何言雨而不及药我也。及是夕果雨，贵人喜起而行乎庭，达旦疾若脱去。明日此医来谒，贵人喜且问曰：前日视脉而言雨，今得雨而果瘳，何也？医对曰：君侯之疾以忧得之。然私计君侯忠且仁，所忧者民耳。以旱为忧，以雨为瘳，理固然也，何待药而愈也。若是医者，可谓得其道矣。方书之所具，成说之所有，夫人皆能用也，求之于言语之外，而得其所不言之意，非奇士其孰能之？（《逊志斋文集》）

---

① 庞：杂乱。

神 针

女膝穴

刘汉卿郎中患牙槽风，久之颔穿，脓血淋漓，医皆不效。在维杨时，有丘经历，妙于针术，与汉卿针委中及女膝穴，是夕脓血即止，旬日后颔骨蜕去，别生新者，完美如昔。又张师道亦患此证，复用此法针之亦愈。委中穴在腿腘中，女膝穴在足后跟，考诸针经无此穴，惜乎后人未之知其神且验也。（《癸辛杂志》）

可久针肉龟

一人患腹疼，延葛可久视脉，谓其家曰：腹有肉龟，视熟寐吾针之，勿令患者知，知则龟藏矣。患者问故，家人诳曰：医云寒气凝结，多饮醇酒自散矣。患者喜，引觞剧饮，沉酣而卧，家人亟报葛，以针刺其患处，病者惊悟，俾以药饵，须臾有物下，俨如龟形，厥首有穴，盖针所中也，病遂愈。（黄日升《蓬窗类记》）

读易悟治法[①]

江西医士黄子厚，为术精诣，其治往往出人意表。有富翁病泄泻弥年，礼致子厚诊疗，浃[②]旬莫效。子厚

---

① 读易悟治法：此篇及下篇"脚气灸风市"原无，据吴本补。

② 浃（jiā 加）：周匝。

曰：予未得其说，求归一日。读《易》至乾卦天行健，朱子有曰：天之气运转不息，故阖得地在中间，如人弄碗珠，只运动不住，故在空中不坠，少有息则坠矣。因悟向者富翁之病，乃气不能举，为下脱也。又作字，持水滴吸水，初以大指按滴上窍，则水满筒，放其按，则水下溜无余。乃豁然悟曰：吾可治翁证矣。即治装往，翁家惊喜。至即为治，艾灸百会穴未三四十壮，泄泻止矣。(《朱石文集》)

脚气灸风市

蔡元长为开封尹，据案，忽觉虫自足心行至腰间，落笔晕倒，久之方苏。吏曰：此疾非俞山人不能疗。遂召之。俞曰：真脚气也。灸风市一艾而去。明日又觉虫自足至风市便止，又明日疾如初。俞曰：是疾非千艾不治，一艾力尽，故疾复作。遂灸数百壮而愈。一人足痹，灸以风市、肩隅、曲池、三里，寻亦愈。(《洪氏经验方》)

奇　疾

视正为斜

淮安陈吉老，儒医也。有富翁子忽病，视正物皆以为斜，凡几案书册之类，排设整齐，必更移令斜，自以为正，以至书写尺牍莫不皆然。父母甚忧之，更历数医，皆不谙其疾。或以吉老告，遂携子往求治。既诊脉后，令其父先归，留其子设乐开宴，酬劝无算，至醉乃罢。扶病者坐轿中，使人升之高，下其手，常令倾侧展转，久之方令登榻而卧，达旦酒醒，遣之归家。前日斜视之物皆理正之，父母跃然而喜，且问治之之方，吉老云：令嗣无他疾，醉中尝闪倒，肝之一叶搭于肺上，不能下，故视正物为斜。今复饮之醉，则肺胀展转之间，肝亦垂下矣。药亦安能治之哉。富翁厚为之酬。（《云麓漫抄》）

视物倒植

元末四明有吕复，别号沧洲翁，深于医道。临川道士萧云泉，眼中视物皆倒植，请治于复。复问其因，萧曰：某尝大醉，尽吐所饮酒，熟睡至天明，遂得此病。复切其脉，左关浮促，即告之曰：尝伤酒大吐时，上焦反覆，致倒其胆腑，故视物皆倒植，此外因①而致内伤者也，法当复吐以正其胆。遂以藜芦、瓜蒂为粗末，用水煎之，使平旦顿服，以吐为度，吐毕视物如常。（《九灵山房集》）

邹妻发瘕

张子和《十形三疗》云：戴人治王宰妻病胸膈不利，戴人用痰药一涌，而出雪白虫一条，长五六寸，有口鼻牙齿，走于涎中，病者忿而断之，中有白发一茎。余按：永徽中，僧病噎者，腹中破一物，其状如鱼，即

---

① 外因：吴本作"不内外因"，文明书局本作"不由外因"。

所谓生瘕也。嘉靖初，长洲邹表妻患小腹下左生一块，形如梅李，久之吐出，始则腐溃，若米粃之状，中则若蚬肉之状，以指撚开，则有长发数条在其内，名医竟不能治，遂至不起。余尝见蛇发等瘕，往往载于方书；或偶因食物相感，假血而成，理或有之，不可指为妄诞也。

食　忌

河豚有毒

弘治己未春，邻居一人食河豚子而毙，与之同食者急饮秽汁，虽无恙，然犹数日始安。尝闻此鱼有不可食者三：赤目、苍点、燕尾。余若烹庖得法，可食。能发痼疾，肝不熟，食之令人麻；子不熟，食之令人胀；食其眼则酸。唯江阴人好食子，必埋之于地中，经二三宿取出煮，竟日以红曲同煮焉，观其色通红则可食，否则食之必死。误中其毒者，用橄榄芦根汁解之，调地浆亦能解。

斑鱼微毒

刘文洁妻有妊，产期将近，偶食斑鱼，入夜四肢厥冷，胸满腹胀，气塞痰上，喘息不定，须臾叫躁而死。噫！斑鱼长不满三寸，然其形状亦类河豚，有娠者宜禁食。《本草》云河豚无毒，然则斑鱼其毒若是，况河豚乎？《本草》之言，吾亦未深信也。

卷

七

酒制马毒

《席上辅谈》云：凡驴马之自毙者，其肉食之皆能杀人，而肝尤甚。《医书》云：马，火畜也，有肝而无胆，五脏不足，故食其肝者死。《史记》云：秦穆公亡马，野人得而食之者三百余人，吏欲法之，穆①公曰：君子不以畜产害人，吾闻食马肉者，不饮酒伤人。乃皆赐酒而赦之。近见葛生食马肉致病极重，医教以煮酒入盐，饮之而愈，然则酒可以解马毒也。又周密《癸辛杂志》云：马肝至毒，人欲食之者，以芍药根同煮之则无毒矣，或误食之，用芍药浓煮汁饮之，可制其毒矣。

猪脑柔物

昔一人好食猪、羊脑，期年手足柔弱不能行，遂成瘫痪。按：《内则》云：豚去脑，鱼去翼，鳖②去丑。郑氏云：是皆不利于人也。《左传》云：晋侯梦楚子伏已而盐其脑。子犯曰：吉，吾且柔之矣。杜预注云：脑所以柔物，今人熟皮必用猪脑，欲其柔也。乃知《内则》与《左传》之言，信不诬矣。（《席上辅谈》）

葱蜜相反

仲景《金匮要略》云：葱与蜜不可同食，食之令人心疼。正德间，嘉兴王姓者，因远归，以鱼鲊馈送其姻

---

① 穆：原作"缪"，据文明书局本改。
② 鳖：原作"斃"，据吴本、文明书局本改。

家，偶因荐觞食者咸死。或谓其鲊之有毒故也。窃意鲊与蜜安得杀人，造鲊者，其中必有葱，盖葱与蜜同食能杀人耳。古人云：蜜罐不可盛鲊，食之致死，岂欺我哉。

风药忌芋

服风药禁食芋，不唯无效，亦甚相反。杨诚斋语此，尝见人立至于死。(《韦航纪谈》)

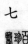

卷 八

白 浊

浊本脾胃

小便白浊方虽多，而效者甚少，由治之不得其本也。夫小便，水类也，静则清，挠则浊。今之医防其挠者，必养其心；求其静者，必安其肾。殊不知五行之常，水无土则不制不蓄，其本在脾胃，其标在膀胱。脾胃，土也，挠之必动，乌得不浊。今夫挠脾胃者，莫不因饮食生冷肥甜油腻所伤；理脾胃者，莫不先去伤滞，后调其饥饱，是固然也。孩提之童，僧尼之辈，治各不同，未可以是专其说。盖挠其动者，乃所以挠其神也。五脏有七神，唯脾以意、以智为神，事之不如意者挠其意；谋虑之关乎智者挠其智，意智俱伤，水源之挠，其源不清，其流必不清矣。故经曰：饮入于胃，游溢精气，上输于脾，脾气散精，上归于肺，通调水道，下输膀胱，禀化乃为溲矣。则知小便白浊，其源在脾胃，其标在膀胱，若浊而沉腐者，为精败而浮脂，为肾虚，法宜补肾。昔有人患白浊，服玄兔丹不愈，后服附子八味丸即瘳，医者不可不知。

酒蒸黄连丸

南安太守松江张汝弼，曾患滑疾白浊，久服补肾药，皆弗克效。一日遇一道人，俾服酒蒸黄连丸，其疾顿瘳。其法以宣黄连一斤，去须煮，酒浸一宿，置甑上累蒸至黑，取出曝干，为细末，蜜丸桐子大，日午临卧酒吞三十丸。脏毒下血者亦治。

冬瓜治淋

《游宦纪闻》云：程沙随苦血淋之疾，百药无效，偶阅《本草》，因见白冬瓜治五淋，于是日煮食之，至七日而愈。按：《日用本草》云：冬瓜性走而急，久病及阴虚之人忌食之。霜降后方可食，不然令人成番胃病，肥人食之令人瘦，今人往往指以为补，非也。瓜子曝干为末，治白浊白带，单用多服，酒下为良。

精滑引气

木渎吴姓者，病精滑，百药勿疗。或授以一术，但以胁腹缩尾间，闭光瞑目，头若石压之状，即引气自背后直入泥丸，而后咽归丹田，不计遍数，行住坐卧皆为之，仍教服保真丸，行之半年，颜色悦泽，病不复作，此术亦可疗头风。（《席上辅谈》）

早枯零

牛顺头草一名早枯零，生西山黄堰岭诸处，收之作齑，可治梦遗之证，屡试神效。（东原《耕余录》）

脱阳遗精

永乐戊子夏，郁文质遘遗精之疾，形体羸弱，兼以痰喘交作，日夕不能休息，遍召他医治之，转剧。后迎盛启东视之，曰：此阳脱也，急治则生，缓之则死，非大料重剂则不能瘳。于是用附子、天雄佐以参、苓、白术，日加数服，夜则减半，自秋及冬，所服附子约百余只，余药不计，厥疾乃差。(《盛氏家乘》)

诸　血

血证分寒热

诸血之证，医者便认为热，而以苦寒攻之，至死不悟。殊不知苦泻土，土，脾胃也；脾胃，一身之本。今火既为病，而泻其土，火固未尝除，而土先已病矣。土病则胃虚，胃虚则营气不能滋荣百脉，元气不循天度，气随阴化而无声，肌寒，至此则难治矣。按：《褚氏遗书》云：诸血服寒凉者，百无一生，饮溲溺者，十无一死。杨仁斋《直指方》云：吐血须煎干姜、甘草作汤与服，或四物、理中汤亦可，如此无不愈者。若服此①生地、犀角、藕节之类，则难救矣。如遇相火用事之时，血多妄行，切禁止涩，宜清表攻里，其血自止，若先用止涩之剂，去生便远。凡男子、妇人血证，散者、或色

---

① 此：文明书局本作"北"。

鲜红者属热，或成块者、或色瘀者属寒，不可拘于血得热而淖溢之说。古云：水寒成冰，血寒成块。《玄珠经》十剂条内有云：气温则血滑，气寒则血凝。虽然，亦有中寒气虚，阴阳不相守者，血乃妄行。经所谓阳虚阴必走者是也。法当用辛温之药加官桂、干姜，中温则血自归经矣。吐衄、泻皆有此证，当切脉以明之，慎不可例用凉药，夭折人命。

援古证今

林回甫病小便下血，医人用八正散与服，服后不胜其苦，小腹前阴痛益甚。一医俾服四君子汤，遂稍差。后服菟丝子山药丸，气血渐充实，其病始愈。吾乡张太守纲，病脏毒，下血十余载，久服凉剂无寸效，后服小菟丝子丸，药尽而痊，亦一验也。故录前说为证。

平胃散治便血

周辉患大便下血，百药俱尝，暂止而复作，因循十五年不愈。或教以服人参平胃散，逐日进一服，至月余，而十五年之病瘳矣。噫！广求博访，徒费前劳，道在迩而求诸远，其斯之谓欤？（《清波杂志》）

轮回酒

轮回酒，人尿也，有火病者，时饮一瓯，以酒涤口，久服有效。跌扑伤损[①]，胸次胀闷者，尤宜用之。

---

① 损：原作"捐"，据吴本、文明书局本改。

妇人分娩后，即以和酒煎服，无产后诸病。南京吏侍张公纶，尝在锦衣狱六七年，不通药饵，胸膈不利、眼痛、头疼、发热辄饮此物，无不见效。又沈王府长史王庭任，国子学正，时病大便下血，势颇危殆，一日昏愦中闻有人云：服药误矣，吃小水好。庭信之，饮小水一碗，顿苏，逐日饮之，病势渐愈。(《菽园杂记》)

盛暑鼻衄

李嗣立《痈疽方》载：赵季修赴龙泉知县，单骑速行，时值盛暑，未几患鼻衄，日出血升许，嗣立教服藕汁地黄膏方。赵云：某往年因赴铨曹听选，省前急走数回，心绪不宁，感热骤得鼻衄之证。寻叩临安一名医，服药遂痊，谢以五万钱。临别时医再三嘱云：恐后时疾作，万勿轻信医者，服生地黄藕汁之药，冰冷脾胃，无复可生者。半月，易医无效，李乃就此方隐其药味，俾赵服之，三日疾愈。赵问曰：药如是灵验，得非与临安医者之药相同乎？李笑曰：即前所献之方也。赵叹曰：前医设为谲①谋，几误性命，微君调治，吾其鬼矣。余谓古之至人，唯以济人利物，今之医人，往往妒贤嫉能，率用诡道，以要厚贿，毁訾②名方，自坏心术，此皆含灵之巨贼，名教之罪人也。

---

① 谲 (jué 决)：诡诈。
② 訾：诋毁，指责。

水　肿

水肿治验

象山县村民有患水肿者，咸以为鬼祟，讯之卜者。卜者授以此方，良效，用田螺、大蒜、车前草和研为膏，作大饼覆于脐上，水从便旋而出，数日顿愈。（仇远《稗史》）

泽医识鉴

休宁汪某客游维阳，嘉靖年间患腹胀，百药无效，反加胃呕，食减尪羸，所亲以名医荐，汪延视脉，毁訾前医用药之误，因举诸腹胀大皆属于热之说，按脉而治，数日腹愈胀，食愈减，名医惭恶①辞去。汪之子即揭②手榜于市，云能治此疾者，愿以百金谢。顷有一泽医诣汪寓，自言能治，躬煎药饵以进，汪服之便觉爽快，熟寐逾时，溲溺满器，肿胀渐消，食知其味矣。众皆喜，讯何药神验如此？泽医曰：吾不识脉理，但以详问病源，以意臆度之耳。汪，富商也，酒色过度，夏天多食冰浸瓜果，取凉太过，脾气受寒，故有此证。他医复用寒凉，重伤胃气，是失其本矣，安能去病。吾以丁香、木香、官桂健脾和胃，肺气下行，由是病除，无他

---

① 恶（nǜ 衄）：自愧。
② 揭：公布。

卷

八

术也。汪遂如约酬之而去。泽医识鉴亦过人远矣。

蜘蛛治蛊

一人病气蛊，四肢不浮，唯腹胀大，戴原礼所谓蜘蛛病是也。俗医进以泄水之剂，病转剧。时值炎暑，或以清暑益气汤治之，当煎药时，偶堕蜘蛛一枚，腐熟其中，童子惧责，潜去蜘蛛，寻以药进。病人鼻闻药香，一啜而尽，须臾腹中作声，反覆不能安枕，家人疑药之误用而然也，既而溲溺斗许，腹胀如削，康健复平日矣。按：《本草》云：蜘蛛气寒有毒，主治小儿丁奚腹大，烧熟啖之。未闻其功能治气蛊也。

虫 类

湿热生虫

青①阳夏戚宗阳家，素业医，任江阴训科②。有儒生之父患腹胀，求其诊视，乃曰：脉洪而大，湿热生虫之象，况饮食如常，非水肿、蛊胀之证，以石榴皮、椿树各东行根加槟榔，三味各五钱，用长流水煎，空心顿服之，少顷腹作大痛，泻下长虫一丈许，遂愈。（《客座新闻》）

---

① 青：吴本、文明书局本无。
② 训科：明代各府、州、县各设一专司医学的官员，府称正科，官为从九品；州称典科，县称训科，均有官职无俸禄。

獭爪治肺虫

《本事方》云：肺虫如蚕，能杀人，居肺叶之内，蚀人肺系，故成瘵疾，由是咳嗽、咯血、声嘶，药所不到，治之为难。《道藏经》中载：诸虫头皆向下，唯自初一至初五以前虫头向上，故用药多取效者此也。又姚宽《西溪丛话》云：五脏虫皆上行，唯有肺虫下行，最难治，用獭爪为末，调药于初四初六日治之，此日肺虫上行也。二说小异，姑两存之，以备参考。

蚰蜒入耳

北方有虫名蚰蜒，状类蜈蚣而细，甚好入人耳，往往食人脑髓，髓尽人死。一人昼卧，蚰蜒忽入其耳，初无所苦，久之觉脑痛，疑其食脑，甚苦之，莫能为计也。一日将午饭，就案而睡，适有鸡肉一盘在旁，梦中忽喷嚏，觉有物出鼻中，视之乃蚰蜒在鸡肉上，自此脑痛不复作。(《菽园杂记》)

又

蚰蜒入耳，用猫儿尿①灌在耳中立出。取猫尿，用生姜擦猫牙即得之。(张子和《十形三疗方》)

又

虫之类能入耳者，不独蚰蜒，凡虫皆然。有人患脑

---

① 尿：吴本、文明书局本并作"屎"。

痛，为虫所食，或教以桃叶枕一夕，虫自鼻出，形如鹰①嘴，人莫能识其名。（陈正敏《遁斋闲览》）

蛲虫至微

木火属春夏，湿土属季夏，水从土化故多虫。又云：蛲虫至微，形如菜虫，居肠胃中，多则为痔，极则为癞。（《儒门事亲》）

诳绐②治虫

唐时京城医人吴元禛③，治一妇人，从夫南中还，曾误食一虫，常疑之，由是致疾，频治不减，请吴医治之。吴揣知其所患，乃请主人姨婢④中谨密者一人，预戒之曰：今以药探吐，但以盆盂盛之，当吐之时，但言有一小虾蟆走去，然切不可令病人知之，是诳绐也。其婢仆如约，此疾顿除。（《北梦琐言》）

鸡卵制蜈蚣

金庄一农夫，夏天昼卧于地，熟寐之间，蜈蚣入其口，既寤，觉喉中介介如梗状，咯不能出，咽不能下，痛痒不定，甚为苦楚。一医用鸡卵劈破，入酒调匀，顿

---

① 鹰：原作"甕"，据吴本、文明书局本改。底本目录中本条作"虫如甕嘴"。

② 绐（dài 待）：同"诒"，欺诈，欺骗。

③ 禛：吴本、文明书局本并作"祯"。

④ 婢：原作"妳"，据文明书局本改。下同。

服，仍以大黄为末，和香油饮之，顷刻泻出蜈蚣，尚活动不死。盖蜈蚣被鸡卵拘挛，其足不能舒动，以利药下之，故从大便而出。鸡性好食蜈蚣，亦取相制之意耳。（《菽园杂记》）

卷 九

眼齿耳鼻

卯酉相克

凡人损目者，命多是卯酉相克。盖卯酉者，日月之门户，所为光明也。卯为子所刑击，酉乃自刑，必有目疾，验之多应。（周密《癸辛杂志》）

烧酒疗目肿

眼暴痛热肿，饮凉剂而疼，饮烧酒而愈者，何也？且人病浅质厚，《内经》治法亦许用劫，以热攻热，气行热散，正合此义。若久病涉虚体弱之人，法当正治，如用劫法，愈劫愈剧，则不可也。

叩齿三百下

《颜氏家训》曰：吾尝患齿摇动欲落，饮食热冷皆苦，疼痛一日。偶阅《抱朴子》，见篇中有牢齿之法，早朝叩齿三百下，甚佳，行之数日，即平复。

耳痛伤肾

昔王万里时患耳痛，魏文靖公劝以服青盐、鹿茸煎雄、附为剂，且言：此药非谓君虚损服之，曷不观

《易》之坎为耳痛，坎水藏在肾，开窍于耳，而水在志为恐，恐则伤肾，故为耳痛，气阳运动常显，血阴流行常幽，血在形如水在天地间，故坎为血卦，是经中已著病证矣，竟饵之而良愈。（杨升庵《丹①铅续录》）

鼻渊分寒热

古方鼻渊，即今之脑漏是也。当分明寒热二证，若涕臭者属热，宜用辛凉之药散之；若涕清不臭，觉腥气者，属虚寒，用温和之药补②之，二者不可不详审也。昔一士人患此证，脉疾而数，余知其有内热，遂以黄鱼脑（即石首鱼头中二块③是也）取二三十枚，煅过存性，为末，先以一二分吹入鼻中，以五分酒下，不数服全愈，更不复发。

骨　鲠

巧术治鲠

一富家子弟被鸡骨鲠所苦，百方不能治，家人惊惶。忽有一叟至，自云：我有巧术，但行手法取之，不

---

① 丹：原作"卅"，据吴本、文明书局本改。

② 补：此上原衍一"散"字，据吴本、文明书局本删。

③ 鱼头中二块：原作"中二块头鱼"，据吴本、文明书局本改。

劳药饵也。富翁许厚谢，遂出千缗①。叟谓之曰：速取新绵、白糖二物。将绵裹糖如梅大，令其子咽下入喉间，留绵一半于外，时时以手牵掣，俾喉中作痒，忽然痰涎壅出，其骨粘于绵上矣。富翁大喜，如约酬之而去。

萼根杀人

近见常熟瞿御史祥，其弟可十七八岁，读书能文，偶为鱼骨鲠其喉，一人授以白萼花根捣汁令服，约进一盏许，明日咽喉腐烂，不食而死。噫！孔子不尝未达之药，今瞿生付性命于庸夫之手，悲矣。

痈疽疮疡痔漏

痈疽治验

吾乡周评事观患背痈，疮口久不合，召疡医徐廷礼疗治，恒以托里、十宣二散与服，不效。徐谓周曰：更请盛用美来共事料理则可，否则吾技穷矣。既而盛至，按脉用药，率与徐类，但多加人参五钱，附子稍行功耳。服后两足俱暖，自下而上，谓其子曰：今日之药何神哉。顿觉精神爽快，服之旬日，而疮口平复。国初吾吴中老医，多见其用附子，往往治病如庖丁解牛，恒中肯綮。近之医者摈弃而不用，吾不知是否何如耶。

---

① 缗：原作"婚"，据吴本、文明书局本改。

苦蕒疗痔

《内经》曰：因而饱食，筋脉横解，肠澼为痔，皆为脾胃湿热之气下迫大肠，遂致此疾。有经年累月不痊者，《索矩新书》云：醉饱行房太劳则为痔漏，尤难治疗，其方固多，而效者鲜。吾乡陆大参文量，在宣府时患痔疾，甚为所苦，久不能愈。太监弓胜秘传此方，用苦蕒菜或鲜或干，煮汤沸，熟烂为度，和汤置新桶中坐熏之，汤温即操苦蕒频洗，汤冷即止，日洗数次，至明日果效，他方不及也。蕒一作苣，一名苦遮菜，徽人以此当蔬，性苦寒，无毒，其色赤如荞麦，冬不凋，月令所谓苦菜秀者是也。北方甚，南方亦有之。

痔漏下血

《春秋传》曰：土厚水深，居之不疾。言其高燥也。予往年守郡江表，地气卑湿，得痔漏下血之疾，垂二十年不愈，未尝有经日不发。景德中，从驾幸洛阳，前年从祀汾阴往还，皆无恙，今年退卧颍阴滨嵩之麓，井深数丈，而绝甘美，此疾遂已。（《杨文公谈苑》）

脏腑秘滞

山谷与曹使君书云：贤郎痈肿，亦是天气亢沴，故有热者先得之，若脏腑秘滞，可用犀角丸服之，得大便流利则痈自衰杀，若头痛焮热，宜消风散，盖脓结不溃耳。如此治，无不差。犀角丸方用甘草炙一两，生大黄一两，朴硝一两。先制甘草、大黄为细末，研朴硝相

和，炼蜜丸如梧桐子大，初可二十丸，渐加三十丸，温熟水空心服。（《刀笔》）

楸叶膏

一人患发背，肠胃可窥，百药不差。一医者教用楸叶膏敷其外，又用云母膏作小丸子，服尽四两，不累日，云母透出肤外，与楸叶膏相粘着，疮口遂平，功亦奇矣。其方立秋日太阳未升之时，采取楸叶熬为膏，傅①疮疡，一切恶疮肿毒立愈，谓之楸叶膏云。（葛常之《韵语阳秋》）

还元水

还元水者，腊月以空坛不拘大小，细布缄其口，引之以索，浸大粪厕中，日久粪水渗入其坛内，取出埋土中，二三年化为清水，略无秽气。凡痈疽毒疮初发时，取一碗饮之，其毒即散，此法甚良，俗名金汁者是也。小儿初生饮半盏，能解胎毒及出痘疹稀少，是其功也。（《菽园杂记》）

治汗斑

榖树汁调轻粉，用生姜切平，蘸药擦之，汗斑自退。（戴章甫《濯缨杂录》）

治金疮

昔有人肩髀中创，血如涌出，医用原蚕蛾炒为细

---

① 傅：通"敷"。《墨子·备城门》："板周三面，密傅之。"

末，敷之，血立止。一云用真降香煅存性，为末，贴之尤妙。（俞文豹《吹剑续录》）

又方

余近得一金疮方，大有神效，功在三日，长肌肉，以黄牛胆煅存性，为细末敷之，此实一奇方也。

砒毒伤人

一富人暮年得一子，钟爱之。痘疮后头发小疮，求药于疡医，以药敷之，其头痒不可忍，爬搔其血，以头触柱，至夕而毙。噫！殊不知其药有砒，见血则害人矣，可不畏哉。

妇　人

种子妙诀

《褚氏遗书》云：男女之合，二情交畅，阴血先至，阳精后冲，血开裹精，精入为骨而男形成矣；阳精先入，阴血后参，精开裹血，血入居本而女形成矣。昔俞石涧《席上腐谈》[①]记：澄江郭伯英试行此法，连得六女，伯英怃然曰：吾为褚氏所误矣。按：王明清《挥尘录》云：凡妇人受胎，皆以经绝一日三日五日夜半后，生气之时，夫妇交会者，主生男；经绝后二日四日六日

———————————————
① 《席上腐谈》：又作“《席上辅谈》”。

交会者，主生女。六日之后，皆不成孕。此言庶几近理。若褚氏所谓阴血阳精先后定男女者，吾未之信也。或问曰：贵公子侍妾满前，得子反少；渔郎一夫一妇，得子反多，何也？盖寡欲乃有子，多欲则无子，譬调一杯羹，盐恰好有味，若盐少则无味也。士大夫欲得子，法宜清心寡欲，此种子之妙诀也。

成胎禁欲

妇人有娠，男子即不宜与接，若不忌，主半产或产难。盖女与男接，欲动情胜，亦必有所输泄，而子宫又闷固，而致半产。尝闻牛马之类受胎后，牡者近身则蹄之，谓之护胎，所以无半产者。人唯多欲而不知忌，故往往有之。按：演山《活幼口议》云：凡成胎之后，父母若不禁欲，甚为不可，又有临产行淫，其子头戴白被而出，此病夭之端也，不可不戒。

新产禁补

南濠陈鳌妻新产四五日，患腹痛，恶寒发热，医曰：此原气大虚，正合丹溪云产后当大补气血，遂用人参大剂，入口痛剧，面黑发喘而死。殊不知丹溪以产后当以大补气血为主，治虽有杂证，以末治之。今陈氏之妻因瘀血未尽而恶寒发热，不先去其恶血，骤施大补，是失丹溪"主"、"末"二字之意矣。主末者，即标本之谓也。

荆芥疗蓐风

余治一妇人新产后七日，为将息失宜，腠理不密，偶因风寒所侵，身热头痛，两眼反视，手足瘛疭，名曰蓐风。用荆芥穗一味，新瓦上焙干，为细末，豆淋酒调下二钱，其疾即愈。古人珍秘此方，隐櫱其名，故曰举卿古拜散，盖用韵之切语，举卿为荆，故拜为芥。《曾公谈录》谓之再生丹，亦神之也。

血闷

仇远《稗史》载：奉化陆严以医术行于时。新昌徐氏妇病产后暴死，但胸膈微热，陆诊[①]之曰：此血闷也。用红花数十斤，以大锅煮之，候汤沸，以木桶盛汤，取窗格[②]，藉病者寝其上熏之，汤气微，复进之，有顷，妇人指动，半日遂苏。此法亦许胤宗治王太后病中风不能言之余意云。

胆衡

钱仲阳以颅囟著名，其治一产妇，因事大恐而病，病虽愈，目张不得闭，人皆不能晓，以问于钱。钱曰：病名胆衡，煮郁李仁酒饮之，使醉则愈。所以然者，目系内连肝胆，恐则气结，胆衡不下，郁李仁可去结，随酒入胆，结去胆下，目则能闭矣。如言而效。昔人称钱仲阳医如李靖用兵，度越纵舍，卒与法会，观此信然。

妇人性执

妇人性偏执任气，况多嗜欲，易为七情所伤，或经

---

① 诊：原作"珍"，据吴本、文明书局本改。
② 取窗格：原作"将"，据文明书局本改。

水二三月不行，一身百病，胸膈咽塞，呕吐恶心，全不喜食，或吐酸水痰涎，或一块如卵筑筑心下而疼，或腹中有块，或左或右，动则作痛，时发闷热，四肢无力，唯喜食果子杂物，此是有孕，当以脉参之，宜安胎理气，消痰为主，不可专恃攻击、通经等剂。所谓孕妇做得百般病者，此也。

吐血行经

一妇寡居，郁结成疾，经事不行，体热如炙，忽吐血若泉涌，或用止血药不效。余以茆花根捣汁，浓磨沉香，服至五钱许，日以酽醋贮瓶内，火上炙热，气熏两鼻孔，血始得降下，吐血不复作，经事乃行。

小 儿

乳哺得法

初生婴儿乳哺得法。乳者，奶也；哺者，食也。乳后不得与食，哺后不得与乳。小儿脾胃怯弱，乳食相并，难以克化，幼则成呕，周岁以上而成乳癖，结于腹中作疼故也。大则成癖，小则成积、疳气，自此始也。（《隐微方》）

指甲破疱

婴儿每日频就无风处看上腭并两颊内，有白疱如膜起者，速以指甲刮破，若更生，再去之，更看舌下，恐

生重舌，皆由儿生胎中，母吃炙煿肥腻、饮酒、服热药所致。（《产乳庆育集》）

小儿脐风

小儿初生不啼不乳，盖因剪脐带之时，为风所入，自脐以上循咽喉，攻至下䐃①，牙龈当中有小水泡如黄粟一粒，疼不可忍，故不啼不乳，但以指甲破之，出黄脓一点而愈。后以此法教人，活数儿矣。（《席上辅谈》）

掬水杀火邪

宣德间，院使钱公瑛一日治宁阳侯孙，始生九月，患惊悸，数啼哭而汗，百方莫效。瑛最后视疾，乃命坐儿于地，使掬水为戏，惊啼顿止。人问之，曰：时当季春，儿丰衣重帷不离怀抱，其热郁在内，安能发泄耶？使之近水，则火邪杀得土气，则藏气平矣，故不药而愈。

开元钱治惊

周必大《二老堂杂志》云：开元钱最治小儿急惊，以水磨服少许，神效。余意小儿心受热而发惊，肝生风而发搐，盖木邪侮土，用金制木之义耳，似亦有理。

误吞线锤

近有稚子戏，以线锤置口中，误吞之。有胡僧唻以饧糖半斤，即于谷道中随秽而下。僧云：凡误吞五金者，皆可唻也。（《近峰闻略》）

---

① 䐃（gǎi改）：脸颊。

韭可坠金

邻人冯湘，生儿数月，偶遗金网巾圈于案上，儿误吞之，哀泣不已。湘求救于医，医适出，湘伺于门，坐立不定。或询其子何疾，惊徨①如是？湘以前事告，或教以急买韭数茎，熟而不断，与蚕豆同咽之，不过二次，其圈从大便出矣。此法方书所不载，故表之。（刘浣《北壕纪言》）

用药差少

孙真人云：小儿不涉霜雪乃不病，伤寒大人往往有之，然天行时疾之气，小儿其亦得之故，多患斑疹者是也。治其时行节气，即与大人同法，唯用药剂差少，药性差凉耳。丹溪亦云：大抵治小儿药与大人同，但剂料少耳。近时吴中名医某治大人用小剂，某治小儿用大剂，皆不得其中，均有太过不及之病，何也？假如病大而汤剂小，则邪气未尽而药力已乏矣，犹一杯之水救一舆薪之火，竟不能灭，是谓不及。病小而汤剂大，则邪气已尽而药力有余，反伤正气，犹火炎昆岗，玉石俱焚，莫之能止，是谓太过。二者皆粗工所为，后学不可以为法。

痘疮虚实

痘疮属虚寒者，直可延至十数日后方死；属毒气盛

---

① 徨：文明书局本作"惶"。

转紫色者，不过七八日。盖痘是胎毒，自内出外，一二三日方出齐，毒气尚在内，至六日则当尽发于表，七八九日成脓而结痂矣。若毒气盛不能尽出，过六日毒反内入脏腑，必须在六日以前，毒气该出之时，急服凉血解毒之药，以祛出之，六日以后，医虽妙手，亦无及矣，故其死最速。若虚弱毒气少者，只是气血不足，不能贯脓成就，故绵延日久而后死。此虚实轻重之分也。又云：痘疮多者是毒气多，当先解毒，然多则恐气血周贯不足，故随后亦宜兼补药，以助成脓血。（薛立斋《家①居医录》）

摩脊法②

小儿初见发热，痘疮未出之时，预先用芝麻油蘸手研熟，按儿背，摩数遍，能令轻者不出，重者虽出稀少，此亦古人按摩之法。盖所以散寒水逆流之毒。背为太阳膀胱经也，正与东垣论相合。须令谨慎妇人按之，恐手重则伤小儿肌肤也。又一小儿惊风发搐，两眼反视，药至口即吐出，余遂用竹茹、灯芯锉碎，磨成粗末，入生姜自然汁少许，和以芝麻油调匀，按摩小儿，自额上起，直至背心、两手足心数十遍，仍以薄荷煎汤，渐渐与之饮，逾时惊搐遂平，热退而愈。

---

① 家：原脱，据吴本、文明书局本补。
② 摩脊法：此篇原无，据吴本、文明书局本补。

卷 十

药 性

鸡矩子

丹溪《药按或问》一书，门人赵良仁编集。余见其发热论中，用鸡矩子治中酒人发热，初不解鸡矩子为何物。《苏沈良方》云：鸡矩子，俗谓之癫汉指头，嚼之如牛乳。亦欠明白。后阅僧赞宁《物类相感志》云：枳椇，一名枝枸子，俗讹为鸡矩子，又名木蜜。味甘平，无毒，树形似白杨，其子着枝端，如小指，长数寸，屈曲相连，啖之如饧美，八九月熟。以此木作屋柱，令一室之酒味皆淡薄，其功能解酒毒，疗消渴之圣药，古人单方治酒积甚良。江南谓之白石树，诗所谓"南山有枸"是也。

蓬蘽

蓬蘽、覆盆子，《本草》旧注曰：覆盆、蓬蘽一物异名。今注曰：蓬蘽，覆盆之苗；覆盆，蓬蘽之子。则全误矣。《衍义》又谓软红可爱，则又指蓬蘽为覆盆矣。按：云南张侍郎《南园漫录》云：蓬蘽初则浅红，熟则深紫，味甘酸而淡，其芒长，蔓生条而长甚，刺大而稀，虽枯败而枝梗不败。覆盆子初则黄，熟则赤黄，味甘酸而深，其芒微，树生枝而不甚高，刺细而密，枝叶四时如一。张公博物之士，据所见以证《本草》旧注之误，其功多矣。古人有云：误注本草，非细故也。余特详之。

益母草

益母草，一名野天麻，一名茺[①]蔚子，主治妇人胎前产后一切诸疾。四五月开红紫花者宜入药，白花者不用。其状类夏枯草。《丹溪本草》云：夏枯无臭味，益母有臭味，明是两种，俱生于春，但夏枯草不生子，交夏至则枯，盖禀纯阳之气，得阴则枯，故曰夏枯草。益母后枯而结黑子，采药者宜明白收用，庶不误人。《外台秘要》虽云名书，以益母草谓夏枯草，其亦谬矣。

长松

朱少章《曲洧旧闻》云：齐州释普明寓五台山，晚得风疾，眉发俱脱，手足腐烂，哀号苦楚，人不忍闻。忽遇异人，教服长松，僧不能识，复告之曰：长松生古松下，取其根饵之，皮色如荠[②]苨，长三五寸，味微苦类人参，清香可爱。僧采服之，不旬日毛发俱生，颜貌如故。惜乎今之有风疾者未之服也。按：《本草》陈藏器云：长松，味甘温，无毒，主风血冷气宿疾，温中去

---

① 茺：原作"荒"，据吴本、文明书局本改。
② 荠：原作"齐"，据吴本、文明书局本改。

风，此草似松，但叶上有脂，产关内山谷中。近韩悆《医通》云：长松产于太行西北诸山，似独活而香。三说未知孰是。

当归

当归，血中主药也，通肝经，头、身、梢分三治，全用则活血，若气血昏迷者，服之即定，能使气血各有所归也，故名之曰当归。其功用但从人参、黄芪则能补血，从大黄、牵牛则能破血，从官桂、附子、茱萸则热，从大黄、芒硝则寒，此非无定性也，夺于群众之势，而不得不然耳。譬如生姜，人皆指以为热，殊不知姜备五色，存皮则温，去皮则热；又如半夏之性，能为君子，能为小人者也。近之医者，或治男妇血病，往往禁用当归，书此以破其惑。

苦草

吴中习俗相传，产妇恶血不尽，单服苦草一味，以为圣药。殊不知白芍药，丹溪禁用，以其酸寒，恐伐生气故耳，况苦草之至寒者乎！有信服者，他日必生心腹之疾，或白带、血崩、漏下之证，经年不瘥，戕贼元气，竟不知遗害于后也。初产之妇，气血俱虚，大宜温热之剂，岂可轻用寒凉，重伐其发生之气也。经曰：无伐化，无违时，必养必和，待其来复。此之谓也。余尝考诸本草及诸方书，皆不载，不知吾吴中始于何人，而传袭之误如此，莫之能革，产家切宜知此。

何首乌

何首乌，本名交藤，因何首乌服而得名。何首乌者，顺州南河县人，祖能嗣，本名田儿，生而阉弱，年五十八无妻子。一日醉卧野中，见田中藤两本异生，苗蔓相交，久而解，解合三四。田儿心异之，掘根持问乡人，无能识者。遂曝干捣末酒服，七日而思人道，百日而旧疾皆愈，十年而生数男，后改名能嗣，又与子庭服，皆寿百六十岁，首乌服药亦年百三十岁。唐元和七年，曾①文象遇茆山老人，遂传其事，李翱因著方录云。（《甘泉蕠残录②》）

附子

杨天惠《附子记》云：附子之品有七种，本同而末异。其种之③化者，为乌头；附乌头而旁生者，为附子；又左右附而偶生者，为鬲子；又附而长者，为天雄；又附而大者，为天佳；又附而上出者，为侧子；又附而散生者，为漏蓝。皆脉络连贯如子附母，而附子以贵，故独专称。附子之形，以蹲坐正节角少为上，有节多鼠乳者次之，若漏蓝、侧子，园人弃之不取。又云：春采为乌头，冬采为附子。此言大谬。又云：八角者良。其角

---

① 曾：吴本、文明书局本并作"僧"。《续名医类案》卷十九作"曾"。

② 甘泉蕠残录：原作"甘蕠残泉录"，据文明书局本改。

③ 之：原作"子"，据吴本、文明书局本改。

多者为侧子矣，不亦谬乎。（赵与时《宾退录》）

金钗石斛

姚宽《西溪丛话》云：石斛，出始兴六安山，傍石上。或生栎树上者，谓之木斛，虚长不堪入药用。精好如金色者佳。凡用洗去土，酒浸①焙干。石斛有补脾清肺之功，遗精、白浊、虚烦之要药也。

黄柏　知母

黄柏、知母，世人谓其补肾，非也。特以肾家火旺，两尺脉盛者，用其泻火，则肾亦坚固，而无梦遗之患，岂诚有补肾之功哉。故肾家无火而两尺微弱，或右尺独旺者，皆不宜用黄柏、知母，能降十二经之火。《内经》所谓强肾之阴，热之犹可者，正以其泻肾之火，则肾令方行，而热亦不作矣。但凡肾家有热，两尺脉旺而成诸疾，或眼疼，或喉痹之类，皆宜用之。《脾胃论》云黄柏、知母不可久服，恐阴气为害故也，东垣岂欺我哉。

香附子

香附子主气分之病，香能窜，苦能降，推陈致新，故诸书皆云益气。而俗有耗气之讹，女科之圣药，皆非也。治本病略炒，兼血以酒煮，痰以姜汁，虚以童便浸，实以盐水煮，积以醋浸水煮。然其性勇毅发畅，可

---

① 浸：原作"漫"，据吴本、文明书局本改。

解妇人郁结多怒之偏，气行则无疾矣。《衍义补遗》曰：引至气分而生血，此阳生阴长之义也。此说恐碍，盖香附主气，味主血，果何以生血乎？此又不可不辨。

青姜

青姜顺气、化痰、化癖，复于气血，功侔造化，虽十两半夏、南星，抵不得青姜一两。余考本草俱不载，后阅江少虞《皇朝类苑》云：岭南青姜，根下如合，捧其附旁而生者，状如姜，往往如大芋，南人取其中者干之，名为青姜，北人则呼为蓬莪茂，韵书亦无茂字，名之为①术②。土人病泻痢者，用青姜磨酒，服之多愈，盖取其有和气之功耳。王硕《易简方》云：蓬莪术功能破癥消癖，其性猛烈，不宜常服。然今之所用者，乃红蒲根耳，性虽相近，而功力实不同真者，如广蓬术之状，青黄黑色者为佳，如无真青姜，以老姜黄代之可也。

锁阳

鞑靼野地有野马，与蛟龙合，所遗精于地，遇春则勃③然如笋出地中，大者如猫儿头，笋上丰下俭，其形不典，亦有鳞甲筋脉，故其名曰锁阳，即所谓肉苁蓉之类，或谓鞑。妇之淫者，亦从而好合之，其物得阴气则

---

① 青姜北人……名之为：此十九字原脱，据吴本、文明书局本补。

② 术：原作"木"，据吴本、文明书局本改。

③ 勃：原误作"勑"，据吴本、文明书局本改。

怒而长。土人收之，以剥去皮毛，洗涤令净，日干之，为其药力百倍于肉苁蓉，其价百倍于常品也。（周密《癸辛续集①》）

肉苁蓉

锁阳代肉苁蓉用，味甘气平，煮粥可食，补阴气，大便虚而燥者可用。盖肉苁蓉难得真者，多是金莲根以盐淹而为之。北方有草苁蓉，名曰列当稍，性味咸，实难倚仗。此说得之于罗大无先生。（《丹溪本草》）

马槟榔

马槟榔出自云南元江军民府，形如松子，一名马金囊，又名马金南，味如白豆蔻，嚼之多饮冷水则无伤，盖热物也②。按：《丹溪本草》云：治妊妇产难，将坐蓐时，以此药去壳，新汲水下二枚，须臾儿生下，两手各握一粒而出。余尝考《云南志》云：马槟榔下宿水，得解诸毒，细嚼可以涂恶疮，但油者不堪用，肥白者为佳。

马莲花

北方田野人患胸腹胀者，取马莲花子击碎，凉水下，即泄数行而愈。此法可备途中仓卒无药者之一助云。（《水东日记》）

---

① 癸辛续集：原作"辛续癸集"，据吴本、文明书局本改。
② 也：此上原衍一"色"字，据吴本、文明书局本删。

麋茸鹿茸

麋茸补阳，鹿茸补阴。按月令，仲夏日鹿角解，仲冬日麋角解。鹿以夏至陨角而应阴，麋以冬至陨角而应阳。故知二者阴阳之性不同也。

菟丝子

山谷与王子均书云：承示尊体多不快，亦是血气未定时，失调护耳。某二十四五时正如此，因服菟丝子，遂健啖耐劳。此方久服，不令人上壅，服三两月，其啖物如汤沃雪，半岁则太肥壮矣。若觉气壅，则少少服麻仁丸。某尝传此法与京西李大夫，服不辍，啜物、作劳如少年人也。服菟丝子法：菟丝子不拘多少，用水淘净，研为细末，焙干，用好酒一升浸三日许，日中晒干，时时翻，令沥尽酒，薄摊曝干，贮瓷器中。每日空心抄一匙，温酒吞下，则饮食大进。（《山谷刀笔》）

香蛇

白花蛇，出蕲州者佳，黄州者次之，其尾有佛指甲者为真，虽死而两目光彩，用之治风疾甚验。（张文潜《明道杂志》）

海石

造海石法：用苦瓜蒌连皮子捣烂如泥，和真蚌粉拌匀作饼，悬透风处阴干，入药用，去痰最胜。盖咸能软坚，蛤生海中，凝结成壳，得咸性多，故能破痰。而瓜蒌又去痰之圣药，故用之相和，则攻凝结之老痰，极有功效。若以海浮石为海石者，非也。或云自有真海石，唯御药房有，庶民之家则罕得也。

泽兰叶

泽兰产于吴中，开白花，叶似火麻，其根名为地笋，能解斑蝥毒，妇人胎前产后一切诸病之圣药。（《苏州志》）

胡麻

胡麻，主肠中虚羸，补五内，益气力，长肌肉，填髓脑，坚筋骨，去虚热，久服明目轻身，不老延年，一名巨胜。四棱为胡麻，八棱为巨胜。陶弘景云：八谷之中，唯此为良。又云：味甘，在米豆部。此正是乌麻也。今时所用巨胜，茎荚虽小类麻，而叶子大，极味苦，其性甚冷。夫味苦不可入米谷，性冷不可为补益，其叶又与麻不同，阴晦日则低，日烈则起，此当别是一物，非巨胜胡麻也。俗医但用，不辨其非，正当用乌油麻。味甘而叶有四棱者为胡麻，八棱者曰巨胜，正合《本经》，不当用苦而冷者也。

仙茅

洪州西山有谌母①观，母乃许旌阳授道之师也。观有母所种仙茅，与今山野中所产不相远，但采以作汤，则香味差别耳。若少年者饮之，至于口鼻皆出血，其性

---

① 谌母：又称"婴姆"，姓谌，字婴，三国时吴人。

极热也。此说出吴曾能《改斋漫录》。

五加皮

五加皮性微寒无毒，其树身干皆有刺，叶如楸，俗呼为刺楸，在在有之，春采芽可食，味辛而微苦，食之极能益寿。古人以此酿酒，《本草》云：主治风痹，四肢挛急，补中益精，坚筋骨，强志意，能消皮肤间瘀血。又云：宁得一把五加，不用金玉满车。此药有益于人，故珍重如此。

海蛰

《北户录》云：水母，一名蚱，又名石镜，南人治而食之，性热，偏疗河鱼之疾。《物类相感志》云：蜡，一名樗蒲鱼，大者如床，小者如斗，无肠胃，无眼目，以虾为目，虾动蜡行，故曰水母。按：《本草》云：味咸无毒，主生气，及疗妇人劳损，血积带下，小儿风疾、丹毒。然则味咸，性寒矣，《北户录》乃云性热，误也。吴人名为海蛰云。

石龙芮

石龙芮，俗名猫迹草，叶毛而尖，取叶揉臂上成泡，谓之天灸，治久疟不愈。

豨莶草

豨莶草，俗呼火杴草，春生苗，叶似芥而狭长，茎高二三尺，秋初有花如菊，秋末结实，颇似鹤虱，夏采叶晒干用，单服甚益元气，治风疾甚良。

苦蒿草

山东有一人家共爨，五百余口，二百余年不染瘟疫、瘴气。其家每岁以三伏日清晨，采取苦蒿头一束，阴干，冬至日捣罗为细末，至除夜，用蜜调和，从少至老，每人服一匕，终身不染一切毒病。此亦古人屠苏之法，余闻此说于杭州士人俞冕云。

番药

西域回纥部抻思干城，产药十余种，皆中国所无，疗疾甚效。曰阿只儿，状如苦参，治马鼠疮，妇人损胎，及打扑内伤，用豆许咽之自消。曰阿息儿，状如地骨皮，治妇人产后胞衣不下，又治金疮脓不出，嚼碎敷疮上即出。曰奴哥撒儿，形似桔梗，治金疮及肠与筋断者，嚼碎敷之自续。回纥有虫如蛛，毒中人，则烦渴饮水立死，唯过醉葡萄酒，一吐则解。（《马氏日钞》）

押不芦

回回国之西产一物，极毒，全似人形，如人参之状，其名谓之押不芦。生于地中，深数尺，取之者若伤其皮，则毒气著人必死。取之之法，先开大坑，令四傍可容人，然后轻手以皮条络之，系皮条于大犬之足，既而用杖打犬，犬奔逸则此物拔起，犬感此[1]气即毙。然后别埋他土中，经岁取出曝干，别用药以制之。若以少

---

① 此：吴本、文明书局本并作"其"。

许磨酒，饮之人即遍身麻痹而死，虽加之刀斧，亦不知也，三日后，别以少药投之即活。昔华佗[①]治病，若针药所不能疗者，乃先以酒服麻沸散，既醉无所觉，因割破腹背，湔肠涤胃，恐即此药也。(《志雅堂杂抄》)

胡蔓草

胡蔓草一名断肠草，其叶如茶，其花黄而小，有大毒。广西愚民有争斗者服之，百窍流血，人无复生，急取鸡抱卵（即哺退鸡子）劈破，以清油调和，灌入其口，须臾吐尽恶物而苏，少缓不可救矣，宦游者不可不知。

玉蝴蝶

云南临安之南，产灵草于河底（地名），状似蝴蝶，土人名之为玉蝴蝶。凡仕宦闽广者，以此草缀于衣领中，可以预知蛊毒，领中飒飒作声，其家具膳断不可食矣；无毒则寂然无声，以是为验。此草虽土人亦罕得之，刘绍卿宦游此地，得藏于家。

天灵盖

人顶骨谓之天灵盖，《神农本经》不载，唯后世医家好奇者为之，殊非仁人之心也。近一男子患杨梅疮，结毒遍体，岁久不瘥，传海上人方用天灵盖，密令家人往寺院停柩中取之，既而携归，病者仓忙发狂，自言

---

① 华佗：原作"华陀"，径改。

曰：我商人某也，丧于吴，未能殡葬，汝何损坏骸骨，我当置汝不祥也，明日有报应。其家恐惧不已，复送顶骨原归旧所，仍祭牲醴而获安。噫！世称孙真人有大功于世，以其《千金翼》中用虻虫、水蛭之类，君子谓其损害物命，尚且不忍，况天灵盖乎？仁者宜不用也。

萆薢

《外台秘要》云：建武中，军伍往南阳击虏，所得恶疮，呼为虏疮，剧者数日而死，或有得差，其疮瘢紫黯色，弥年方灭，此恶毒之气所致也。弘治末年，民间患恶疮·自广东人始，吴人不识，呼为广疮，又以其形似，谓之杨梅疮。若病人血虚者，服轻粉重剂致生，结毒鼻烂足穿，遂成痼疾，终身不愈。近医家以萆薢鲜肥者四五两为君，佐以风药，随上下加减，服者多效。按：《本草元命苞》① 云：萆薢，味甘平，无毒，主腰背骨节疼痛，治风湿痹痱不仁，疗瘫痪软风，治恶疮久不愈。生真定山谷，今荆蜀有之，凡有二种，无刺虚软为胜，有刺白实次之，一名仙遗粮，一名土茯苓，俗谓之冷饭团是也。

---

① 《本草元命苞》：元·尚从善（字仲良）撰，九卷。成书于元至顺二年（1331）。

王瓜①

王瓜生苦菜秀，非今作菜之瓜，其实小而有毛者，北人呼为赤包儿，能治膈噎病者是也。一云马剥儿，一名马雹儿。（《式斋文集》）

鱼腥草

鱼腥草《本草图经》不载之，古人用以疗痔疾，殊验。其状三角，一边青一边红，山中多有之，然其叶若荇菜，多生于佛殿阴处，以指捻之，其臭与鱼腥相似，故名。患者取一握煎汤熏洗，仍以生草浥其痔，不日而愈。（《琐碎录》）

---

① 王瓜：此篇及下篇"鱼腥草"原脱，据吴本、文明书局本补。

书续医说后①

今之郡国，绝寡赫然高医者，何哉？夫亦由守习先术者，安无变裁；纵任胸臆者，肆为施疗，苟疾庶且刻之功，授剂需铢锱之财，邦靡禁条，十全道废。况夫医者，圣智之长，神明之事也。古以康物，今以丰家，古以名世，今以糊口，无怪乎仓、扁之寥寥也。俞弁少穷《素》《难》，博研群典，测古酌今，表奇征谬，笔为《医说》续集，非知医之深者不能与此。噫！若子容者，可以光于青囊之学②矣。

嘉靖庚寅五月五岳山人黄省曾撰

吾吴中故多医，自项老成沦谢，此道盖衰，妄一男子挟数十品药，辄自诡知医，实未尝读《素》《难》一字，徒漫谰射利，以人生死为戏耳。悲夫，俞君此编，授据该博而立论，能发前人之秘，在今日曰绝无而仅有，非耶？君好读书，自稗官小说无所不窥，手自笔录，至数百千卷，君子谓其深于医也。盖稽古之力多矣。丁酉秋日小疾新愈，漫读一过，为书其后。

石帆山人陆粲谨志

---

① 书续医说后：以下内容原无，据文明书局本录入。日本万治元年刻本亦载之。

② 青囊之学：借指中医学。青囊，古代医家存放医书的布袋。

出版说明

　　中医古籍文献是中医药学继承、发展、创新的源泉，然而，中医古籍文献的整理研究工作，特别是对珍本古医籍全面系统的挖掘、整理研究工作一直较为薄弱。所以，《中医药事业发展"十一五"规划》明确提出："系统开展文献整理研究，重点对 500 种中医药古籍文献进行整理与研究。"基于此，我社策划了"100 种珍本古医籍校注集成"项目，重点筛选出学术价值、文献价值、版本价值较高的 100 种亟待抢救的濒危版本，珍稀版本以及中医古籍中未经整理排印的有价值的，或者有过流传但未经整理或现在已难买到的版本，进行点、校、注的工作，进而集成出版。

　　珍本古医籍整理出版是中医药继承创新的基础，是行业发展的必需。对中医古籍文献的整理出版工作既可以保存珍贵的中医典籍，又可以使前人丰富的知识财富得以充分的研究与利用，广泛流传，服务于现代临床、科研及教学工作。为了给读者呈献最优秀的中医古籍整理作品，我社组织权威的中医文献专家组成专家委员会，选编拟定出版书目；遴选文献整理者对所选古籍进行精心校勘注释；成立编辑委员会对书稿认真编辑加工、校对。希望我们辛勤的工作能够给您带来满意的古籍整理作品。

"100种珍本古医籍校注集成"项目得到了国家中医药管理局、中国中医科学院有关领导和全国各地的古籍文献整理者的大力支持，并被列入"十二五"国家重点图书出版规划项目。该项目历时两年，所整理古医籍即将陆续与读者见面。在这套集成付梓之际，我社全体工作人员对给予项目关心、支持和帮助的所有领导、专家、学者表示最真诚的谢意。

中医古籍出版社

2012 年 3 月